Dienstleistungsqualität und
Qualität des Arbeitslebens im Krankenhaus

Schriftenreihe
Organisation und Medizin

herausgegeben von

Prof. Dr. phil. Hans-Wolfgang Hoefert
Prof. Dr. phil. André Büssing
Prof. Dr. med. Georges Michael Fülgraff
Prof. Dr. phil. Hans Peter Rosemeier

Dienstleistungsqualität und Qualität des Arbeitslebens im Krankenhaus

herausgegeben von

Prof. Dr. phil. André Büssing
und Dr. phil. Jürgen Glaser

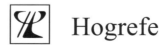

Göttingen • Bern • Toronto • Seattle

Dienstleistungsqualität und Qualität des Arbeitslebens im Krankenhaus

herausgegeben von

André Büssing und Jürgen Glaser

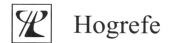 Hogrefe

Göttingen • Bern • Toronto • Seattle

Prof. Dr. André Büssing, geb. 1950. Studium der Mathematik und Psychologie an der RWTH Aachen. 1982 Promotion. 1987 Habilitation. 1988-1993 Professor für Arbeits- und Organisationspsychologie an der Universität Konstanz. Seit 1993 Inhaber des Lehrstuhls für Psychologie an der Technischen Universität München. Arbeits- und Forschungsschwerpunkte: Arbeits- und Organisationsanalyse, Arbeitszeitgestaltung, Arbeitszufriedenheit, Interaktionsarbeit, Krankenhaus und Pflege, Telearbeit und Telekooperation sowie Wissen und Handeln in Organisationen.

Dr. Jürgen Glaser, geb. 1965. Studium der Psychologie an der Universität Konstanz. 1997 Promotion. Seit 1999 Akademischer Rat an der Technischen Universität München. Arbeits- und Forschungsschwerpunkte: Arbeits- und Organisationsanalyse, Arbeitszeitgestaltung, Interaktionsarbeit, Krankenhaus und Pflege, psychischer Stress und Burnout.

Bibliografische Information Der Deutschen Bibliothek

Die Deutsche Bibliothek verzeichnet diese Publikation in der Deutschen Nationalbibliografie; detaillierte bibliografische Daten sind im Internet über <http://dnb.ddb.de> abrufbar.

© by Hogrefe-Verlag, Göttingen · Bern · Toronto · Seattle 2003
Rohnsweg 25, D-37085 Göttingen

http://www.hogrefe.de
Aktuelle Informationen · Weitere Titel zum Thema · Ergänzende Materialien

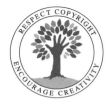

Das Werk einschließlich aller seiner Teile ist urheberrechtlich geschützt. Jede Verwertung außerhalb der engen Grenzen des Urheberrechtsgesetzes ist ohne Zustimmung des Verlages unzulässig und strafbar. Das gilt insbesondere für Vervielfältigungen, Übersetzungen, Mikroverfilmungen und die Einspeicherung und Verarbeitung in elektronische Systemen.

Gesamtherstellung: AZ Druck und Datentechnik GmbH, 87437 Kempten/Allgäu
Printed in Germany
Auf säurefreiem Papier gedruckt

ISBN 3-8017-1745-3

Inhaltsverzeichnis

Vorwort der Reihenherausgeber 7
Vorwort des Projektträgers 9
Dank der Herausgeber 13

Dienstleistungsqualität und Qualität des Arbeitslebens im Krankenhaus:
Einleitung und Überblick
André Büssing & Jürgen Glaser 15

I. Entwicklungen der Gesundheitsversorgung

Gesundheitsstrukturreform und Gesundheitsökonomie – ein Blick nach Europa
Bernhard J. Güntert 37

Sicherung der Dienstleistungsqualität des Krankenhauses für ältere
und alte Menschen durch integrierte Versorgung auf der Grundlage
der DRG-Finanzierung
Frank Schulz-Nieswandt 57

Ethische Probleme der Ökonomisierung von Krankenhausarbeit
Hagen Kühn 77

II. Interaktionsarbeit in der personenbezogenen Dienstleistung

Arbeitsbelastungen, Burnout und Interaktionsstress im Zuge der
Reorganisation des Pflegesystems
André Büssing & Jürgen Glaser 101

Interaktionsarbeit in der personenbezogenen Dienstleistung
André Büssing & Jürgen Glaser 131

Unwägbarkeiten als Normalität – die Bewältigung nichtstandardisierbarer
Anforderungen in der Pflege durch subjektivierendes Handeln
Fritz Böhle & Sabine Weishaupt 149

Interaktionsarbeit zwischen Konflikt und Kooperation
Wolfgang Dunkel & Kerstin Rieder 163

Emotionsarbeit und Burnout in der gesundheitsbezogenen Dienstleistung
Friedemann W. Nerdinger 181

III. Qualifizierung und Professionalisierung in der Pflege

Modernes Qualifizierungskonzept für Pflege- und Gesundheitsberufe
Margarete Landenberger 201

Professionalisierung der Pflege
Doris Schaeffer 227

IV. Qualitätsmanagement im Krankenhaus

Mitarbeiter- und Klientenorientierung – Konzept und Evaluation
von Qualität im Krankenhaus
André Büssing & Jürgen Glaser 247

Ergebnisqualität durch Leistungstransparenz für Krankenhausleistungen
Günter Neubauer & Roland Nowy 271

Qualitätsmanagementsystem und Zertifizierung in einer Fachklinik
für Kinder- und Jugendmedizin
Hermann Mayer 287

Verzeichnis der Autoren 309

Vorwort der Reihenherausgeber

Die Grundidee dieser Buchreihe seit 1994 war, den Zusammenhang zwischen Gesundheitssystem, Organisation und Management und letztlich „resultierender" Gesundheit zu beschreiben. Die Institutionen des Gesundheitswesens – vor allem die Krankenhäuser und Kliniken – wurden dabei in ihrer „Treibriemen-Funktion" – mit allen möglichen Abnutzungs- und Bremsfunktionen – gesehen.

Das Krankenhaus ist noch immer einer der zentralen Treibriemen im Räderwerk des Gesundheitssystems. Von ihm werden kurzfristige und gravierende Veränderungen von (beeinträchtigter) Gesundheit erwartet. Deshalb muss sich diese Institution heute in besonderer Weise auf ihre Wirksamkeit hin prüfen lassen. In diesen Jahren werden Wirksamkeitsprüfungen vor allem nach Wirtschaftlichkeitskriterien sowie Kriterien des Qualitätsmanagements vorgenommen. Wissenschaftlich muss man aber fragen, ob es sich beim Krankenhaus um einen „ruhenden" Gegenstand handelt, den man entsprechend vermessen und beurteilen kann. Die Wirklichkeit sieht wohl eher so aus, dass die Institution Krankenhaus sich in einem sehr bewegten Medium von Gesundheits-, Spar- und Organisationspolitik befindet, in dem nur „Messungen in der fließenden Bewegung" möglich sind und Empfehlungen für die Politik immer mit Unschärfen versehen sind.

Umso verdienstvoller sind die Bemühungen der Arbeitsgruppe Büssing (TU München), dennoch Instrumentarien zu entwickeln, mit denen die Qualität der Dienstleistung im Krankenhaus – insbesondere im Bereich der Pflege – näher bestimmt werden kann. Bei diesem Buch ist aus Sicht der Reihenherausgeber hervorzuheben, dass einerseits psychologische Ansätze (z.B. das Konzept der Arbeitshandlung) konsequent beibehalten werden, andererseits aber auch Konzepterweiterungen mitbedacht werden:

- *Ökonomisierung:* Diese Tendenz wird heute aus Sicht der Psychologie und auch der reformierten Pflegewissenschaften nicht mehr als unvereinbar mit therapeutischen Idealen angesehen. In der *Dienstleistungsidee* scheinen sich vielmehr ökonomische und soziale Ideale bündeln zu lassen.
- *Diversifizierung:* Beachtenswert sind die Ansätze zu unterschiedlichen Behandlungs-/Versorgungskonzepten für bestimmte *Zielgruppen* (Alte, Kinder usw.). Bei der Betrachtung von Zielgruppen-Spezifiken werden die Grenzen für die Standardisierung im Pflegehandeln ebenso wie für die Anwendbarkeit von Qualitätskriterien sichtbar.
- *Ethisierung:* Nicht nur Ethik-Kommissionen, sondern auch Berufsgruppen haben erkannt, dass durch Standardisierungen oder DIN/ISO/EN-Normen nicht „tech-

nisch" irgendwelche übergreifenden Moralvorstellungen und daraus folgende Ethiken ersetzt werden können. Jene bestimmen das sogenannte *Arbeitshandeln* in der Alltagspraxis oft mehr als offizielle Vorgaben.
- *Psychologisierung:* Die zwischenmenschliche Kommunikation zwischen Therapeuten (Ärzte, Pflegekräfte usw.) und Patienten wird hier treffend als *Interaktionsarbeit* gekennzeichnet. Jene erfordert – insbesondere angesichts von zunehmend anspruchsvolleren und kritischeren – Patienten diagnostische und therapeutische Empathie, also einen wichtigen Bestandteil sozialer Kompetenz, der oft nur mit dem Stellenwert der „Hausfrauenarbeit" gewürdigt wird.

Deutlich wird wie auch schon in den bisherigen Bänden dieser Buchreihe, dass alle genannten Tendenzen auch zu neuen Konflikten und Dilemmata beitragen:
- *Ökonomisierung versus Diversifizierung:* Sparzwänge engen das Spektrum der möglichen Diversifizierung ein: Die Alten werden ähnlich wie die Kinder behandelt.
- *Ökonomisierung versus Ethisierung:* Unter Sparzwängen wird nicht alles getan, was medizinisch, pflegerisch oder anders therapeutisch möglich ist: Patienten werden nur minimal versorgt oder zu früh in weitere Versorgungsketten entlassen.
- *Ökonomisierung versus Psychologisierung:* Ökonomie-Zwänge verhindern zwar oft ein unnötiges Verweilen in Versorgungs-Einrichtungen, schaffen aber im Einzelfall oft auch den bekannten „Drehtüreffekt": Patienten, die sich an der einen Stelle unzureichend versorgt fühlen, suchen die nächsten Stellen auf, wodurch langfristig höhere Kosten erzeugt werden.

Den Therapeuten ist dieser Zusammenhang zumeist bekannt. Sie sind oft idealistisch und frustriert, wenn sie an die ökonomische Machbarkeitsgrenze stoßen. Sie sind oft engagiert, beanspruchen in neuer Autonomie und in einem neuen Berufsgruppen-Bewusstsein mehr als andere etablierte Berufsgruppen und verzweifeln am System, an der Hierarchie oder den formalen Anforderungen für die Dokumentation ihrer Leistung.

Dieses Buch trägt dazu bei, dass die „Ankerpunkte" für rationales Handeln in einem auch irrational geprägten Betrieb (Krankenhaus) sichtbarer werden. Zugleich bietet es einen Beitrag für die „Systematik irrationalen Handelns", welche am ehesten die Psychologie zu bieten hätte. Den Herausgebern dieses Buches ist eine weite Verbreitung des Buches insbesondere unter Entscheidungsträgern zu wünschen, die täglich „rational" zu entscheiden haben.

Für die Reihenherausgeber   Prof. Dr. H.-W. Hoefert

Vorwort des Projektträgers

In den letzten Jahren wurden unter den Stichworten „Gesundheitsreform" und „Krankenhausreform" viele Beiträge geliefert, die von den unterschiedlichsten Trägern stammten: Krankenkassen, Berufsgruppen-, Institutionen- und Industrieverbände, staatliche Verwaltung oder Politik. Diese Beiträge entstanden als Ergebnis von Untersuchungen aller Art, von „Runde-Tisch"-Diskussionen bis hin zu Vorbereitungs- und konkreten Umsetzungsarbeiten von gesetzgeberischen Initiativen. Beherrschendes Thema und zugleich Ausgangspunkt dieser Aktivitäten war die Begrenzung der für das Gesundheitswesen charakteristischen Kostenexplosion. Daneben wurde auch die Frage nach der zu erwartenden Qualität der Dienstleistungen eines umzustrukturierenden, meistens durch Externalisierung kostengünstigeren Gesundheitswesens gestellt. Die wenigsten Beiträge beschäftigten sich allerdings mit den Voraussetzungen und Bedingungen der Arbeit des Personals, das die abverlangte hohe Qualität der Dienstleistungen zu erbringen hat.

Die Beiträge dieses Bandes stammen aus der Tagung „Qualität des Arbeitslebens und Dienstleistungsqualität", die im Zusammenhang mit dem Vorhaben des Lehrstuhls für Psychologie der TU München „Psychischer Stress und Burnout in der Krankenpflege" steht. Dieses Vorhaben wurde im Rahmen des damaligen Arbeitsschwerpunktes „Arbeitsbedingungen bei der Pflege von Alten, Kranken und Behinderten" des Forschungs- und Entwicklungsprogramms des Bundesministeriums für Bildung und Forschung (BMBF) „Arbeit und Technik" (AuT) gefördert. Die Beiträge zu der genannten Tagung repräsentieren einerseits Arbeiten des Forschungsvorhabens und andererseits solche, die Bestandteile der Forschungs- und Arbeitsprogramme weiterer Institutionen sind. Der Inhalt des Bandes hat daneben die Funktion eines Grenzgängers: Er verbindet die Ergebnisse des Abschlusses des Arbeitsschwerpunktes „Arbeitsbedingungen bei der Pflege von Alten, Kranken und Behinderten" des AuT - Programms mit dem damaligen Beginn des Arbeitsschwerpunktes „Arbeitsorganisation, Management und Tertiarisierung" der BMBF - Förderinitiative „Innovative Dienstleistungen". Im Zuge der Überführung dieses Arbeitsschwerpunktes in die Förderpraxis hatte der Lehrstuhl für Psychologie der TU München die Federführung für das Verbundvorhaben „Interaktionsarbeit als ein zukunftsweisender Ansatz zur qualitätsorientierten Organisation von Dienstleistungsprozessen" übernommen. In diesem Verbundprojekt konnten viele Ergebnisse des Vorhabens

„Psychischer Stress und Burnout in der Krankenpflege" eingebracht und dadurch eine zusätzliche Verwertung erreicht werden.

Die Erstellung des Förderkonzeptes „Arbeitsbedingungen bei der Pflege von Alten, Kranken und Behinderten" Anfang der neunziger Jahre stellte eine Reaktion des AuT - Programms auf die damals noch anhaltende, intensive Diskussion, die unter der Überschrift „Pflegenotstand" lief, dar. Die Pflegearbeit gehörte zu den besonders belastenden Tätigkeiten in der Arbeitswelt. Schweres Heben und Tragen von Kranken, von behinderten und alten Menschen sowie ein hohes Infektionsrisiko gehörten ebenso zum Arbeitsalltag, wie Schichtdienst, die psychischen Belastungen durch Zeitnot oder die Konfrontation mit Leiden und Sterben. Die Anforderungen waren schon damals hoch, der gesellschaftliche Status und die Entlohnung waren eher gering, die Pflegekräfte traten kaum aus dem Schatten der Ärzteschaft heraus. Es war also kein Wunder, dass die Verweildauer der Beschäftigten in ihren Institutionen immer geringer wurde. Demgegenüber war aber auch deutlich absehbar, dass die demografische Entwicklung einerseits den Bedarf an Pflegekräften und die Anforderungen an das Pflegepersonal weiter erhöhen und andererseits Auswirkungen auf das Durchschnittsalter des Pflegepersonals haben würde.

Was ist in einer solchen Situation zu tun? Der Bereich des Einsatzes von Pflegekräften ist recht breit und erfasst neben den Krankenhäusern auch die Alten-, Haus- und Familienpflege. Aber selbst dann, wenn man sich nur auf den Krankenhausbereich beschränkt, unterscheidet man zwischen Krankenhaustypen, Trägerschaften, Rechtsformen, Versorgungsstufen oder -größen, allesamt Dimensionen, die Auswirkungen auf die Aufbau- und Ablauforganisation, die Arbeitsmittel, die Anforderungen und die Belastungen haben bzw. haben können. Die Gesamtaufgabe wird in Teams geleistet, deren Mitglieder in unterschiedlichen Hierarchien eingebettet sind. Die zu erbringende Hauptdienstleistung ist nur auf einem hohen Abstraktionsniveau eindeutig definierbar, während ihre Umsetzung in Kategorien der Aufgabenstruktur der Beschäftigten hochvariabel, gering kontrollierbar, wenig vorhersehbar und mit vielen Ausnahmen behaftet ist. Ferner sind pflegerische Tätigkeiten wegen der nahezu durchgängigen Beziehung zu hilfs- und pflegebedürftigen Personen in komplexen Kommunikations- und Kooperationszusammenhängen eingebettet, selbst dann, wenn es um einfache Handlungen geht. Das System des Krankenhauses ist in der Tat komplex, hochgradig vernetzt und dynamisch, wie Badura und andere schrieben.

Kreativität und Innovation werden nicht allein von den Forschern verlangt. Sie sind auch in der Forschungsplanung und im Forschungsmanagement erforderlich.

Vorwort des Projektträgers

Obwohl notwendig, haben sie nicht auf eine lange und erst recht nicht auf eine große Vergangenheit zurückzublicken. Entsprechend beschränkt ist deren Erfahrungshintergrund. Das gilt besonders für Programme, die nicht im wesentlichen eine technische Entwicklung voranbringen sollen, sondern eine Innovation anstreben, deren wesentlichste Module neben den technischen und wirtschaftlichen Inhalten, vor allem durch den Zusammenhang zwischen sozialen, qualifikatorischen und auf die Belastung von Beschäftigten wirkenden Elementen ihre Wirkung entfalten. Hier, wie generell bei der Behandlung von Fragestellungen, die sich auf die sogenannten weichen Faktoren beziehen, haben wir mit Zeiten zu rechnen, die weit in die Zukunft reichen. Wesentliche Ergebnisse lassen sich erst Jahre danach wirksam evaluieren. So auch bei der Fragestellung der Konzeption von Förderaktivitäten im Bereich der Pflege. Die dabei anzugehenden Probleme waren recht vielfältig – einfach in der Diagnose, kompliziert in der Therapie. Es ging nun darum, die unterschiedlichen Zuständigkeiten und Expertisen zusammenzubringen, die erforderlich sind, um Lösungen zu erarbeiten, die technische Anforderungen, soziale Belange der Beschäftigten und der Kunden, Qualifikationserfordernisse, Wirtschaftlichkeit und befriedigende Rahmenbedingungen in ein Gleichgewicht bringen.

Zu Beginn musste ein breiter Ansatz der Arbeitsgestaltung gefunden werden, der den Blick nicht nur auf die Beschäftigten, sondern auch auf die Kunden (Patienten) richtete, der in Gesprächen mit der Wissenschaft und allen wichtigen Institutionen kritisch überprüft und öffentlich bekannt gemacht wird und schließlich durch die Förderung von 15 Verbundvorhaben in die Praxis eingebracht wird. Ein Ansatz, der sich mit vorausschauenden organisatorischen und qualifikationsbezogenen Gestaltungskonzepten, die die absehbaren Entwicklungen einschlossen, auseinandersetzt. Prinzipien, wie „Kundenorientierung", „berufsübergreifende Kooperation" oder „ganzheitliches Dienstleistungsangebot", die seit einigen Jahren sowohl die Forschung als auch die Anwendung in den meisten Bereichen bestimmten, waren schon damals wesentliche Bestandteile des öffentlich bekannt gegebenen Förderkonzeptes. Hierzu gehörte auch die Thematisierung des psychischen Stresses und des Burnout als zwei Erscheinungen der Belastungsfolgen für das Personal sowie die zentrale Rolle der näheren Betrachtung der Interaktionsprozesse in der Untersuchung, die nicht nur für die zu leistende emotionale und Gefühls - Arbeit der Beschäftigten und Kunden bedeutsam sind, sondern auch unmittelbar auf die Qualität der Dienstleistungen wirken. Interaktionsprozesse sind geradezu charakteristisch für eine große Anzahl von Dienstleistungen, insbesondere der personenbezogenen Dienstleistungen. Es war somit keineswegs verwunderlich, dass die Beschäftigung mit der Interaktionsarbeit im Projekt dazu führte, aus der Projektarbeit gewonnene Erfahrungen produktiv im Rahmen einer Dienstleistungsoffensive der Forschungsförderung zu nutzen, um gerade angesichts der zunehmenden Tertiarisierungstendenzen der Wirtschaft Fragen, die im Zusammenhang mit der Arbeitsorganisation und dem Management von Dienstleistungsprozessen stehen, zu beantworten.

Wir sind stets auf das Engagement der Beteiligten in den Vorhaben angewiesen, um eine optimale Umsetzung der durch die Forschung erarbeiteten Ergebnisse zu erreichen. Während der sehr intensiven Diskussionen bei der Tagung wurde sichtbar, dass nicht nur die Projektnehmer, sondern auch die anderen Beteiligten aus den verschiedenen Disziplinen und aus der betrieblichen und Verbandspraxis hoch motiviert waren. Hierfür bedanke ich mich herzlich, auch im Namen des Förderers. Das ist eine gute Voraussetzung um Innovationskonzepte Früchte tragen zu lassen. Dieser Band leistet einen Beitrag, die Fesseln der monetären Input-Output-Betrachtungen bei der Gesundheitsreformdiskussion zu lockern und baut zusätzlich eine weitere qualitative Basis für das Verständnis und die sachgerechte Handhabung der weiterhin aktuell bleibenden Transformationsprozesse auf.

Für den Projektträger   Constantin Skarpelis

Dank der Herausgeber

Der vorliegende Band ist Ergebnis der Expertentagung „Qualität des Arbeitslebens und Dienstleistungsqualität im Krankenhaus", mit der das Projekt „Psychischer Stress und Burnout in der Krankenpflege" Ende 1999 abgeschlossen wurde. Die Tagung sollte aber nicht nur Abschluss, sondern zugleich Ausgangspunkt für die weitere Krankenhaus- und Pflegeforschung am Lehrstuhl für Psychologie der TU München sein.

Durchführung und Erfolg der Tagung waren durch die engagierte Mitarbeit vieler Personen möglich. Bedanken möchten wir uns vor allem bei Frau Dr. Britta Herbig vom Lehrstuhl für Psychologie für die Mitwirkung bei Organisation und Durchführung der Tagung ebenso wie für die Durchsicht und die Anregungen zu den Manuskripten. Unser Dank gilt auch Frau Ksenija von Malm, Herrn Dr. Thomas Höge und Herrn Björn Giesenbauer für ihre tatkräftige Unterstützung der Tagung.

Dass die Tagung möglich wurde, geht auf die Förderung des oben genannten Projekts (unter 01HK493/9) durch den BMBF zurück. Insbesondere dem Projektreferenten Herrn Christoph Kasten sei herzlich gedankt, der uns stets hilfreich unterstützt und beratend gefördert hat. Ebenfalls danken wir Herrn Constantin Skarpelis, der als zuständiger Abteilungsleiter beim Projektträger die Expertentagung mit seinem Grußwort bereichert hat und den Band mit seinem Vorwort begleitet.

Bei der Tagung waren rund 80 Experten aus unterschiedlichen Disziplinen von Wissenschaft und Praxis anwesend. Die hochkarätigen Referate, die als Beiträge überwiegend in diesem Buch zum Abdruck kommen können, ebenso wie die interessanten und anspruchsvollen Diskussionen aus dieser Expertenrunde haben die Tagung getragen. Dafür möchten wir uns ganz herzlich bei den Referenten wie auch bei allen Teilnehmern und Teilnehmerinnen bedanken. Dass trotz der knappen Zeitbudgets und der vielen weiteren Belastungen der Autoren dieser Band zustande kommen konnte, dafür sind wir allen Autoren zu besonderem Dank verpflichtet. Auch wenn seit der Tagung einige Zeit vergangen ist, so haben die Themen an Aktualität nicht verloren, ja in verschiedener Hinsicht eher gewonnen, wenn man etwa an die Einführung der DRG denkt.

André Büssing und Jürgen Glaser

Dienstleistungsqualität und Qualität des Arbeitslebens im Krankenhaus: Einleitung und Überblick

André Büssing und Jürgen Glaser

Zusammenfassung

Vor dem Hintergrund eines anhaltenden Kostenanstiegs im deutschen Gesundheitswesen und den bislang nur geringen Erfolgen einer Steuerung von Input und Output in Krankenhaussystemen, kommt der Transformation von Input zu Output bzw. den konkreten Prozessen der Leistungserstellung im Krankenhaus eine ganz zentrale Bedeutung zu. In diesem Einleitungsbeitrag werden zunächst Entwicklungen des Qualitätsbegriffs und besondere Aspekte der Qualität in der personenbezogenen Dienstleistung aufgegriffen. Qualität im Krankenhaus basiert demnach ganz maßgeblich auf der Qualität des Arbeitslebens der Krankenhausmitarbeiter, die – ähnlich wie bereits in industriellen Wirtschaftsbereichen – durch Ansätze der Humanisierung und Demokratisierung des Arbeitslebens verbessert werden muss. Denn Dienstleistungsqualität und Qualität des Arbeitslebens im Krankenhaus sind eng miteinander verschränkt, eine gemeinsame Optimierung ist unabdingbar. Bei dieser Optimierung sollten unterschiedliche Disziplinen berücksichtigt werden, wie auch die verschiedenen Beiträge des vorliegenden Bandes verdeutlichen; diese werden abschließend kurz vorgestellt.

1   Was ist Qualität im Krankenhaus?

Das Krankenhaus ist ein komplexes Arbeitssystem, in dem verschiedene Berufsgruppen in enger Vernetzung vielfältige Gesundheitsdienstleistungen bei höchst unterschiedlichen Patienten[1] erbringen. Dementsprechend komplex und vielfältig sind nicht nur die Arbeitsprozesse im Krankenhaus, sondern gerade auch die möglichen Parameter, die zur Bestimmung der Qualität von Krankenhausleistungen herangezogen werden könnten. Einen Überblick über derartige Qualitätsparameter zu geben, wäre ein ebenso fächerübergreifendes wie ausuferndes Unterfangen, denkt man allein an die zahlreichen Behandlungsmethoden der modernen Krankenhausmedizin, deren

---

[1] In diesem Band wird versucht, soweit wie möglich geschlechtsneutrale Wortformen zu verwenden, die sowohl Frauen als auch Männer bezeichnen. Wenn dies nicht möglich ist, wird in der Regel zu Gunsten der besseren Lesbarkeit nur eine Geschlechtsform benutzt; die jeweils nicht verwendete Form ist jedoch implizit mit einbezogen.

jeweilige Wirksamkeit zweifellos als spezifische Parameter von Qualität gelten können. Ähnlich vielfältig sind Gesetze, Normen, Richtlinien und Verordnungen, die im Krankenhaus etwa zum Schutze der Beschäftigten und/oder der Patienten anzutreffen sind und die ebenfalls als Aspekte zur Sicherung oder Förderung von Qualität gelten können. Eine Bestimmung von Qualität im Krankenhaus auf Grundlage einer detaillierten, komplexen Betrachtung ist weder förderlich für das Gesamtverständnis, noch hilfreich für den Einstieg in die Qualitätsthematik. Vielmehr erscheint es eingangs nützlich, eine Sicht auf wichtige Bestimmungsstücke von Qualität im Gesundheitswesen einzunehmen.

Stellt man sich die Frage nach der Steuerung eines Systems und folgt man dabei einem vereinfachten Systemgedanken, so lässt sich das Gesundheitssystem im Allgemeinen ebenso wie das Krankenhaussystem im Speziellen hinsichtlich dreier Komponenten betrachten bzw. hinterfragen: nach dem Input, dem Output und nicht zuletzt nach der Transformation von Input zu Output. Für die Gesundheitsökonomie, die maßgeblich die Grundlagen für die Evaluation von Gesundheitsdienstleistungen bereitstellt, geht es im Kern um die Bewertung der Input-Output-Relation in Form von Kosten-Nutzen-Analysen oder Kosten-Wirksamkeitsanalysen (z.B. Andersen, 1992). Die seit langem geführte gesundheitspolitische Debatte um die „Kostenexplosion" im deutschen Gesundheitswesen folgt einem solchen monetaristischen Grundprinzip und konzentriert sich folglich auf Kosten für Input und Output etwa auch von Krankenhausleistungen. Hierzu sollen zunächst einige Daten vor Augen geführt werden.

Im Jahr 2000 wurden in Deutschland 218.4 Mrd. € für Gesundheit ausgegeben. Dies entspricht einem Anteil von 10.7% am Bruttoinlandsprodukt. Betrachtet man den zeitlichen Verlauf im Zeitraum von 1992 bis 2000, so zeigt sich, dass die Gesundheitsausgaben nominal (in Preisen) um 55.3 Mrd. € angestiegen sind, d.h. es hat ein Zuwachs um 33.9% stattgefunden (vgl. BMG, 2002). Mit diesen Rahmendaten ist zu konstatieren, dass die zahlreichen Reformbemühungen zur Dämpfung der „Kostenexplosion" im deutschen Gesundheitswesen seit Ende der 1980er Jahren nicht die gewünschten Effekte erzielt haben. Die Versuche zur Steuerung des Gesundheitssystems im Sinne des Inputs, wie z.B. über Güterausstattung, Bettenbegrenzung, Zulassungsbegrenzung, ebenso wie die Steuerung des Outputs, z.B. über Budgetlimitierungen, Steuerung von Mengen (Güteroutput) oder Preisadministrierung, haben die beabsichtigte Kostendämpfungswirkung verfehlt.

Vergleicht man im Weiteren exemplarische Input-Output-Relationen des Gesundheitswesens im europäischen Vergleich wie z.B. Ärztedichte und Lebenserwartung, die für Deutschland im Jahre 1999 bei 34.1 Ärzten (pro 10.000 Einwohnern) und bei 74.1 Jahren (Männer) bzw. 80.3 Jahren (Frauen) lagen, oder Gesundheitsausgaben und Zufriedenheit der Bürger mit dem Gesundheitssystem (vgl. Fleischhauer & Jung, 1999), so zeigen sich keinerlei statistisch signifikante Zusammenhänge zwischen Input- und Outputparametern im Gesundheitswesen. Ungeachtet der Kritikpunkte (z.B. internationale Vergleichbarkeit solcher Kennziffern) lässt sich an solchen Relationen erkennen, dass einer rein ökonomischen Steuerung von Input und Output enge Erfolgsgrenzen gesetzt sind.

Betrachtet man die ökonomische Situation der deutschen Krankenhäuser, auf welche die größte Einzelposition der Gesundheitsausgaben im Jahr 2000 in Höhe von 61.1 Mrd. €. entfällt (vgl. BMG, 2002), so lässt sich Ähnliches konstatieren. Ungeachtet der Rationalisierung, die im Krankenhausbereich im Zeitraum von 1990 bis 2000 stattgefunden hat (vgl. DKG, 2002) – z.B. ein Abbau von Krankenhäusern (2.447 auf 2.242) und Betten (0.69 Mio auf 0.56 Mio) sowie ein Rückgang von Pflegetagen (von 209.8 Mio auf 167.0 Mio) und Verweildauer (von 15.3 auf 10.1 Tage) bei gleichzeitigem Anstieg der Patientenzahlen (13.8 Mio auf 16.5 Mio) –, sind die Ausgaben für Krankenhäuser im selben Zeitraum weiter von 46.5 Mrd. € auf 61.1 Mrd. € gestiegen (DKG, 2002). Der relative Kostenanstieg im Krankenhausbereich fällt somit zwar etwas günstiger aus als bei den Gesamtausgaben für Gesundheit, was vermutlich auch auf die Verschiebung zwischen stationärem und ambulantem Bereich zurückzuführen ist. Jedoch zeigen auch hier die Bemühungen um eine Steuerung von Input und Output eine begrenzte Wirkung.

Angesichts solcher „Misserfolge" der Bemühungen um Kostendämpfung im Zuge der Gesundheitsstrukturreformen, die auf verschiedene Faktoren (z.B. demografische Altersverschiebung, medizintechnischer Fortschritt, angebotsinduzierte Nachfrage etc.) zurückzuführen sind (vgl. Eichhorn, Seelos & von der Schulenburg, 2000), haben Gesundheitsökonomen schon seit geraumer Zeit (und aktuell immer lauter) die Ausweitung marktwirtschaftlicher Steuerungsprinzipien für das Gesundheitswesen bzw. eine weitere Liberalisierung des Gesundheitsmarktes gefordert, welche die vorherrschenden Mechanismen einer Globalsteuerung und Budgetierung ablösen sollen (z.B. Oberender, 1992). Jedoch sind einer Liberalisierung des Gesundheitsmarktes aus verschiedenen Gründen ebenfalls Grenzen gesetzt, zumal es sich um einen „unvollständigen Markt" handelt. So liegen beispielsweise keine vollständigen Informationen über Leistungen und Preise vor, Versorgungsaufträge sind sicherzustellen, es gibt keine ausreichende Zahl von Anbietern (v.a. in der Spitzenmedizin), Patienten zahlen die Preise meist nicht selbst etc. (vgl. Köck, 1996).

Im Gesundheitswesen wird aber auch mehr und mehr erkannt, dass die bloße Steuerung von Input und Output nicht zum gewünschten Erfolg führen kann, sondern dass vielmehr eine Verbesserung der Effizienz und Effektivität in der Transformation von Input zu Output erforderlich ist. Mit den Transformationsprozessen richtet sich der Blick zunehmend auf eine Schlüsselgröße – die Qualität der Behandlung und Versorgung. Dabei ist Qualität ein sehr vielschichtiger Begriff, der in den vergangenen Jahrzehnten auch einen deutlichen Wandel erlebt hat. Denn Qualität ist stets eine relative Größe, die je nach Bewertungsmaßstab recht unterschiedliche Ausprägungen annehmen kann.

In der einschlägigen Literatur werden im Allgemeinen fünf verschiedene Qualitätsansätze unterschieden. Dem produktbezogenen Ansatz zufolge ist Qualität eine präzise messbare Größe, die sich graduell anhand der charakteristischen (gewünschten) Eigenschaften von Produkten oder Dienstleistungen beurteilen lässt. Der fertigungsbezogene Ansatz konzentriert sich auf die Einhaltung von Spezifikationen bei der Herstellung, d.h. Qualität wird negativ im Sinne einer Qualitätsminderung durch Fehler definiert. Dem wertbezogenen Ansatz zufolge resultiert Qualität aus dem Preis-/Leistungsverhältnis eines Produktes bzw. der Dienstleistung im Urteil des Kunden. Demgegenüber zeichnet sich höchste Qualität nach dem kundenbezogenen Ansatz in einer größtmöglichen Erfüllung der Bedürfnisse des Kunden aus. Und schließlich wird mit dem sogenannten transzendenten Ansatz Qualität als etwas Perfektes und Einzigartiges erachtet, das sich jedem Vergleich entzieht (zum Überblick Verbeck, 1997).

Diese Ansätze zur Bestimmung von Qualität entstanden nicht zeitgleich, sondern haben sich im Laufe der Zeit etabliert und gewandelt. Mit Beginn der 1930er bis zu den 1960er Jahren herrschte die Epoche der Qualitätskontrolle vor, die durch eine Orientierung am Produkt und seiner Fertigung mit Konzentration auf die Behebung von Defekten und Mängeln ausgerichtet war. Die anschließende Phase der (integrativen) Qualitätssicherung ist noch bis heute ein vorherrschendes Paradigma in der betrieblichen Praxis. Sie ist gekennzeichnet durch eine tradierte Ausrichtung auf die (meist statistische) Kontrolle von Qualität im Sinne der Produkt- und Herstellungsqualität, jedoch bereits in eine systematische Betrachtung von Qualität im Rahmen komplexerer Qualitätssicherungsprogramme eingebunden. Total Quality Management (TQM) überschreibt die dritte und relativ junge Epoche der Qualitätsdiskussion, die dem strategischen Management von Qualität verpflichtet ist. Als Kernelemente des TQM gelten der Null-Fehler-Ansatz, die Kundenorientierung sowie ein strategisches System- und Qualitätsmanagement (zum Überblick Oppen, 1995).

Mit zeitlicher Verzögerung zum industriellen Bereich und in Folge des Wettbewerb- und Kostendrucks haben moderne Ansätze eines umfassenden und integrierten Qualitätsmanagement inzwischen auch im Gesundheitswesen und im Krankenhaus breiten Einzug gehalten (vgl. Eichhorn, 1997; Pira, 2000). Viele Krankenhäuser bemühen sich mit der Implementierung von Qualitätsmanagementsystemen um eine Verbesserung ihrer Strukturen, Prozesse und Ergebnisse. In diesem Zusammenhang sind vor allem auch die Zertifizierungsbemühungen von Krankenhäusern zu nennen, von denen in Deutschland inzwischen vor allem das Verfahren KTQ (Kooperation für Transparenz und Qualität im Krankenhaus) Bedeutung erlangt hat, es soll daher skizziert werden.

Kernelemente der Zertifizierung nach KTQ sind eine Selbstbewertung des Krankenhauses und eine Fremdbewertung durch externe Visitoren. Voraussetzung für eine Zertifizierung ist der Aufbau eines klinikinternen Qualitätsmanagementsystems. Ein Bewertungskatalog, der insbesondere auf den Kategorien Patientenorientierung und Mitarbeiterorientierung mit jeweils zahlreichen Einzelkriterien basiert, dient als Grundlage für die Selbstbewertung durch das Krankenhaus. Mit dem KTQ-Verfahren wird zudem sichergestellt, dass nicht nur isolierte abteilungsspezifische Dokumentationen und Bewertungen erarbeitet werden (wie häufig bei Zertifizierung nach DIN EN ISO der Fall), sondern dass gerade eine integrierte klinikübergreifende Gesamtdarstellung vorgelegt wird. Somit wird die Intensivierung der abteilungs- und berufsgruppenübergreifenden Zusammenarbeit im Dienstleistungsprozess nachhaltig gefördert. Die Selbstbewertung durch das Krankenhaus ist Grundlage für den weiteren Prozess der Zertifizierung, in welchem externe Visitoren vor Ort eine Fremdbewertung vornehmen und schließlich entlang der Kriteriennachweise über die Vergabe eines Zertifikates befinden (ausführlicher www.ktq.de; zum Prozedere z.B. Krumpaszky et al., 2002).

Qualität lässt sich im Krankenhaus aber nicht nur nach den bekannten Kategorien (Strukturen, Prozesse, Ergebnisse), sondern auch hinsichtlich weiterer spezifischer Dimensionen (z.B. Sachdimension, Interaktionsdimension, gesellschaftliche Dimension) untergliedern und bewerten (vgl. Eichhorn, 1997). Gerade die Interaktionsprozesse, die als charakteristisch für personenbezogene Dienstleistungen gelten können, tragen im Krankenhaus ganz maßgeblich zur Qualität bei. Deshalb ist es erforderlich, einige Besonderheiten der personenbezogenen Dienstleistung und weitere Implikationen für das mit dem vorliegenden Band eingenommene Verständnis von Qualität zu beschreiben.

2 Personenbezogene Dienstleistung – Bedeutung, Besonderheiten und Implikationen für Qualität

In Deutschland hat sich der Arbeitsmarkt wie in anderen hoch industrialisierten Gesellschaften in den vergangenen Jahrzehnten stark gewandelt. Erwerbsarbeit ist nicht nur knapp geworden, wie der Verlauf der Erwerbslosigkeit in den Industrieländern weltweit verdeutlicht, sie verliert zudem mehr und mehr ihre gegenständlichen Bezüge und tauscht sie ein gegen symbolische Größen, wie es die Schlagworte „Informationsgesellschaft" oder „Wissensgesellschaft" verdeutlichen sollen. Dominierten früher noch klassische Tätigkeitsfelder in der Produktion, so lässt sich eine kontinuierliche Ausweitung des Dienstleistungssektors verzeichnen. Man kann sagen, dass der Weg in die sogenannte Dienstleistungsgesellschaft in Deutschland inzwischen weit beschritten ist, wie die Verschiebungen zwischen primären, sekundären und tertiären Wirtschaftssektoren im Verlauf der zurückliegenden Jahrzehnte verdeutlichen (Krämer, 1999). Betrachtet man etwa die Erwerbstätigenquoten im I. Quartal 2002, so zeigt sich, dass öffentliche und private Dienstleister mehr Arbeitnehmer beschäftigen (28.6%) als das gesamte produzierende (inkl. Bau-) Gewerbe (28.0%). Aktuellen Hochrechnungen der Bundesanstalt für Arbeit zufolge werden im Jahr 2010 in der primären Dienstleistung (z.B. Verkaufen, Beraten) insgesamt 43.7% der Erwerbstätigen beschäftigt sein, weitere 26.4% der Erwerbstätigen werden dann in der sekundären Dienstleistung (z.B. Pflegen, Lehren) tätig sein (vgl. BIBB, 2002).

Unter der Bezeichnung Dienstleistung werden recht heterogene Tätigkeitsfelder zusammengefasst, die sich von rein ausführenden Arbeitsvollzügen, über Sachbearbeiter- und Expertentätigkeiten bis hin zu Vorgesetzten- und Managementfunktionen erstrecken. Dem Bereich der sogenannten „Sonstigen Dienstleistungen" werden – arbeitsmarktstatistisch betrachtet – die personenbezogenen Dienstleistungen bzw. Humandienstleistungen gemeinsam mit den unternehmensbezogenen Dienstleistungen zugeordnet. Die Zukunft dieser personenbezogenen und unternehmensbezogenen Dienstleistungen erscheint überaus rosig, die Vorhersagen liegen bei 4% realem Umsatzwachstum und einem durchschnittlichen Zuwachs von 116.000 Arbeitsplätzen pro Jahr bis 2010 (Daimler-Benz InterServices, 1998). Treibende Kräfte für den Zuwachs der personenbezogenen Dienstleistungen sind vor allem auch ein stark zunehmender Bedarf nach Beratungs-, Gesundheits- und Informationsdienstleistungen.

In den zentralen Feldern der personenbezogenen Dienstleistungen zählen Prozesse der Informationsverarbeitung ebenso wie die kommunikative Vermittlung von Informationen an Kunden und Klienten zu den Kernaufgaben der Dienstleistungsarbeit. Auf der Interaktion zwischen Dienstleistern und Klienten basiert ein maßgebender Teil der Wertschöpfung von Dienstleistungsunternehmen. Und diese Interaktion zwischen Dienstleistern und Klienten lässt sich – bei aller Heterogenität der unterschiedlichen Berufe und Tätigkeiten in der Dienstleistung – als zentrale Gemeinsamkeit aller Beschäftigungssegmente in der primären und sekundären Dienstleistung ausmachen: Dienstleistungstätigkeiten haben an Stelle einer Bearbeitung gegenständlicher Objekte die Beschäftigung mit Menschen und Symbolen zum Inhalt. Ihre Ergebnisse sind immaterieller Natur, sie sind vergänglich, nicht dauerhaft, in hohem Maße zeit- und ortsgebunden, nicht lagerfähig und nicht transportierbar (Littek, Heisig & Gondek, 1991).

Ein entscheidendes Moment, worin sich die personenbezogene Dienstleistung von anderen Formen der Erwerbsarbeit abgrenzen lässt, ist das sogenannte „uno-actu-Prinzip". Darunter ist zu verstehen, dass die Leistung nur in einer Situation erbracht werden kann, in der Produzent und Konsument gleichzeitig anwesend sind, und in welcher die Produktion und die Konsumtion der Dienstleistung räumlich und zeitlich zusammenfallen (Herder-Dorneich & Kötz, 1972). Daraus resultieren ökonomische und soziale Besonderheiten, allen voran die Verquickung von Prozess und Produkt. Menschliche Arbeit ist nicht mehr nur ein Kostenfaktor bei der Leistungserbringung, sondern vielmehr immanenter Bestandteil des Produkts selbst. Die Interaktion zwischen Dienstleistern und Klienten bestimmt folglich die Qualität des Prozesses wie auch der Ergebnisse oder „Produkte" der Dienstleistung. Daher lässt sich die Interaktionsarbeit auch als die Kernaufgabe in der personenbezogenen Dienstleistung identifizieren, auf die alle Bemühungen zur Verbesserung von Qualität primär ausgerichtet sein sollten. Der Klient bzw. im Krankenhaus der Patient ist somit nicht nur „Objekt" der Arbeit, sondern ist aktiver Partner im Dienstleistungsprozess, wird sozusagen zum „dritten Produktionsfaktor" in der Arbeit von Dienstleistern.

Die prozessuale Qualität der Dienstleistung ist gerade in der Gesundheitsdienstleistung (auch im Krankenhaus), mehr noch als in anderen personenbezogenen Dienstleistungen, von besonderer Relevanz. Denn Pflegekräfte und Ärzte werden von den Patienten nicht nur als Dienstleister, sondern zudem als Modelle für ein gesundheitsförderndes Handeln wahrgenommen. Insoweit ist eine Förderung der Gesundheit der Beschäftigten im Krankenhaus ein weiterer wichtiger Faktor, der sich – wenn auch vermittelt – auf den Genesungsprozess der Patienten auswirkt. Zudem tragen alle arbeitsbezogenen Prozesse der verschiedenen Berufsgruppen und Dienste im Krankenhaus, die Arbeitsorganisation wie auch die individuellen Vorgehensweisen in der Interaktion mit den Patienten, und nicht zuletzt die psychophysische Verfassung der Mitarbeiter wesentlich zum Entstehen von Qualität im Krankenhaus bei.

Die Qualität des Arbeitslebens der Mitarbeiter spielt leider in der Qualitätsdebatte im Krankenhaus – welche sich überwiegend um Begriffe der Kunden- oder Patientenorientierung rankt – nicht selten eine untergeordnete Rolle.

3 Qualität des Arbeitslebens

Mit der Qualität des Arbeitslebens wird der Blick auf die Mitarbeiter einer Organisation und auf die Bedingungen, Wirkungen und Folgen ihrer Arbeit gerichtet. Die arbeits- und organisationspsychologische Forschung befasst sich seit geraumer Zeit mit Ansätzen zur Verbesserung der Qualität des Arbeitslebens für die Beschäftigten. Unter diesen Ansätzen sind der durch den soziotechnischen Systemansatz getragene, skandinavische Ansatz zur industriellen Demokratie ebenso wie die mit Motivationstheorien in engem Zusammenhang stehenden nordamerikanischen Ansätze zum „quality of (working) life" bemerkenswert. Und nicht zuletzt ist hier die deutsche Handlungs(regulations)theorie mit dem Konzept der vollständigen Tätigkeit zu nennen, die einer Humanisierung des Arbeitslebens bzw. einer autonomieorientierten Gestaltung von Arbeitssystemen verpflichtet ist. Ansätze zur Humanisierung des Arbeitslebens haben eine lange Tradition, und für das Verständnis solcher Ansätze ist ein Blick auf deren Wurzeln hilfreich.

Die wissenschaftliche Betriebsführung, die Ende des 19. Jahrhunderts von Taylor begründet wurde, zielte darauf ab, Produktivität zu erhöhen. Wesentliche Grundannahmen waren, dass der „Durchschnittsmensch" vor allem monetär motivierbar sei, dass Ineffizienzen des Produktionsfaktors „Mensch" durch Gestaltung von Arbeitsmitteln und -abläufen kompensierbar seien, und dass eine Trennung von Kopf- und Handarbeit weniger Fehler und effizientere sowie effektivere Leistung mit sich bringt. Die breite Umsetzung dieser Gedanken in den industrialisierten Ländern, zum Beispiel in Form der Fließbandautomatisierung oder der Zergliederung von Arbeitstätigkeiten in kleinste Elemente, hatte weitreichende Folgen, die noch heute in der Arbeitsstrukturierung vieler Organisationen erkennbar sind (vgl. Ulich, 2001).

In den USA wurden bereits zu Mitte der 1950er Jahre, u.a. angestoßen durch Theorien zur Arbeitsmotivation von Maslow, Herzberg und McGregor, Bemühungen unternommen, die Potenziale und Fähigkeiten von Mitarbeitern angemessen zu nutzen. Etwa zur gleichen Zeit wurden in Norwegen Konzepte der „Industriellen Demokratie" entwickelt. Industrielle Demokratie zielt darauf ab, eine direkte Partizipation der Beschäftigten in Form (teil) autonomer Arbeitsgruppen zu ermöglichen. Und auch in Deutschland wurde im Jahr 1974 das Forschungsprogramm zur „Humanisierung des Arbeitslebens" verabschiedet, das zum Ausgangspunkt zahlreicher Projekte wurde, die sich mit einer Verbesserung der Qualität des Arbeitslebens der Mitarbeiter befassten (vgl. Rosenstiel, 1980). Dieses Forschungsprogramm richtete sich im Schwerpunkt auf Produktion und Verwaltung in der Industrie, Krankenhäuser fanden hier keine nenneswerte Beachtung.

Ziele, die mit einer Verbesserung der Qualität des Arbeitslebens verbunden sind, lassen sich aus Sicht der Arbeitnehmer etwa in Begriffen der Arbeitsmotivation und Arbeitszufriedenheit, der betrieblichen Mitbestimmung, der Autonomie und Selbstbestimmung zusammenfassen. Hinzu kommt ein notwendiger Abbau physischer und psychischer Arbeitsbelastungen. Einem modernen Begriff von Gesundheit folgend zählen hierzu aber auch die darüber hinaus gehenden Möglichkeiten einer gesundheits- und persönlichkeitsförderlichen Arbeit etwa im Sinne der Kompetenzentwicklung. Für die Arbeitgeber eröffnen sich mit einer Humanisierung von Arbeit, neben dem Nutzen, der mit den bereits genannten Vorteilen auf Seiten der Mitarbeiter verbunden ist, auch Rationalisierungsmöglichkeiten, die vor allem durch Dezentralisierung und Flexibilisierung erzielt werden. Nicht zuletzt resultiert aus einer Humanisierung der Arbeit eine, häufig schwer zu begründende und im Einzelnen zu beziffernde, höhere Arbeitsleistung der Mitarbeiter.

In Studien zur Qualität des Arbeitslebens werden vornehmlich psychologisch relevante Merkmale von Arbeit und ihre Wirkungen und Folgen für die einzelnen Arbeitnehmer untersucht. Im angloamerikanischen Sprachraum befasst sich die Forschung zur „quality of working life" insbesondere mit Merkmalen des sogenannten „motivation potential" von Arbeit (u.a. Abwechslungsreichtum, Bedeutsamkeit, Autonomie; vgl. Hackman & Oldham, 1976) und setzt dazu fast ausschließlich standardisierte Befragungsmethoden ein. Im Vordergrund stehen Zusammenhänge dieser Merkmale mit Arbeitszufriedenheit und Arbeitsleistung. Die deutschsprachige Arbeitspsychologie differenziert stärker zwischen verschiedenen Formen von Anforderungen, Belastungen und Ressourcen in der Arbeit, ebenso wie zwischen Formen der Arbeitszufriedenheit. In empirischen Studien kommen neben Fragebogen auch arbeitsanalytische Methoden der Fremdbeobachtung z.B. in Form von Beobachtungsinterviews zum Einsatz (zum Überblick Dunckel, 1999).

Ergebnisse von Studien zur Qualität des Arbeitslebens zeigen zumeist deutliche positive Zusammenhänge zwischen den fördernden Anforderungen (u.a. Lernchancen) und den sogenannten Ressourcen (u.a. Autonomie) einerseits und dem Wohlbefinden sowie der psychischen Gesundheit der Mitarbeiter (u.a. Arbeitszufriedenheit, psychischer Stress) andererseits. Ebenfalls finden sich in vorliegenden Studien ganz überwiegend enge Zusammenhänge zwischen organisationalen, sozialen oder aufgabenbezogenen Arbeitsbelastungen und ihren primären Folgen (z.B. Zusatzaufwand) sowie mittelfristigen Wirkungen (z.B. Gereiztheit/Belastetheit). Ebenfalls belegt – jedoch weniger eng – sind Zusammenhänge zwischen Arbeitsbelastungen und langfristigen Folgen (z.B. Fluktuation, Erkrankung). Dementsprechend mangelt es häufig an Nachweisen für Zusammenhänge zwischen verbesserten Arbeitsbedingungen und Arbeitsleistung bzw. Produktivität (z.B. Ondrack & Evans, 1986; Thiehoff, 1998).

Dabei gilt es jedoch zu bedenken, dass Modellversuche zur autonomieorientierten Arbeitsgestaltung ebenso wie Maßnahmen zur Qualifizierung der Mitarbeiter insbesondere im Rahmen von Forschungsprojekten nur die Funktion einer „Starthilfe" haben können (Fricke & Fricke, 1977). Der nachhaltige Erfolg der Humanisierung von Arbeit ist letztlich daran zu messen, ob ein permanenter Lern- und Entwicklungsprozess der Arbeitenden in Gang gesetzt werden kann, der im Weiteren zu Eigeninitiative, zu Kompetenzentwicklung und zur Durchsetzung organisatorischer Verbesserungen durch die Mitarbeiter selbst führt.

Da das deutsche Forschungsprogramm zur „Humanisierung des Arbeitslebens" der 1970er und 1980er Jahre außerhalb des Gesundheitswesens durchgeführt wurde, ist es nicht erstaunlich, dass im Krankenhausbereich lange Zeit nur wenige systematische Bemühungen um eine Humanisierung der Arbeit erkennbar waren. Und es stellt sich weiterhin ein Bedarf, der schon zu Ende der 1980er Jahre mit der Schließung von Stationen und dem „Pflegenotstand" unverkennbar war und heute beispielsweise in den Auseinandersetzungen um die Umsetzung des Arbeitszeitgesetzes aktuellen Ausdruck findet. Vom damaligen Bundesministerium für Forschung und Technologie BMFT (heute: Bundesministerium für Bildung und Forschung – BMBF) wurden erstmals zu Beginn der 1990er Jahre Projekte im Bereich des Krankenhauses zur Humanisierung der Arbeit gefördert. So wurde im Rahmen des Förderprogramms „Arbeit und Technik" ein Schwerpunkt eingerichtet, der Möglichkeiten zur „Verbesserung der Arbeitsbedingungen bei der Pflege und Betreuung von Alten, Kranken und Behinderten" erforschen lassen sollte. Der vorliegende Band ist ein Produkt aus diesem Förderschwerpunkt.

Viele Impulse zur Verbesserung der Qualität des Arbeitslebens im Krankenhaus gingen und gehen von der Pflege aus. Dies mag daran liegen, dass die Pflege die größte Berufsgruppe in Krankenhäusern stellt, aber auch an dem wachsenden Engagement seitens der noch jungen Pflegewissenschaft. Im stationären Pflegedienst von Krankenhäusern wurden bereits zahlreiche Modellprojekte durchgeführt. Über eines dieser erfolgreichen Modellprojekte berichten wir im Zusammenhang mit einem Beitrag zum Interaktionsstress in diesem Band. Die Reorganisation von Arbeitsprozessen im stationären Pflegedienst (vgl. Büssing, 1997) konzentrierte sich neben Maßnahmen für eine sozialverträgliche Arbeitszeitgestaltung besonders auf den Abbau von Arbeitsbelastungen und den Zuwachs an Autonomie in der pflegerischen Arbeit als Voraussetzung für eine ganzheitliche Pflege. Im Rahmen von zwei durch das BMBF geförderten Projekten, konnten wir zeigen, dass eine systemische Reorganisation und Arbeitsgestaltung im Krankenhaus positive Effekte für Patienten und Mitarbeiter ebenso wie Effizienz- und Effektivitätsgewinne mit sich bringt.

Trotz solcher Erfolge von Modellprojekten in Krankenhäusern sind nicht nur in der Pflege, sondern auch im ärztlichen Dienst der Krankenhäuser Reformbedarfe im Hinblick auf eine Humanisierung der Arbeit erkennbar. Führt man sich vor Augen, dass 66.8% der Ausgaben im Krankenhaus auf Personalkosten entfallen (DKG, 2002) und dass die Mitarbeiter die Qualität der Humandienstleistung maßgeblich bestimmen, so wird deutlich, dass sowohl im Leistungswettbewerb mit anderen Anbietern von Gesundheitdienstleistungen als auch mit Blick auf die Potenziale zur Leistungsverbesserung der entscheidende Erfolgsfaktor im Krankenhaus bei der Förderung des „Humankapitals" liegt.

In einer Pressemitteilung der Deutschen Krankenhausgesellschaft [DKG] vom 25.05.2001 wird die Politik aufgefordert, Abhilfe für den Bedarf nach zusätzlichem Krankenhauspersonal zu schaffen. Bei dem zuvor erwähnten Anstieg der Patientenzahlen und einer deutlichen Reduktion der Verweildauer habe dies „teilweise zu unerträglicher Arbeitsverdichtung vor allem in der Pflege und im ärztlichen Dienst geführt". Am 20.09.02 warnte die DKG in einer anderen Pressemitteilung vor einem „Ausbluten der Krankenhäuser", weil in Folge der Budgetierung für das Jahr 2003 mehr als 28.000 Arbeitsplätze in deutschen Krankenhäusern gefährdet seien. Dies sind deutliche Argumente, die ebenfalls dafür sprechen, Rationalisierung von Gesundheitsdienstleistungsprozessen mit einer Humanisierung der Arbeit zu koppeln. Denn eine bessere Qualität des Arbeitslebens, so auch die Argumentation in diesem Band, führt neben einer erhöhten Effizienz und Effektivität zugleich zu besserer Dienstleistungsqualität für die Patienten.

4 Zusammenhänge zwischen Dienstleistungsqualität und Qualität des Arbeitslebens im Krankenhaus

Bereits in der frühen Literatur zum Qualitätsmanagement (z.B. Donabedian, 1980) wird festgestellt, dass Dienstleistungsqualität kein eindimensionales, sondern ein mehrdimensionales Konzept ist. So lässt sich etwa unterscheiden zwischen der Strukturqualität, der Prozessqualität und der Ergebnisqualität von Dienstleistungen. Diese Einteilung kann hilfreich sein, um Qualitätsmängel denjenigen Bereichen zuzuordnen, in denen sie behoben werden sollen und können. Treten etwa auf einer chirurgischen Station gehäuft Infektionen wegen fehlenden Verbandswechselsets oder anderen sachlichen oder personellen Ressourcendefiziten auf, so würde es sich um Aspekte der Strukturqualität handeln. In einem umfassenderen Sinne wird Strukturqualität auch als Potenzialqualität bezeichnet (Donabedian, 1980), sozusagen als „Befähiger" von Qualität.

Mit Blick auf die Prozessqualität steht die Kernaufgabe der Interaktion zwischen Dienstleister und Klient im Mittelpunkt (vgl. weiter oben). Im Prozess der interaktiven Leistungserstellung findet – *gemeinsam* mit den Patienten – der eigentliche Wertschöpfungsprozess statt. Es handelt sich um die Diagnostik und Therapie, um die Pflege und die Versorgung der Patienten.

Schließlich zielt die Ergebnisqualität auf die Merkmale des „Produktes" ab. Hierbei geht es vor allem um den Gesundheitsstatus der Patienten. Zunehmend beziehen die Krankenhäuser die Patienten in die Evaluation der Ergebnisqualität mit ein. Dabei kommen zumeist Fragebogen zum Einsatz, mit denen insbesondere die Zufriedenheit mit ausgewählten Aspekten des Aufenthalts im Krankenhaus erfasst werden soll.

Dimensionen von Qualität sind in der personenbezogenen Dienstleistung nicht so einfach wie etwa in der industriellen Produktion analytisch zu trennen. Bei der Evaluation von Qualität im Krankenhaus werden je nach Perspektive bzw. Ansatz unterschiedliche Bewertungskriterien herangezogen. So ist ein produktbezogener Qualitätsansatz erkennbar, wonach sich Qualität nach den „Eigenschaften des Produkts" bzw. der Dienstleistung bemisst. Dazu zählen Untersuchungen zur Wirkung von Behandlungsmethoden. Ein Beispiel für einen fertigungsbezogenen Ansatz findet sich mit den Pflegestandards, die auf Einhaltung von Spezifikationen bei pflegerischen Handlungen abzielen. Und nicht zuletzt lassen sich zunehmend auch kundenbezogene Ansätze ausmachen, mit denen versucht wird, eine größtmögliche Erfüllung der Bedürfnisse des Klienten zu erreichen. Ein kundenbezogener Ansatz zeigt sich gerade auch in den inzwischen weit verbreiteten Patientenbefragungen in Krankenhäusern.

Dienstleistungsqualität im Krankenhaus ist nicht nur ein relativer Begriff, sie wird häufig auf subjektive Größen wie die Patientenzufriedenheit reduziert, wobei die Erfassung der Patientenzufriedenheit mit zahlreichen Problemen behaftet ist, nicht zuletzt mit stark linksschiefen Verteilungen der Zufriedenheitsurteile und den damit einhergehenden sehr hohen Quoten zufriedener Patienten (vgl. Büssing & Glaser, 2001). Vor diesem Hintergrund haben wir den Ansatz der Mitarbeiter- und Klientenorientierung entwickelt. Mit dem Ansatz wird versucht, Bedingungen und nicht personengebundene Perspektiven der Gesundheitsdienstleistung zu evaluieren. So wird die Beurteilung objektivierbarer Bedingungen von einer subjektiven Einschätzung von Zufriedenheit unterschieden. Der Ansatz basiert auf dem Konzept der vollständigen Tätigkeit, das sich in der deutschsprachigen Arbeitspsychologie etabliert hat (vgl. Hacker, 1998, für die Pflege Büssing, 1992). Übertragen auf den Bereich der Gesundheitsdienstleistung gehen wir mit dem Ansatz davon aus, dass eine vollständige Gesundheitsdienstleistung sowohl für Klienten (Patienten, Angehörige) wie auch für Mitarbeiter positive Wirkungen im Sinne der Förderung und Entwicklung von Gesundheit und Persönlichkeit mit sich bringt. Der Ansatz der Mitarbeiter- und Klientenorientierung wurde nicht nur nach messbaren Kriterien einer vollständigen Gesundheitsdienstleistung ausgearbeitet, sondern es wurden komplementäre Verfahren entwickelt, mit denen sich diese Kriterien aus den unterschiedlichen Perspektiven der Mitarbeiter, Patienten und deren Angehörigen zuverlässig untersuchen und aufeinander beziehen lassen (ausführlicher Büssing & Glaser, in diesem Band).

Die Überlegung, dass förderliche Bedingungen des Arbeitslebens der Mitarbeiter (Mitarbeiterorientierung) und förderliche Behandlungsbedingungen der Patienten im Krankenhaus (Klientenorientierung) zur Ergebnisqualität von Dienstleistungen beitragen, findet sich auch in etablierten Modellen des Qualitätsmanagements in allgemeiner Form wieder. So werden im „Exzellenz-Modell" der European Foundation for Quality Management (EFQM, 2002) etwa „Befähiger" von Qualität und „Ergebnisse" von Qualität genannt.

In diesen Qualitätsmodellen (vgl. dazu auch KTQ weiter oben) finden sich Begriffe der Mitarbeiterorientierung, der Kundenorientierung, der Führung etc., das heißt die sogenannten „weichen" Faktoren des Unternehmenserfolgs. Der Wandel von der Qualitätssicherung zum Qualitätsmanagement ist demnach auch mit einem Bedeutungszuwachs psychologischer Aspekte der Arbeit gegenüber traditionellen ökonomischen Parametern des Unternehmenserfolgs verbunden. Und in der Betriebswirtschaftslehre hat sich die traditionelle Sicht ebenfalls deutlich gewandelt. Nicht mehr nur ökonomische Größen wie Aufwand und Ertrag bzw. Kosten und Leistung werden zu den Erfolgsgrößen moderner Unternehmen gezählt. Stattdessen finden in den Konzepten einer erweiterten Wirtschaftlichkeitsrechnung Aspekte der (Re-) Organisation und Humanisierung von Arbeit mehr und mehr Berücksichtigung (z.B. Reichwald & Hesch, 1997). Der Faktor „Mensch" wird, wie zuvor bereits erwähnt, eben nicht nur als ein Kostenfaktor, sondern als ein entscheidender Erfolgsfaktor anerkannt.

In der Gesundheitsdienstleistung im Krankenhaus ist der enge wechselseitige Zusammenhang zwischen Mitarbeiter- und Klientenorientierung kaum zu überschätzen. Denn was für die Mitarbeiter die Erfahrung transparenter, individuell gestaltbarer und vollständig erlebter Aufgabenstrukturen ist, stellt sich für die Patienten im Krankenhaus nahezu spiegelbildlich in Form kontinuierlich und kohärent erlebter Leistungsprozesse sowie als angemessene Berücksichtigung der individuellen Bedürfnisse der Patienten dar. Kernanliegen einer Förderung der Mitarbeiter- und Klientenorientierung ist daher, den Prozess der Gesundheitsdienstleistung abgestimmt auf die Mitarbeiter- und Patientenbelange zu gestalten. Dafür ist ein relativ autonomes Arbeitshandeln auf der Seite der Mitarbeiter eine ebenso erforderliche Voraussetzung wie eine partizipationsorientierte Rolle der Patienten.

5 Interdisziplinarität des Qualitätsmanagements im Krankenhaus

Ähnlich wie der Prozess der Leistungserstellung im Krankenhaus, der von zahlreichen Berufsgruppen und Diensten getragen wird, ist auch das Qualitätsmanagement im Krankenhaus ein interdisziplinäres Geschehen. Zunächst sind die drei Linien des Krankenhauses zu nennen, ärztlicher Dienst, Pflegedienst und Verwaltungsdienst. In jeder der Linien sind Maßnahmen zur Sicherung von Qualität eine Selbstverständlichkeit. In der Medizin besteht die Qualitätssicherung aus einem Zusammenspiel von Standards für diagnostische und therapeutische Maßnahmen sowie der Evaluation zur Wirksamkeit von Maßnahmen. Neben zahlreichen spezifischen Outcome-Parametern werden vor allem Mortalität und Morbidität evaluiert. Die Arbeitsgemeinschaft der Medizinischen Wissenschaftlichen Fachgesellschaften (AWMF) befasst sich seit den 1970er Jahren mit der Formulierung von Leitlinien als Hilfen zur Entscheidungsfindung für Ärzte und Patienten und hat inzwischen mehr als 900 solcher Leitlinien für Diagnostik und Therapie zusammengestellt (vgl. www.uni-duesseldorf.de/WWW/AWMF).

Im Bereich der Pflege existieren ganz unterschiedliche Modelle, die unter anderem auch der Sicherung von Qualität dienen. Neben praxisorientierten Unterscheidungen etwa nach optimaler, angemessener, sicherer und gefährlicher Pflege mit jeweils überprüfbaren Kriterien, finden sich konkurrierende Pflegekonzepte und -modelle, die eine gute Orientierungshilfe für ein fundiertes, qualitätsorientiertes pflegerisches Handeln bieten, wie beispielsweise das Pflegeprozessmodell von Fiechter und Meier (2001; für einen Überblick z.B. Fawcett, 1996). Des Weiteren liegen – ähnlich wie in der Medizin – in den meisten Krankenhäusern spezifisch ausgearbeitete Pflegestandards vor, die konkrete Anleitungen und Kriterien für pflegerisches Handeln bei unterschiedlichen Pflegeproblemen bieten. Zudem hat sich die Pflege bereits in einer Reihe von Modellprojekten mit arbeitsorganisatorischen Fragen, mit Aspekten der Verbesserung von Patientenorientierung und vielem mehr befasst. Nicht selten gehen daher vom stationären Pflegedienst wesentliche Impulse für eine Modernisierung der Arbeitsorganisation aus.

Neben diesen Hauptakteursgruppen im Krankenhausbetrieb sind es verschiedene Disziplinen der Wissenschaft, die sich mit dem Qualitätsmanagement im Krankenhaus beschäftigen und Wegbereiter für Konzepte, Modelle und Methoden sind. Neben der Pflegewissenschaft, die als junge Disziplin in Deutschland an zahlreichen Fachhochschulen und einigen Universitäten zur Theoriebildung und Methodenentwicklung beiträgt, sind insbesondere Gesundheitsökonomie und Gesundheitswissenschaften, Public Health und Arbeitswissenschaften (v.a. Arbeitspsychologie, Arbeitssoziologie, Krankenhausbetriebswirtschaftslehre) zu nennen. Ohne hier auf spezifische Beiträge dieser Disziplinen eingehen zu können, zeigt sich, dass gerade in der Interdisziplinarität aus verschiedenen Fächern und Akteuren ein Mehrwert für das Qualitätsmanagement im Krankenhaus geschaffen werden kann. Diesem Gedanken folgt der vorliegende Band, der Wissenschaft und Praxis einerseits und unterschiedliche Disziplinen zu Wort kommen lässt.

6 Aufbau und Beiträge des Bandes

Der Band ist in vier Themenblöcke gegliedert. Im Themenblock I *Entwicklungen der Gesundheitsversorgung* steht die gesundheitsökonomische Perspektive im Vordergrund. Denn die Qualitätsdebatte im Krankenhaus ist ganz maßgeblich auf die „Kostenexplosion" und die damit verbundenen, schwierigen Randbedingungen der

Krankenhausfinanzierung zurückzuführen. Hier werden Fragen aufgeworfen, wie sich Gesundheitsstrukturen gerade auch im internationalen Vergleich verändert haben und verändern werden, und welche Implikationen verschiedene Finanzierungs- und Versorgungskonzepte für die Patienten haben.

Der Themenblock II *Interaktionsarbeit in der personenbezogenen Dienstleistung* befasst sich aus arbeitswissenschaftlichen Perspektiven mit der Kernaufgabe im Krankenhaus – der Interaktion zwischen Dienstleistern und Patienten. Hier wird der Bedarf nach einer Beschäftigung mit der Interaktionsarbeit begründet, und es wird das Konzept zur Interaktionsarbeit vorgestellt. Zu den Kernkomponenten von Interaktionsarbeit zählen die Gefühlsarbeit, das subjektivierende Arbeitshandeln und die emotionale Arbeit. Die Beiträge verdeutlichen, wie mittels Interaktionsarbeit die wechselseitigen Einflüsse von Mitarbeitern und Patienten Einfluss auf die Qualität der Dienstleistung im Krankenhaus haben.

Mit dem Themenblock III *Qualifizierung und Professionalisierung in der Pflege* schließt sich eine pflegewissenschaftliche Perspektive an. In diesem Block wird dargestellt, wie sich die Pflegewissenschaft international wie national zu einem Motor für die Verbesserung der Gesundheitsdienstleistung im Krankenhaus entwickelt hat. Mit einem Qualifizierungskonzept für Pflege- und Gesundheitsberufe, das gerade auch den Besonderheiten von Interaktionsarbeit Rechnung trägt, und mit einem Blick auf die voranschreitende Professionalisierung in der Pflege werden Innovation und Fortschritt ebenso wie Hemmnisse und Defizite deutlich.

Der Themenblock IV *Qualitätsmanagement im Krankenhaus* konzentriert sich schließlich auf Strukturen, Methoden und Umsetzungen zur Verbesserung von Qualität im Krankenhaus. Aus unterschiedlichen Perspektiven werden hier Qualitätsmanagementmodelle aufgegriffen und vorgestellt. Dabei wird nicht nur theoretisch argumentiert, sondern es wird konkret und praxisorientiert dargelegt, wie sich Qualität in der Praxis des Krankenhauses erfassen und verbessern lässt. Hierbei kommt auch die Zertifizierung von Krankenhäusern zur Sprache.

Mit welchen Themen befassen sich die einzelnen Beiträge dieser vier Themenblöcke? Zunächst führt *Bernhard J. Güntert* in die Marktmechanismen und die ökonomischen Besonderheiten von Gesundheitssystemen ein. Er zeigt auf, welche Bedeutung die Gesundheitsökonomie für eine rationale Entscheidungsfindung und eine Evaluation des Gesundheitssystems unter Berücksichtigung des internationalen Vergleichs hat. Der Beitrag von *Frank Schulz-Nieswand* greift mit der DRG-Finanzierung ein hoch aktuelles, bereits im kommenden Jahr für viele Krankenhäuser herausforderndes Vergütungsmodell auf. Ausgehend von rechtlichen und gesundheitsökonomischen Überlegungen zeigt der Beitrag am Beispiel der integrierten Versorgung älterer und alter Menschen auch die potenziellen negativen Auswirkungen und die damit verbundenen zukünftigen Herausforderungen für die Krankenhäuser auf. *Hagen Kühn* schließt den Themenblock I mit einem Beitrag zur Ökonomisierung von Krankenhausarbeit ab. Er verdeutlicht grundlegende Veränderungsprozesse im Gesundheitssystem und die damit verbundenen Tendenzen und geht dabei insbesondere auf die Tendenz zur Kommerzialisierung der medizinischen Versorgung ein. Angesichts dieser Entwicklungen appelliert er, gerade auch die ethischen Grundfragen der Patientenversorgung nicht zu vernachlässigen.

André Büssing und Jürgen Glaser leiten den zweiten Themenblock mit einem Beitrag ein, der die Modernisierung eines Pflegesystems aus arbeits- und organisationspsychologischer Perspektive beschreibt. Es wird gezeigt, dass die Reorganisation von einer funktionalen hin zu einer ganzheitlichen Pflege mit einem Abbau von Arbeitsbelastungen, aber auch mit neuartigen Belastungsformen im Sinne von Interaktionsstress einhergeht. Ausgehend von diesen Überlegungen stellen *André Büssing und Jürgen Glaser* im folgenden Beitrag das Konzept zur Interaktionsarbeit vor, das die bisherige Forschung zur Gefühlsarbeit und zur emotionalen Arbeit zu integrieren versucht. Kernkomponenten und psychologische Wirkmechanismen von Interaktionsarbeit werden ebenso beschrieben, wie Möglichkeiten zur Erfassung, Bewertung und Gestaltung von Interaktionsarbeit in verschiedenen Feldern der personenbezogenen Dienstleistung. *Fritz Böhle und Sabine Weishaupt* beschreiben mit dem subjektivierenden Arbeitshandeln eine grundlegende Komponente von Interaktionsarbeit. Sie zeigen, dass zweckrationales Arbeitshandeln in der Altenpflege rasch an Grenzen der Planbarkeit stößt. Pflegekräfte sollen dialogisch-interaktiv vorgehen, komplexe sinnliche Wahrnehmung und erfahrungsgeleitetes bildhaft-assoziatives Denken einsetzen und in der Interaktion mit Patienten eine empathische Beziehung aufbauen. *Wolfgang Dunkel und Kerstin Rieder* betonen in ihrem Beitrag die Perspektive der Gefühlsarbeit in der Interaktion zwischen Dienstleistungsgeber und Dienstleistungsnehmer. Anhand eines Fallbeispiels in der Altenpflege wird veranschaulicht, dass der Interaktionsprozess durch Interessenkonflikte ebenso wie durch das Bemühen um eine Kooperation geprägt ist, wobei Regeln und Ressourcen beider Interaktionspartner eine wichtige Rolle spielen. *Friedemann W. Nerdinger* schließt den Themenblock ab, indem die emotionale Arbeit und die damit verbundenen Folgen für Dienstleister vertieft werden. Er zeigt, dass emotionale Arbeit der Dienstleister zu negativen Folgen (Burnout) führen kann, aber nicht zwingend führen muss. Vielmehr können aus emotionaler Arbeit je nach Konstellation der individuellen Gefühlsdarstellung auch durchaus positive Wirkungen (u.a. Arbeitszufriedenheit) erwachsen.

In dem dritten, pflegewissenschaftlich fundierten Themenblock stellt *Margarete Landenberger* das deutsche Ausbildungssystem für Pflege- und Gesundheitsberufe mit einem internationalen Vergleich vor. Sie verdeutlicht den Modernisierungsbedarf und stellt in Anlehnung an etablierte Kategoriensysteme und Modellversuche Inhalte eines modernen Qualifizierungskonzeptes vor, das nicht nur die Ausbildung, sondern gerade auch das Bild der Pflege in Deutschland positiv fördern helfen soll. *Doris Schaeffer* begründet in ihrem Beitrag zur Professionalisierung der Pflege im internationalen Vergleich einen weiteren Reformbedarf der deutschen Pflege. Sie reflektiert den vor geraumer Zeit in Deutschland begonnenen Prozess zur Etablierung der Pflegewissenschaft und zeigt vor dem Hintergrund der Umbrüche im Gesundheitswesen die inhaltlichen Herausforderungen und Chancen ebenso wie die Risiken der Professionalisierung in Bezug auf drohende Umverteilungs- und Machtkonflikte zwischen den Gesundheitsprofessionen auf.

André Büssing und Jürgen Glaser eröffnen den vierten Themenblock mit ihrem Ansatz zum Qualitätsmanagement im Krankenhaus. Der Ansatz der Mitarbeiter- und Klientenorientierung wird begründet, in seiner Methodik dargelegt und anhand der Ergebnisse eines Einsatzes in einer Fachklinik beschrieben und überprüft. Es wird gezeigt, dass Facetten einer vollständigen Gesundheitsdienstleistung die Lebensqualität der Patienten in der Klinik ebenso wie die Qualität des Arbeitslebens der Mitarbeiter positiv beeinflussen. *Günter Neubauer und Roland Nowy* befassen sich in ihrem Beitrag mit der Ergebnisqualität der medizinischen Versorgung im Krankenhaus. Sie plädieren für mehr Leistungstransparenz nicht nur im Sinne einer Qualitätsförderung im Wettbewerb zwischen Krankenhäusern, sondern gerade auch mit dem Ziel der verbesserten Patienteninformation. An verschiedenen, auch internationalen Beispielen werden potenzielle Probleme aber auch Lösungsmöglichkeiten vor Augen geführt. *Hermann Mayer* schließt den Themenblock mit einem Beitrag ab, in dem Aufbau und Entwicklung eines Qualitätsmanagementsystems in einer Fachklinik vorgestellt werden. Mit diesem Beitrag aus der Praxis und für die Praxis werden die Implementation von Strukturen des Qualitätsmanagements ebenso veranschaulicht wie die Möglichkeiten einer internen und externen Bewertung von Qualitätsstandards.

Literatur

Andersen, H. (1992). Themenschwerpunkte und Forschungsfelder der Gesundheitsökonomie. Einführung und Überblick. In H. Andersen, K.-D. Henke & J.-M. Graf von der Schulenburg (Hrsg.), *Basiswissen Gesundheitsökonomie. Band 1* (S. 13-37). Berlin: edition sigma.

Büssing, A. (1992). *Organisationsstruktur, Tätigkeit und Individuum*. Bern: Huber.

Büssing, A. (Hrsg.). (1997). *Von der funktionalen zur ganzheitlichen Pflege. Reorganisation von Dienstleistungsprozessen im Krankenhaus*. Göttingen: Verlag für Angewandte Psychologie.

Büssing, A. & Glaser, J. (2001). Mitarbeiter- und Patientenorientierung in der Pflege als Teil des Qualitätsmanagements – Stand und Forschungsbedarf. *Pflege, 14*, 339-350.

Bundesinstitut für Berufsbildung [BIBB] (2002). *Statistische Informationen Personenbezogene Dienstleistungen*. (abrufbar als www-Dokument unter URL http://www.bibb.de/forum/projekte/dlq/dienstleistungen/startseite.htm [06.07.2002])

Bundesministerium für Gesundheit [BMG] (2002). *Die Gesundheitsberichterstattung des Bundes. Gesundheitsausgabenrechnung 2002.* (abrufbar als www-Dokument unter URL http://www.gbe-bund.de [30.09.2002])

Daimler-Benz InterServices (debis) AG (Hrsg.). (1998). *Dienstleistungen in der globalen Wirtschaft. Daten, Dimensionen, Trends*. Berlin: debis.

Deutsche Krankenhausgesellschaft [DKG] (2002). *Zahlen, Daten, Fakten 2002*. Düsseldorf: DKG.

Donabedian, A. (1980). *Explorations in quality assessment and monitoring. Vol. I. The definition of quality and approaches to its assessment*. Ann Arbor: Health Administration Press.

Dunckel, H. (Hrsg.). (1999). *Handbuch Psychologischer Arbeitsanalyseverfahren*. Zürich: vdf.

Eichhorn, S. (1997). *Integratives Qualitätsmanagement im Krankenhaus*. Stuttgart: Kohlhammer.

Eichhorn, P., Seelos, H.-J. & von der Schulenburg, J.-M. Graf (2000). Das Krankenhaus im Gesundheitssystem – Vorspann. In P. Eichhorn, H.-J. Seelos & J.-M. Graf von der Schulenburg (Hrsg.), *Krankenhausmanagement* (S. 3-7). München: Urban & Fischer.

European Foundation for Quality Management [EFQM]. (2002). *EFQM Excellence Model* (abrufbar als www-Dokument unter URL http://www.efqm.org [28.02.02])

Fawcett, J. (1996). *Pflegemodelle im Überblick*. Bern: Huber.

Fiechter, V. & Meier, M. (1998). *Pflegeplanung. Eine Anleitung für die Anwendung und Dokumentation des Pflegeprozesses in der Praxis* (10. Aufl.). Basel: Recom.

Fleischhauer, J. & Jung, A. (1999). System ohne Steuerung. *Der Spiegel, 44*, 32-46.

Fricke, E. & Fricke, W. (1977). Industriesoziologie und Humanisierung der Arbeit. *Soziale Welt, 26*, 91-107.

Hacker, W. (1998). *Allgemeine Arbeitspsychologie. Psychische Regulation von Arbeitstätigkeiten*. Bern: Huber.

Hackman, J.R. & Oldham, G.R. (1976). Motivation through the design of work: test of a theory. *Organizational Behaviour and Human Performance, 16*, 250-279.

Herder-Dorneich, P. & Kötz, W. (1972). *Zur Dienstleistungsökonomie. Systemanalyse und Systempolitik der Krankenhauspflegedienste.* Berlin: Duncker & Humblot.

Köck, Ch. (1996). Das Gesundheitssystem in der Krise: Herausforderung zum Wandel für System und Organisation. In P. Heimerl-Wagner & Ch. Köck (Hrsg.), *Management in Gesundheitsorganisationen: Strategien, Qualität, Wandel* (S. 17-71). Wien: Ueberreuter.

Krämer, H. (1999). Zur Tertiarisierung der deutschen Volkswirtschaft. In K. Mangold (Hrsg.), *Die Zukunft der Dienstleistung* (S. 171-216). Wiesbaden: Frankfurter Allgemeine Zeitung/Gabler (aktualisierte Broschüre zu diesem Text 1999).

Krumpaszky, H.G., Kolkmann, F.-W., Jonitz, G., Flenker, I., Weidringer, J.W. & Stobrawa, F.F. (2002). Zertifizierung wird Routine. *Deutsches Ärzteblatt, 10*, 614-616.

Littek, W., Heisig, U. & Gondek, H.-D. (Hrsg.). (1991). *Dienstleistungsarbeit.* Berlin: edition sigma.

Oberender, P. (1992). Ordnungspolitik und Steuerung im Gesundheitswesen. In H. Andersen, K.-D. Henke & J.-M. Graf von der Schulenburg (Hrsg.), *Basiswissen Gesundheitsökonomie. Band 1* (S. 153-172). Berlin: edition sigma.

Ondrack, D.A. & Evans, M.G. (1986). Job enrichment and job satisfaction in quality of working life and nonquality of working life sites. *Human Relations, 39*, 871-889.

Oppen, M. (1995). *Qualitätsmanagement. Grundverständnisse, Umsetzungsstrategien und ein Erfolgsbericht: die Krankenkassen.* Berlin: Edition Sigma.

Pira, A. (2000). *Umfassendes Qualitätsmanagement im Spital - Das EFQM-Modell als Basis.* Zürich: vdf.

Reichwald, R. & Hesch, G. (1997). Betriebswirtschaftslehre. In H. Luczak & W. Volpert (Hrsg.), *Handbuch Arbeitswissenschaft* (S. 208-213). Stuttgart: Schäffer-Poeschel.

Rosenstiel, L. von (1980). Humanisierung der Arbeit – Schlagwort, Alibi, Programm? In L. von Rosenstiel & M. Weinkamm (Hrsg.), *Humanisierung der Arbeitswelt – vergessene Verpflichtung?* (S. 11-22). Stuttgart: Poeschel.

Thiehoff, R. (1998). Betriebswirtschaftliche Evaluation. In E. Bamberg, A. Ducki, & A.-M. Metz (Hrsg.), *Handbuch Betriebliche Gesundheitsförderung* (S. 211-222). Göttingen: Verlag für Angewandte Psychologie.

Ulich, E. (2001). *Arbeitspsychologie* (5. Aufl.). Zürich: vdf.

Verbeck, A. (1997). *TQM versus QM. Wie Unternehmen sich richtig entscheiden.* Zürich: vdf.

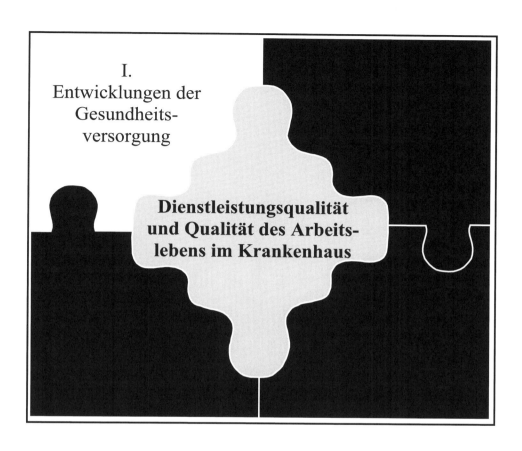

Gesundheitsstrukturreform und Gesundheitsökonomie – ein Blick nach Europa

Bernhard J. Güntert

Zusammenfassung

Die aktuellen Gesundheitsreformen in Europa sind geprägt durch den Versuch, Markt- oder marktähnliche Mechanismen in die Gesundheitssysteme einzubauen. Diese Tendenz finden wir unabhängig davon, ob es sich um verstaatlichte Systeme oder um Krankenversicherungssysteme handelt. Typisch für diese Marktmechanismen ist, dass weniger der Patient selbst als autonomer Marktpartner auftritt, sondern dass Gebietskörperschaften bzw. Krankenkassen Leistungen als Experten für ihre Bevölkerung bzw. Versicherten einkaufen. Damit gewinnt die rationale Entscheidungsfindung an Bedeutung. Diese stützt sich immer häufiger auf gesundheitsökonomische Evaluationen ab. Noch ist die Gesundheitsökonomie in vielen europäischen Ländern schlecht entwickelt. Lehrstühle an Universitäten finden wir insbesondere im deutschen Sprachraum erst wenige. Insgesamt aber haben sich zur Unterstützung von Einkaufs- und politischen Entscheidungen gewisse Standards im Bereich der Gesundheitsökonomie entwickelt, die in der Scientific Community eine breite Akzeptanz haben.

1 Ressourcenknappheit im Gesundheitswesen

In den meisten europäischen Ländern ist es trotz großer Anstrengungen auf verschiedenen Ebenen nicht gelungen, die Kostensteigerung im Gesundheitswesen einzudämmen. In vielen Ländern liegen die Kosten des Gesundheitswesens deutlich über 10% des Bruttoinlandsprodukts, Tendenz steigend. Auch in absoluten Zahlen steigen zum Beispiel die Gesundheitsausgaben pro Kopf der Bevölkerung überdurchschnittlich an.

Die angespannte finanzielle Lage mit den verschiedenen staatlichen Ebenen (Bundesebene, regionale Ebene, kommunale Ebene) erfordert neue Finanzierungsquellen oder aber spürbare finanzielle Entlastungen. Diese Forderung bezieht sich auch auf den gesamten Sozialbereich, insbesondere, da die demografischen Perspektiven (Verhältnis der Erwerbsbevölkerung zur nicht-erwerbstätigen Bevölkerung) alles andere als beruhigend sind, und die Finanzierung des Gesundheitswesens zu großen Teilen vom Arbeitseinkommen abhängig ist (einkommensabhängige Beiträge oder Steuereinnahmen). Unter dem zunehmenden internationalen Konkurrenzdruck der heute globalisierten Wirtschaft lassen sich jedoch nicht beliebig Erhöhungen der Sozialversicherungsbeiträge bzw. der Steuern durchsetzen. Vielmehr sind Maßnahmen der Kostensenkung umzusetzen.

Die trotz einigen Wachstumsbereichen weiterhin angespannte Wirtschaftslage in Europa mit zum Teil massiven strukturellen Einbrüchen in verschiedenen Branchen, der Tendenz, Arbeitsplätze ins billigere außereuropäische Ausland zu verlagern und dem damit verbundenen Druck auf Arbeits- und Volkseinkommen, der Zunahme von Teilzeitarbeit bzw. Billiglohn-Jobs und der zunehmenden Arbeitslosigkeit führen heute einerseits zu Deckungsproblemen in den Sozialbereichen, andererseits aber auch zu Mehrbelastungen. Die Koppelung der Krankenversicherungseinnahmen an die Arbeitseinkommen ist bei konjunkturellen, vor allem aber bei strukturellen wirtschaftlichen Einbrüchen problematisch und führt dazu, dass die finanziellen Ressourcen des Gesundheitswesens unabhängig von Nachfrage und Kostenentwicklung festgelegt werden.

Aber auch in verstaatlichten Systemen richten sich die Budgets des Gesundheitswesens eher nach der Verfügbarkeit der staatlichen Mittel als nach dem Bedarf. In der Vergangenheit flossen beispielsweise in Deutschland durch steigende Realeinkommen, neue Arbeitsplätze, Steigerung der Erwerbstätigenquote und Ausweitung der Versicherungspflicht immer mehr Mittel in die gesetzliche Krankenversicherung. Dennoch mussten die durchschnittlichen Beitragssätze zwischen 1970 und 2000 von durchschnittlich 8.2% auf 13.8% erhöht werden (Institut der deutschen Wirtschaft, 2001). Damit blieb jedoch die Beitragssteigerung deutlich hinter dem massiven Anstieg der Gesundheitskosten zurück. Auch in anderen Ländern hat das allgemeine Wirtschaftswachstum lange Zeit die Kosten- und Prämiensteigerung im Gesundheitswesen überdeckt. Dies hat bei Versicherten, Steuerzahlern und Leistungsanbietern zu falschen Erwartungen in die Leistungsfähigkeit der Krankenversicherung bzw. des Gesundheitssystems geführt. Da sich in Versicherungssystemen der Staat zunehmend aus der Finanzierung von Gesundheits- und Sozialleistungen zurückzieht, wären zur Finanzierung erhebliche Prämienerhöhungen erforderlich. Solche sind jedoch – obwohl von verschiedenen Seiten gefordert (Ehrenberger, 1997; Kühn 1991, 1998) – wirtschafts- und sozialpolitisch nicht opportun.

Weitgehend unabhängig von den finanziellen Ressourcen entwickelt sich die Nachfrage nach Gesundheitsleistungen. Diese steigt unter anderem aufgrund des in den meisten Ländern zu verzeichnenden Bevölkerungszuwachses – beispielsweise in der Bundesrepublik Deutschland zwischen 1960 und 2000 immerhin um rund 67.9%

(OECD, 2001) – und des zunehmenden Anteils betagter und hochbetagter Menschen (beispielsweise in der BRD Anstieg des Anteils der über 65-jährigen an der Gesamtbevölkerung 1970: 13.2%, 1990: 15.3%, 1993: 15.7%, 1996: 16.3%, 1999: 16.8%; OECD, 2001), sowie wegen veränderter Krankheitsbilder (Zunahme an chronischen Erkrankungen und steigende Multimorbidität). Alle diese Nachfrageparameter weisen auch künftig auf einen steigenden Bedarf hin, dies trotz vielfältiger Maßnahmen im Bereiche der Gesundheitsförderung und Prävention.

Die wirksamste Nachfragesteigerung wird jedoch durch das Leistungsangebot selbst ausgelöst, so etwa durch die laufende Verbesserung des Zugangs zu Gesundheitsleistungen, die größere Dichte der Leistungsanbieter (z.B. Zahl der praktizierenden Ärzte je 1000 Einwohner in der BRD: 1960 etwa 1.4, 1980 etwa 2.3, 1997 etwa 3.4; OECD, 2001), den ständigen Ausbau an Leistungen und die Steigerung des Komforts. Der Trend der laufenden Verbesserungen des Leistungsangebotes ist ungebrochen. Da im Gesundheitswesen zwischen Leistungsanbietern (Ärzte, Krankenhäuser usw.) und Nachfragern (Patienten und Kassen) noch kaum Marktmechanismen vorhanden sind, auf Sparsamkeit wirkende finanzielle Anreize fehlen und die Systemstrukturen eine Optimierung von ambulanter und stationärer Versorgung fast nicht zulassen, findet man wenig Preis- und Kostenbewusstsein (Oberender, 1995) und damit auch keine „Besonnenheit bezüglich Nachfrage und Angebot von Gesundheitsleistungen" (Höffe, 1997).

Vor diesem Hintergrund sind die Bemühungen der aktuellen Gesundheitssystemreform verständlich, neue Steuerungsmöglichkeiten zu finden. Ansatzpunkte der Reformbestrebungen sind interessanterweise in verstaatlichten und in Versicherungssystemen sehr ähnlich. Versucht werden vor allem Budgetdeckelungen für Regionen (Globalbudget), leistungsorientierte Finanzierungs- und Anreizsysteme (z.B. „Diagnosis Related Groups" (DRG)-System) sowie die Einführung von Markt- oder marktähnlichen Mechanismen. Damit wird im Gesundheitssystem die Ressourcen- bzw. Input-Steuerung durch eine Leistungs- und Ergebnissteuerung das heißt eine Steuerung über Leistungs- und Verhaltensziele abgelöst. Allerdings sind dazu geeignete Steuerungsinstrumente notwendig, die zum Teil erst noch entwickelt bzw. in ihrer Wirkung evaluiert werden müssen.

2 Das Gesundheitswesen als Teil des Gesellschafts- und Wirtschaftssystems

2.1 Möglichkeiten der Steuerung von Gesellschafts- und Wirtschaftssystemen

Die allgemeinen Reformtendenzen im Gesundheitswesen gehen konform mit den heute in fast allen europäischen Ländern zu beobachtenden Verwaltungsreformen (New Public Management), welche man heute auch in anderen Bereichen der Verwaltung findet. Diese Tatsache ist ein deutliches Indiz dafür, dass das Gesundheitswesen als Teil des Gesellschafts- und Politiksystems keine Sonderstellung mehr genießt.

Das Gesundheitswesen ist auch Teil des Wirtschaftssystems. Seine Finanzierung ist abhängig von den ökonomischen Möglichkeiten und den gewählten Finanzierungsmechanismen. In der Volkswirtschaftslehre geht man davon aus, dass Mittel knapp sind, das heißt dass Güter und Ressourcen nur beschränkt zur Verfügung stehen und nicht ausreichen, um alle Bedürfnisse zu befriedigen. Die Knappheit von Ressourcen erfordert ökonomische Entscheidungen darüber, für wen und mit welchen Ressourcen wieviele Leistungen produziert werden sollen. Es handelt sich um das sogenannte Allokationsproblem, zu dessen Lösung sich zwei grundsätzlich unterschiedliche Ansätze anbieten:
- Marktmechanismus, das heißt über Preis, Menge und Qualität oder
- staatliche Steuerung aufgrund eines zentralen Planes.

In der Praxis findet man jedoch überwiegend vielfältige Mischformen.

2.2 Marktmechanismen, staatliche Tätigkeit und volkswirtschaftliche Kreisläufe

Vereinfachend sollen in einem ersten Schritt die privaten Haushalte und alle Unternehmen zu einem „Sektor" zusammengefasst werden (vgl. Abbildung 1). Zwischen den beiden Sektoren bestehen zahlreiche Verbindungen. Die Haushalte müssen, um ihre Bedürfnisse befriedigen zu können, Güter und Dienstleistungen der Unternehmungen einkaufen. Die Unternehmungen produzieren Güter und bieten sie auf dem Markt an. Dieses Verhältnis wird als Konsum- oder Verbrauchsgütermarkt bezeichnet. Für die Produktion der Güter bedürfen die Unternehmen jedoch Produktionsfaktoren, traditionellerweise Kapital, Boden und Arbeitskraft. Diese müssen sich die Unternehmen auf den Produktionsgütermärkten von den Haushalten beschaffen. Mit der Zurverfügungstellung von Produktionsfaktoren erzielen die Haushalte ihr Einkommen. In diesem vereinfachten Wirtschaftskreislauf erfolgt die Koordination von Mengen und Preisen der Güter und Produktionsfaktoren zwischen Haushalten und Unternehmen über Marktmechanismen (vgl. Hunziker, 2001). Wichtige Voraussetzung dafür ist ein Wettbewerb zwischen Haushalten und Unternehmen um Güter und Dienstleistungen bzw. um Produktionsfaktoren.

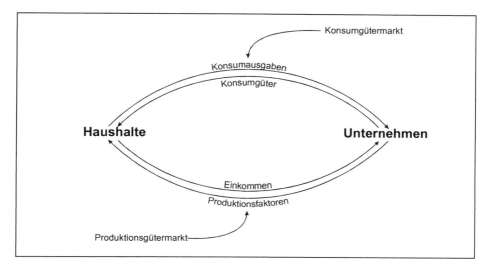

Abbildung 1: Volkswirtschaftliche Kreisläufe – Basismodell

Diese Darstellung ist stark vereinfacht und idealisierend. Bleiben die Märkte – wie in Abbildung 1 dargestellt – sich selbst überlassen, so ergeben sich häufig Marktgleichgewichte, die wohl ökonomisch, nicht aber sozialpolitisch vertretbar sind. Märkte haben zudem die Tendenz sich durch Monopolbildung auf der Anbieter- und der Nachfrageseite selbst zu kannibalisieren. Der Staat ist somit gefordert, einerseits mittels gesetzlicher Rahmenbedingungen (z.B. Kartellgesetzgebung) das Funktionieren der Märkte zu gewährleisten und die Marktpartner zu schützen, andererseits über eigene Angebote bzw. Umverteilungsmaßnahmen negative Auswirkungen von Marktmechanismen auszugleichen. Dazu erhebt der Staat von Haushalten und Unternehmen Steuern. Diese werden für Transferzahlungen an Haushalte und Unternehmen (z.B. Sozialleistungen, Subventionen) bzw. für den Kauf oder die Eigenproduktion von Gütern genutzt (vgl. Abbildung 2). Dies geschieht meist in Bereichen, die traditionellerweise als Staatsaufgaben gesehen werden (z.B. innere und äußere Sicherheit) bzw. deren ökonomischer Charakter eine private Produktion wohl ermöglichen, in denen eine Marktallokation jedoch nicht oder nur eingeschränkt zu der gesellschaftspolitisch erwünschten Verteilung führt (meritorische Güter wie zum Beispiel Bildung, Gesundheitsversorgung, Kultur usw.; vgl. Frey, 1997).

Haushalte geben in der Regel nicht ihr ganzes Einkommen für den Kauf von Konsumgütern aus. Auch die Unternehmen geben nicht die gesamten erzielten Gewinne an die Haushalte oder an den Staat weiter. Beide legen Ersparnisse an, das heißt sie verzichten im Moment auf Konsum, um diesen später nachzuholen, bzw. um Investitionen zu tätigen. Dieser Zusammenhang wird mit der Variable „Vermögensbildung" dargestellt. Damit sind etwa die Finanzierungs- oder Bankensysteme gemeint.

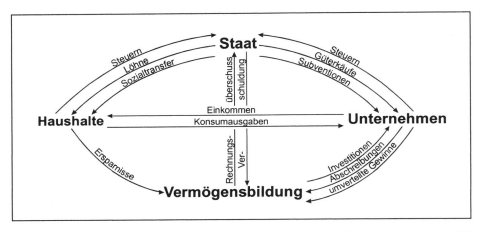

Abbildung 2: Volkswirtschaftliche Kreisläufe mit Staat (nur Geldströme; nach Frey, 1997, S. 67)

Auch dieses Modell der volkswirtschaftlichen Zusammenhänge ist noch zu einfach. Staaten dürfen nicht als geschlossene Systeme betrachtet werden. Unternehmen, Haushalte und der Staat befinden sich immer und immer stärker in einem internationalen Austausch und unterhalten vielfältige Handelsbeziehungen. Güter werden importiert und exportiert. Auch Geldströme (Devisen) fließen zu oder ab. Diese Ströme wirken sich verständlicherweise auf die wirtschaftliche Situation eines Landes aus (vgl. Abbildung 3).

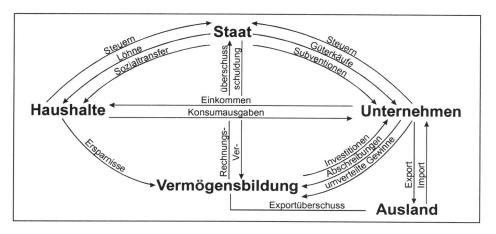

Abbildung 3: Volkswirtschaftliche Kreisläufe und Auslandsbeziehungen (nur Geldströme; nach Frey, 1997, S. 67)

3 Märkte und Akteure im Gesundheitswesen

3.1 Die Differenzierung von Märkten

Die beiden oben erwähnten Grundtypen zur Steuerung von Gesellschafts- und Wirtschaftssystemen kommen heute in keinem Gesundheitssystem in reiner Form vor. Selbst in verstaatlichten Gesundheitssystemen finden wir heute zunehmend Marktmechanismen, etwa in Form von Expertenmärkten (vgl. Abschnitt 3.3).

Das Gut „Gesundheit" bzw. die Gesundheitsleistungen erweisen sich in der Praxis nur beschränkt als markttauglich. Dennoch werden in den aktuellen Reformbemühungen sowohl in verstaatlichten als auch in Gesundheitssystemen mit Krankenversicherungen in den meisten Ländern Markt- oder marktähnliche Modelle zur Optimierung der Ressourcenallokation vorgeschlagen. Der Erfolg dieser Steuerungsmodelle ist von mehreren Faktoren abhängig, wie zum Beispiel Struktur der Anbieter und Nachfrager, Definition der Leistungen, Informationsmöglichkeiten für Nachfrager und Anbieter, Preisfestlegung, Qualitätsanforderungen, Wahlmöglichkeiten, Marktzugang und Umgang mit externen Effekten. Bei vielen dieser Faktoren wurden erst in den letzten Jahren die Voraussetzungen für Markmechanismen geschaffen (z.B. die Einführung der diagnosebezogenen Leistungsdefinition (DRG), Qualitätsmanagement mit Akkreditierung und Zertifizierung, Schaffung von Wahlmöglichkeiten).

Da Markt alleine im Gesundheitswesen nicht zu einer sozialpolitisch akzeptierten, gleichmäßigen Versorgung der Bevölkerung geführt hat bzw. hätte, musste der Staat intervenieren. Dabei hatte er entweder um Wende zum 20. Jahrhundert mit der Krankenversicherungsgesetzgebung die bestehenden Selbsthilfeorganisationen legitimiert, obligatorisch erklärt und die Finanzierung gestärkt oder nach dem 2. Weltkrieg das Gesundheitsversorgungssystem verstaatlicht und die erforderlichen Gesundheitsleistungen selbst angeboten. Auf jeden Fall wurde damit die klassische Marktbeziehung um einen weiteren Akteur, den Finanzierer (Krankenversicherung oder Staat) erweitert (vgl. Abbildung 4), so dass zwischen verschiedenen Märkten zu differenzieren ist.

Bezogen auf die direkte Versorgung der Bevölkerung sind in Versicherungssystemen der Krankenversicherungsmarkt und der Leistungsmarkt auseinander zu halten. In verstaatlichten Systemen finden wir zwischen Bevölkerung und Staat eine hoheitliche Beziehung. Hinzu kommt eine Marktbeziehung zwischen Finanzierer und Leistungserbringer. Diese Beziehung hat heute häufig die Form eines Expertenmarktes, das heißt Vertreter der Krankenkassen bzw. der regionalen Gesundheitsbehörden kaufen die erforderlichen Leistungen für ihre Versicherten bzw. ihre Bevölkerung ein.

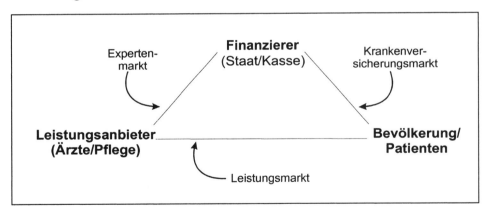

Abbildung 4:   Märkte und Akteure im Gesundheitswesen

3.2   Der Krankenversicherungsmarkt

Auf dem Krankenversicherungsmarkt können Versicherungsnehmer noch als autonom und rational handelnde Marktpartner verstanden werden. Dank gesetzlich vorgegebenem Leistungsumfang der (gesetzlichen) Krankenversicherung und den aufgrund des Internets immer zahlreicher werdenden Angebots- und Prämienvergleichen (u.a. www.private-krankenversicherung.de) ist es den Versicherungsnehmern zunehmend möglich, sich die notwendige Transparenz zu verschaffen und die seit kurzem in mehreren Ländern bestehenden Wahlmöglichkeiten zu nutzen.

Der eingeschränkten Marktgängigkeit des Versicherungsschutzes (Zukunftsgut) wurde mittels Versicherungspflicht und gesetzlich festgelegtem Leistungspaket begegnet und es wurden damit solidarische Risikogemeinschaften geschaffen. Auf diesem Markt agieren die Versicherungsnehmer als Nachfrager bzw. als Kunden. Aufgrund der gesetzlichen Rahmenbedingungen sind die Möglichkeiten der Leistungsanpassung an individuelle Bedürfnisse im Rahmen der gesetzlichen Krankenversicherung noch sehr beschränkt. Der bestehende Preiswettbewerb wird heute von den Versicherungsnehmern verstärkt genutzt, wechseln doch in Deutschland inzwischen jährlich schätzungsweise 1.5 Millionen Versicherte ihre Krankenkasse um von günstigeren Prämien zu profitieren, Tendenz steigend.

Da ein Versicherungsobligatorium mit einer Aufnahmepflicht besteht, ist der Gestaltungsspielraum der Krankenversicherer auf dieses Marktverhältnis eher klein. Dennoch wird versucht, durch gezieltes Marketing möglichst attraktive Kundengruppen, das heißt mit einem geringeren Krankheitsrisiko, zu einem Wechsel zu bewegen. Um die damit verbundene Benachteiligung älterer und chronisch kranker Menschen zu verhindern oder zumindest zu erschweren und damit den Wettbewerb für alle zu sichern, hat der Staat mit dem Instrument des Risikostrukturausgleichs interveniert. Mit diesem Risikoausgleich werden die unterschiedlichen Erkrankungsrisiken nach Alter und Geschlecht sowie unterschiedliche Einkommensniveaus ausgeglichen. Die meisten Entwicklungen gehen weiter und suchen einen Ausgleich des Morbiditätsrisikos.

3.3 Der Leistungsmarkt

Völlig anders zu beurteilen ist die Stellung der Patienten auf dem Leistungsmarkt. Aus ökonomischer Sicht muss bei Patienten die Kundenautonomie stark relativiert werden. Typisch für die Marktverhältnisse im Gesundheitswesen sind asymmetrische Informationen, Abhängigkeiten zwischen Nachfragern und Anbietern und weitreichende externe Effekte sowie die Tatsache, dass die Patienten die wirtschaftlichen Folgen ihrer Nachfrage nicht direkt tragen müssen. Patienten lösen mit dem Arztbesuch eine meist unbestimmte Primärnachfrage aus, die dann von „Health

Professionals" im Rahmen der Diagnose konkretisiert wird. Diese Sekundärnachfrage wird stark durch die eigenen diagnostischen und therapeutischen Möglichkeiten und die Erfahrungen der Health Professionals beeinflusst, weniger durch den eigentlichen Bedarf und die Evidenz der Maßnahmen. Dies ist allerdings, da die Health Professionals wegen der asymmetrischen Information gleichzeitig Nachfrager und Anbieter sind, ein nachvollziehbares und rationales Verhalten.

Gesundheitsleistungen weisen als interpersonelle Dienstleistungen mit ihren ausgeprägten externen Wirkungen, dem Kollektivgutcharakter, und den Eigenschaften eines Zukunftsgutes auch die Merkmale eines meritorischen Gutes auf (Breyer & Zweifel, 1999). Hinzu kommen vielfältige ethische, soziale und politische Aspekte, welche die Möglichkeit einer Allokation der Gesundheitsleistungen über Marktmechanismen weiter einschränken. Gesundheitsökonomen sprechen daher häufig von einem Marktversagen.

Während man in verstaatlichten Gesundheitssystemen eher von einem Recht auf Gesundheitsleistungen sprechen kann, welches auf einem Sozialkontrakt zwischen Bürger und Staat basiert und die Bürgersouveränität zugunsten von Sicherheit einschränkt, findet man in Versicherungssystemen eher Bürgerrechte im Gesundheitssystem (IHE, 1999). Damit wird der Sozialkontrakt durch das bürgerliche Recht ersetzt. Als externes Beispiel dafür werden oft die USA genannt. In den meisten europäischen Ländern findet man allerdings einen Mittelweg zwischen Sozialkontrakt und Bürgerrecht, zur Zeit mit einer stärkeren Betonung des Modells „Patient als mündiger Partner" und der Forderung nach Stärkung dieser Patientenrolle durch Information und Beratung.

Trotz verbesserter Informationssituation können nur wenige Patienten als autonome Marktpartner betrachtet werden. Viele sind nicht in der Lage, vorliegende Informationen entscheidungsorientiert zu verarbeiten, andere können oder wollen sich nicht umfassend informieren. Zudem fehlen Qualitätsstandards für Laieninformation noch weitgehend. Das Mehr an Information führt somit noch lange nicht zu einer selbständigen Entscheidungsfindung der Patienten.

In der Ökonomie spricht man in solchen Situationen oft von einer Prinzipal-Agenten-Beziehung. Die Patienten sind die Prinzipale und lassen sich in der Entscheidungsfindung von Agenten unterstützen bzw. von Agenten durch die Angebote lotsen (Greenberg, 1998). Derartige Dienstleister gibt es auf dem Gesundheitsmarkt erst eingeschränkt (vgl. unter anderem www.getwellness.com, www.medi-24.ch, www.gesundheitscout24.de). Traditionellerweise nehmen die Health Professionals die Agenten-Rolle für sich in Anspruch. Hausärzte oder Pflegende betonen immer

wieder, dass sie im Interesse der Patienten handeln und deren meist vage Primärnachfrage konkretisieren. Verschiedene wichtige Patientenrechte in Deutschland (Stegers, 1997) unterstützen diese Interpretation der Agenten-Rolle. Dazu gehören:
- das Recht auf freie Arztwahl (für gesetzlich Versicherte beschränkt sich dies auf die Mitglieder der Kassenärztlichen Vereinigung);
- das Recht auf vollständige Information durch die behandelnden Ärzte;
- das Recht auf Behandlung gemäß professioneller Standards;
- das Recht auf Einsicht in die Krankengeschichte und Patientendokumentation.

Mit diesen Rechten wird die Freiheit der Patienten sichergestellt, ihre Health Professionals oder auch andere Agenten auszuwählen.

3.4 Expertenmärkte zwischen Finanzierer und Leistungsanbieter

3.4.1 Der Staat als Leistungseinkäufer

In vielen verstaatlichten Gesundheitssystemen, etwa im britischen National Health Service oder in skandinavischen Ländern, wurden in den letzten Jahren tief greifende Reformen durchgeführt. Um die Bedarfsaspekte besser in die Entscheidungsfindung zu integrieren, wurde die zentrale Steuerung zunehmend zugunsten dezentraler Lösungen aufgegeben. In verschiedenen Reformschritten wurde beispielsweise in England die Verantwortung für die Gesundheitsversorgung an Gremien auf Distrikt- bzw. Regionalebenen delegiert, in Schweden auf die Ebene der County Councils oder in Finnland auf die Ebene der Kommunen. Mit dieser Dezentralisierung sollte unter anderem die Beteiligung der Bürger an gesundheitspolitischen Entscheidungen über demokratische Prozesse verbessert werden (Lupton, Peckham & Taylor, 1998).

Im Rahmen allgemeiner Verwaltungsreformen wurden mit der strikten Trennung zwischen Leistungsanbieter und Leistungseinkäufer neue „Marktverhältnisse" geschaffen. Die Leistungen werden durch zuständige Organe bei verschiedenen Anbietern in dem für die Versorgung der Bevölkerung notwendigen Umfang eingekauft (Savas, Sheiman, Tragakes & Maarse, 1998). Leistungsumfang, Qualität und Kosten werden zwischen Experten, welche die Bevölkerung vertreten, und Anbietern vertraglich vereinbart. Im britischen National Health Service sind die Patienten oder Bürger nicht direkt beteiligt, werden jedoch umfassend über die Vereinbarungen informiert (Lupton et al., 1998). In vielen Gesundheitsregionen werden vorgängig auch Befragungen der Bürger durchgeführt, um den Bedarf und die Bedürfnisse der Bevölkerung neben der Expertenbeurteilung in die Verhandlungen einfließen zu lassen (vgl. u.a. Bitzer et al., 1998).

3.4.2 Die Krankenkassen als Leistungseinkäufer

Der Einfluss der Krankenkassen auf die Leistungserbringung ist in den meisten Ländern aufgrund der fehlenden Möglichkeiten für selektive Vertragsabschlüsse mit ausgewählten Leistungsanbietern jedoch von großer Bedeutung für die Kostensteuerung in Versicherungssystemen. Entwicklungen zu Expertenmärkten finden wir aber zunehmend auch in Bismarckschen Versicherungssystemen (vgl. Breuer, 1999). In der Folge müssen die Krankenkassen ihre medizinischen und pflegerischen Kompetenzen aufbauen, um – im Interesse ihrer Versicherten – gegenüber den Leistungsanbietern als gleichberechtigte Marktpartner auftreten zu können. Als Leistungseinkäufer übernehmen die Krankenkassen im Einkaufsmodell weitgehend die Agenten-Rolle für ihre Versicherten.

Um fachlich die Bedürfnisse der Versicherten bzw. der Patienten angemessen zu berücksichtigen, übertragen die Krankenversicherungen den Leistungseinkauf unter bestimmten Rahmenbedingungen zunehmend Health Professionals (wie etwa Hausärzten und Pflegenden). Eine besondere Form sind etwa Hausarzt- oder Gate Keeper-Modelle, wie man sie in den Niederlanden, in der Schweiz, in einigen Ärztenetzen in Deutschland oder in „Managed Care"-Modellen findet.

Solche Modelle zur Steuerung der Patientenbehandlung mit Hilfe von Agenten wurden im Rahmen von „Managed Care"-Modellen verfeinert und professionalisiert. In amerikanischen „Health Maintenance Organizations" (HMO)-Modellen etwa werden die Krankenversicherer selbst zu Leistungsanbietern, in „Preferred Provider Organizations" (PPO)-Modellen schließen sie mit Leistungsanbietern gezielt Verträge ab. Dabei spielen natürlich auch Kostenüberlegungen eine Rolle. Allerdings korrigiert die Konkurrenzsituation zwischen verschiedenen HMO-Modellen kurzfristige Kostenoptimierungs- und Qualitätsüberlegungen. Langfristige Ausrichtungen erhalten eine angemessene Bedeutung, was etwa die Gewichtung von Prävention und Gesundheitsförderung in solchen Modellen zeigt.

4 Sozio-ökonomische Evaluation als Entscheidungshilfe

Typisch für Expertenmärkte ist, dass die Entscheidungsprozesse auf einer professionellen und rationalen Basis ablaufen. Evidenz und Kostenwirkungsverhältnisse und damit die gesundheitsökonomische Evaluation spielen daher eine immer bedeutendere Rolle. Gesundheitsökonomische Evaluation von Interventionen, Dienstleistun-

gen und Programmen beschäftigt sich mit folgenden Grundfragen (Drummond, O'Brien, Stoddard & Torrance, 1997):
- Lohnt sich die gesundheitsbezogene Intervention, Dienstleistung oder das gesundheitsbezogene Programm verglichen mit anderen Zielen, die man mit den gleichen Ressourcen erreichen kann?
- Sind wir überzeugt davon, dass die Ressourcen der gesundheitlichen Versorgung eher auf diese Art und Weise verwendet werden sollten als auf andere Art?

Auf diesem Hintergrund wurden verschiedene Modelle der gesundheitsökonomischen Evaluation entwickelt. Relativ einfach scheint dabei in der Regel die Erfassung der Kosten, viel schwieriger die Beurteilung der jeweiligen Konsequenzen. In der Praxis ist aber auch schon die Kostenerfassung problematisch. Grundsätzlich lassen sich drei verschiedene Arten von Kosten unterscheiden (Luce & Elixhauser, 1990):
- Die *direkten Kosten* umfassen die direkt zurechenbaren Aufwendungen für die untersuchte Maßnahme (z.B. Personalkosten, Materialkosten, Kosten für Pharmazeutika, Infrastrukturnutzung und Transporte; vgl. Szucs, 1997). Die Ermittlung direkter Kosten ist relativ einfach, wobei in der Praxis – meist aufgrund ungenügender Kostenrechnungssysteme in Krankenhäusern und ambulanten Einrichtungen – häufig auf die an Krankenversicherungen verrechneten Preise ausgewichen werden muss. Diese sind jedoch oft nicht mit den effektiven Kosten identisch.
- Die *indirekten Kosten* (oder volkswirtschaftlichen Kosten) umfassen die Kosten, die durch Produktionsausfall, Arbeitsausfall wegen Krankheit oder Behandlung entstehen. Dazu gehören aber auch entstehende künftige Kosten aufgrund verlängerter Lebenserwartung. Zur Berechnung dieser Kosten müssen häufig hypothetisch Annahmen getroffen werden, zum Beispiel mittels Opportunitätskosten-Konzept (bestmögliche alternative Verwendung entgangener Arbeitszeit; vgl. Drummond et al., 1997; Russell, 1992; Szucs, 1997), Human-Kapital-Verfahren (Wert des menschlichen Lebens aufgrund des ihm innewohnenden durchschnittlichen Wertschöpfungspotenzials; vgl. Drummond et al., 1997; Luce & Elixhauser, 1990; Szucs & Schramm, 1995) oder Zahlungsbereitschaft (bei welcher erfasst wird, welchen Betrag ein Individuum oder die Angehörigen für eine Veränderung des Zustands zu zahlen bereit wären (vgl. Breyer & Zweifel, 1999). Problematisch an diesen Verfahren ist, dass für viele Tätigkeiten marktgerechte Bewertungen kaum möglich oder gesellschaftlich umstritten sind (z.B. Haushaltsarbeit, Kindererziehung, ehrenamtliche Tätigkeiten), bzw. dass die zunehmende strukturelle Arbeitslosigkeit eine Bewertung des Wertschöpfungspotenzials erschwert, da immer mehr Personen kein Erwerbseinkommen erzielen können.
- Die Feststellung der *intangiblen Kosten* ist noch schwieriger. Diesen zugerechnet werden – idealerweise monetär bewertet – Kosten für unerwünschte Begleitsymptome wie Schmerz, Angst und Stress, Verschlechterung der Verträglichkeit, der Compliance und des Wohlbefindens (Drummond et al., 1997; Luce & Elixhauser, 1990; Szucs, 1997).

Die Zusammenstellung der verschiedenen Kostenaspekte ist der erste Schritt der sozio-ökonomischen Evaluation und begründet eine einfache Evaluationsmethode, die *Krankheits-Kostenanalyse* (Disease Costing). Mit der Kostenanalyse werden nur die Kosten zur Behandlung einer Krankheit untersucht bzw. die Kosten verschiedener Alternativen ohne Berücksichtigung des Nutzens einander gegenübergestellt. Es handelt sich somit lediglich um eine einseitige Analyse, da die Effekte nicht berücksichtigt werden. Die Vernachlässigung der Nutzenseite erfolgt meist aus praktischen Gründen, führt aber zu unvollkommenen Entscheidungsinformationen. Die Krankheits-Kostenanalyse kann für viele Fragestellungen jedoch genügen, zum Beispiel wenn die kostenmäßige Belastung des Gesundheitssystems durch eine bestimmte Krankheit interessiert (z.B. AIDS: Güntert & Oggier, 1995; Herzkreislauferkrankungen: Sagmeister & Horisberger, 1997; Adipositas: Lauterbach, Hammer, Wirth & Westenhöfer, 1997).

Mehr Informationen liefern sozio-ökonomische Evaluationsmethoden, die die Konsequenzen mit berücksichtigen. Unter Konsequenzen werden ganz allgemein die Wirkungen der Therapie, Diagnostik oder Betreuungskonzepte oder -strukturen verstanden. Auch hier kann wieder unterschieden werden zwischen direkten, indirekten und intangiblen Effekten. Zu beachten ist auch, dass diese Effekte sowohl monetär oder sonstwie quantitativ, aber auch qualitativ ausgedrückt werden können.

Ein direkter ökonomischer Nutzen liegt dann vor, wenn durch eine Maßnahme Personal- oder Sachaufwand reduziert werden kann bzw. künftige Behandlungskosten wegfallen. Die Vermeidung von Todesfällen, körperlicher oder geistiger Behinderungen bzw. von Arbeitsausfällen gilt als indirekter ökonomischer Nutzen. Ein intangibler Nutzen liegt dann vor, wenn durch eine medizinische oder pflegerische Maßnahme Angst und/oder Schmerz verringert bzw. die Sicherheit, Verträglichkeit oder Compliance verbessert werden kann. Bei indirektem, speziell aber bei intangiblem Nutzen ergeben sich große Bewertungs- und Standardisierungsprobleme.

Ein methodisches Problem ist die Erfassung der Kosten- und Nutzengrössen im Zeitablauf. Bei präventiven Maßnahmen beispielsweise fallen die Kosten sofort, die Wirkungen hingegen oft erst Jahre später an. Künftige Nutzen oder Kosten müssen daher – um vergleichbar zu sein – auf einen entsprechenden Gegenstandswert diskontiert werden.

In der Gesundheitsökonomie wurden mehrere Methoden der sozio-ökonomischen Evaluation entwickelt, welche sich insbesondere in der Berücksichtigung der Wirkungen unterscheiden (vgl. Tabelle 1).

Tabelle 1: Vergleich sozio-ökonomischer Evaluationsmethoden (nach Drummond et al., 1997; Szucs, 1997)

Studientyp	Bewertung des Ressourcen-verbrauchs	Identifikation der Konsequenzen	Bewertung der Konsequenzen
Krankheits-Kostenanalyse	monetär	-	-
Kosten-Minimierungs-Analyse	monetär	identisch in allen relevanten Aspekten	-
Kosten-Effektivitäts-Analyse	monetär	ausgewählte Effekte, gleich für alle Alternativen, aber unterschiedlicher Erreichungsgrad	nicht-monetär, natürliche Einheiten
Kosten-Nutzen-Analyse	monetär	einzelne oder mehrere Effekte, nicht notwendigerweise gleich für alle Alternativen	monetär
Kosten-Nutzwert-Analyse	monetär	einzelne, oder mehrere Effekte, nicht notwendigerweise gleich für alle Alternativen	Gesunde Jahre oder qualitätsbereinigte Lebensjahre
Lebensqualitäts-studien	-	ausgewählte Effekte auf das Wohlbefinden, gleich für alle Alternativen, unterschiedlicher Erreichungsgrad	Gesundheitsprofile Gesundheitsindices Indikatoren

Die einfachste Form der zweiseitigen sozio-ökonomischen Evaluation ist die *Kosten-Minimierungs-Analyse* (Cost-Minimization-Analysis). Verglichen werden zwei oder mehr Alternativen, wobei die Kosten monetär erfasst werden, die Konsequenzen jedoch überhaupt nicht, da unterstellt wird, dass der von den Alternativen gestiftete Nutzen identisch ist (Drummond et al., 1997; Szucs, 1997). Wird etwa die identische Wirkung der untersuchten Maßnahmen durch klinische Studien (z.B. Randomized Controlled Trials) nachgewiesen, so kann die Kosten-Minimierungs-Analyse angewandt werden, um die wirtschaftlichste Maßnahme zu identifizieren (Luce & Elixhauser, 1990). In der Praxis muss allerdings festgestellt werden, dass es sich um eine vereinfachende Annahme handelt, da die Effekte sich meist doch zumindest in qualitativer Hinsicht unterscheiden.

Bei der *Kosten-Wirksamkeits-Analyse* (Cost-Effectiveness-Analysis) werden die Kosten monetär, die Nutzen hingegen, soweit notwendig, in nicht-monetären, natürlichen Einheiten bewertet. Denkbar sind etwa:

- Anzahl geretteter Menschenleben;
- Anzahl geretteter Lebensjahre;
- Anzahl erfolgreich behandelter Krankheitsfälle;
- Anzahl verhinderter Krankheitsfälle;
- Anzahl reduzierter Krankheitshäufigkeit;
- Anzahl reduzierter Krankheitsdauer;
- Anzahl verhinderter Arbeitsunfähigkeitstage;
- Anzahl Patienten, die wieder selbständig leben können;
- Verbesserte Lebensqualität.

Vorteil dieser Methode ist, dass Ergebnisse nicht in monetäre Einheiten umgesetzt werden müssen. Die Nachteile sind, dass nur Gesundheitsleistungen mit gleichartigen Ergebnissen verglichen werden können und dass auch hier weitere qualitative Differenzierungen der Ergebnisse notwendig sind (z.B. Bereinigung gewonnener Lebensjahre um die Lebensqualität).

Diese Schwäche versucht die *Kosten-Nutzwert-Analyse* (Cost-Utility-Analysis) aufzuheben, indem bei ihr die Kosten monetär und die Wirkungen in Nutzwerten erfasst werden. Nutzwerte sind hypothetische Konstrukte, welche die Präferenzen der betroffenen Zielgruppen wiedergeben und den Gesundheitszustand derselben reflektieren. Nutzwerte können durch Schätzung oder Befragung der Betroffenen, durch konkrete Messung oder durch Abstützung auf bereits durchgeführte Erhebungen ermittelt werden. Meist finden spezifische Skalen Anwendung, die heute gut validiert sind, und die es erlauben, eine Zeitspanne in einem bestimmten Gesundheitszustand mit einer Zeitspanne in einem anderen Gesundheitszustand zu vergleichen. Die Wirkung einer medizinisch-pflegerischen Maßnahme gegenüber einer Alternative lässt sich nun in qualitätsbereinigten Lebensjahren ausdrücken, welche monetär bewertet werden können. Ziel dieser Analyse ist es, politische Entscheidungsträger mit Hilfe solcher Ranglisten darin zu unterstützen, klare Prioritäten zu setzen und die Ressourcenallokation zu steuern.

Vorteil der Kosten-Nutzwert-Analyse ist, dass zum Beispiel gerettete Lebensjahre nicht als äquivalent, sondern qualitativ unterschiedlich gesehen werden. Nachteilig ist, dass es erst für wenige Indikationen und klinische Zustände validierte Nutzwert-Tabellen gibt. Zur Ermittlung der Nutzwerte werden daher auch Verfahren der Spieltheorie (z.B. Standardlotterie, zeitliche Abwägung) verwendet. Ein Konsens über die ideale Ermittlung von Nutzwerten besteht erst eingeschränkt. Die Durchführung von Kosten-Nutzwert-Analysen ist sehr aufwändig und empfiehlt sich daher nur, wenn durch die zu beurteilenden Maßnahmen große Unterschiede in der

Morbidität und Mortalität erreicht werden, die sonst kaum vergleichbar wären, oder aber wenn die Bewertung der Lebensqualität im Vordergrund steht.

Mit der *Kosten-Nutzen-Analyse* (Cost-Benefit-Analysis) werden alle Kostenkomponenten und Effekte monetär erfasst und so standardisiert einander gegenübergestellt. Aus Gründen fehlender Kostendaten oder zu großem Erfahrungsaufwand werden in der Praxis häufig nicht alle Kosten-Nutzen-Komponenten einbezogen. Auch bleiben in der Kosten-Nutzen-Analyse aufgrund der methodischen Probleme bei der Bewertung von intangiblen Kosten und Effekten bzw. von medizinischen, pflegerischen und sozialen Wirkungen in monetären Größen, häufig Kosten- und Nutzenkomponenten, die nicht oder nur schwer monetär bewertet werden können, in der Analyse unberücksichtigt.

Die *Lebensqualitätsstudie* konzentriert sich auf das Empfinden des Patienten oder nahe stehende Personen. Dabei werden je nach verwendetem Instrument unterschiedliche Komponenten der Lebensqualität berücksichtigt wie physischer und emotionaler Status, intellektuelle Leistungsfähigkeit, soziales Wohlbefinden und allgemeine Zufriedenheit. Die gebräuchlichsten Instrumente sind neben Morbiditäts- und Mortalitätsindikatoren verschiedene standardisierte und validierte Fragebögen, die zu Gesundheitsprofilen und -indizes führen (vgl. Szucs, 1997). Die Durchführung von Lebensqualitätsanalysen ist aufwändig und empfiehlt sich deshalb vor allem bei Maßnahmen mit geringen quantitativen oder größeren qualitativen Unterschieden zwischen Mortalität und Morbidität oder bei Wirkungen auf die Mortalität unter gleichzeitiger Beeinflussung der Lebensqualität. Hohe Anforderungen sind an die Messinstrumente zur Beurteilung der Lebensqualität zu stellen. Validität, Reliabilität, Stabilität und Sensitivität müssen sichergestellt sein.

5 Die Bedeutung sozio-ökonomischer Evaluation und die Gesundheitsökonomie in Europa

Die aktuellen Gesundheitsreformen mit der Zunahme von Expertenmärkten bzw. professionellen Entscheidungen führt dazu, dass ökonomische Evaluationen vermehrt verlangt werden und in Entscheidungsprozesse einfließen. Methodisch gesehen wurden in Europa – beeinflusst durch die angelsächsische und skandinavische Erfahrung und Diskussion – relativ klare Standards für Evaluationsstudien entwickelt. Diese versuchen den großen Spielraum in der praktischen Durchführung von Evaluationsstudien insbesondere etwa bezüglich der Fragen, welche Kosten und Wirkungen berücksichtigt werden, wie sie zu bewerten sind, auf welchen Beobachtungszeitraum sie sich beziehen oder welche Perspektive (z.B. Patient, Leistungserbringer, Krankenversicherung, Staat, Gesellschaft) eingenommen werden soll, zu reduzieren. Damit werden Studienergebnisse leichter interpretier- und vergleichbar und unterstützen so die Entscheidungen besser. Die Standards wurden im gesundheitsökonomischen Diskurs entwickelt und in der Fachliteratur publiziert (Drummond et al., 1997; Luce & Elixhauser, 1990; Sloan, 1995; Szucs, 1997), oder sie ergeben sich aus den Reviewverfahren der führenden gesundheitsökonomischen Zeitschriften wie etwa „British Medical Journal" oder „HEPAC". Für Deutschland wegweisend sind die „Hannover Guidelines" (Hoffmann, Schöffski & Schulenburg, 2000), welche Empfehlungen zur grundsätzlichen Fragestellung, Auswahl der Alternativen, Beurteilungsperspektiven zu verwendeten Evaluationsmodellen, klinische Parameter, Lebens-Qualitäts-Parameter, Kostenbewertungen, Testverfahren usw. geben.

Aber selbst wenn die Wissenschaftlichkeit sozio-ökonomischer Evaluationen verbessert wird, decken die Ergebnisse häufig nie alle Dimensionen in politischen Prozessen ab. Die Erfahrung zeigt, dass die politische Rationalität immer wieder andere Aspekte in den Vordergrund rückt und die ökonomische Rationalität häufig relativiert. Dasselbe gilt auch in Marktsystemen, da die Akteure häufig einen politischen Leistungsauftrag verfolgen. Neben die ökonomischen Zielsetzungen treten dann häufig sozial-politische Überlegungen.

Die Akzeptanz der Gesundheitsökonomie und der gesundheitsökonomischen Evaluationen ist im europäischen Vergleich unterschiedlich. Typisch ist, dass verstaatlichte Systeme in ihren Entscheidungsprozessen eine lange Tradition der Nutzung gesundheitsökonomischer Evaluation haben. In Ländern mit einem Gesundheitssystem „Bismarckscher Prägung" spielten die Krankenversicherungen bis vor kurzer Zeit die Rolle einer Finanz-Clearing-Stelle zwischen Solidargemeinschaft und Leistungsanbieter. Erst in jüngster Zeit agieren die Krankenkassen als Leistungseinkäufer. Ökonomische Überlegungen spielen dann eine zentralere Rolle. Dass die Bedeutung der Gesundheitsökonomie in Systemen mit einer Krankenversicherung geringer war, zeigt sich etwa in der Anzahl gesundheitsökonomischer Lehrstühle an Universitäten. Mit Ausnahme der Niederlande finden wir nur wenige Professuren mit dieser Denomination. In der Schweiz ist es gerade ein Lehrstuhl, in Deutschland sind es zurzeit auf universitärem Niveau etwa acht Lehrstühle. Die meisten sind allerdings erst in den letzten sechs Jahren entstanden. Hier zeigt sich gegenüber dem angelsächsischen und skandinavischen Bereich, aber auch gegenüber den Niederlanden, ein klarer Nachholbedarf, nicht nur in der Schaffung gesundheitsökonomischer Strukturen, sondern auch in der Integration der Evaluationsergebnisse in die Politik- und Entscheidungsprozesse auf den neuen Märkten.

Literatur

Bitzer, E.M., Busse, R., Dörning, H., Duda, L., Köbberling, J., Kohlmann, Th., Lühmann, D., Pasche, S., Perleth, M., Raspe, H., Reese, E., Richter, K., Röseler, S. & Schwartz, F.W. (1998). *Bestandsaufnahme, Bewertung und Vorbereitung der Implementation einer Datensammlung "Evaluation medizinischer Verfahren und Technologien" in der Bundesrepublik*. Baden-Baden: Nomos.

Breuer, M. (1999). *Ökonomische Grundlagen der Sozialversicherungsorganisation*. Baden-Baden: Nomos.

Breyer, F. & Zweifel, P. (1999). *Gesundheitsökonomie*. (3. Aufl.). Berlin: Springer.

Drummond, M.F., O'Brien, B.J., Stoddard, G.L. & Torrance, G.W. (1997). *Methods for the economic evaluation of health care programs*. (2. ed.). New York: Oxford University Press.

Ehrenberger, H. (1997). *Die große Standortlüge*. Bonn: Dietz.

Frey, R. (1997). *Wirtschaft, Staat und Wohlfahrt*. (10. Aufl.). Frankfurt/M.: Helbing & Lichtenhahn.

Greenberg, W. (1998). *The health care marketplace*. New York: Springer.

Güntert, B. & Oggier, W. (1995). *Aids und Ökonomie*. (Schriftenreihe der Schweiz. Gesellschaft für Gesundheitspolitik SGGP, No. 41). Muri (Schweiz): Zentralsekretariat SGGP.

Höffe, O. (1997, 22. Februar). Ein sicheres Kennzeichen schlechter Sitten – Philosophische Überlegungen über die Begehrlichkeiten am Beispiel der Medizin. *Frankfurter Allgemeine Zeitung, 45*.

Hoffmann, C., Schöffski, O. & Schulenburg, J.-M. (2000). Die Standardisierung der Methodik im In- und Ausland. In O. Schöffski & J.-M. Schulenburg (Hrsg.), *Gesundheitsökonomische Evaluationen* (S. 421-470). Berlin: Springer.

Hunziker, A. (2001). *Spass am ökonomischen Denken*. (2. Aufl.). Zürich: SVK.

IHE (1999). Patient power in Sweden, the USA and the Netherlands. *IHE information, 2*, 5-6.

Institut der deutschen Wirtschaft (2001). *Deutschland in Zahlen*. Köln: Dt. Inst.-Verlag.

Kühn, H. (1991). *Rationierung im Gesundheitswesen - Politische Ökonomie einer internationalen Ethikdebatte*. Berlin: WZB.

Kühn, H. (1998). *Das Märchen von der Kostenexplosion*. Frankfurt/M.: Fischer Taschenbuch.

Lauterbach, K., Hammer, H., Wirth, A. & Westenhöfer, J. (1997). *Entwurf einer evidenz-basierten Leitlinie zur Behandlung der Adipositas in Deutschland* (Stand 1.9.97). Köln: Institut für Gesundheitsökonomie, Medizin und Gesellschaft.

Luce, B.R. & Elixhauser, A. (1990). *Standards for the socioeconomic evaluation of health care services*. Berlin: Springer.

Lupton, C., Peckham, S. & Taylor, P. (1998). *Managing public involvement in healthcare purchasing*. Buckingham: Open University Press.

Oberender, P. (1995). Die GKV auf dem Weg ins Jahr 2000: Herausforderungen für die Zukunft. In H. Giehl & P. Oberender (Hrsg.), *Gesundheitswesen zwischen Rationalisierung und Rationierung* (S. 11-24). Bayreuth: P.C.O.

OECD-Health-Data (2001). *A comparative analysis of 29 countries*. Paris: OECD Health Policy Unit.

Russell, L.B. (1992). Opportunity costs in modern medicine. *Health Affairs* (Millwood), *11* (2), 162-169.

Sagmeister, M. & Horisberger, B. (1997). An economic analysis of ischaemic heart disease in Switzerland. *European Heart Journal, 18*, 1102-1109.

Savas, S., Sheiman, I., Tragakes, E. & Maarse, H. (1998). Contracting models and provider competition. In R.B. Saltman, J. Figueras & C. Sakellarides (Eds.), *Critical challenges for health care reform in Europe* (S. 157-178). Buckingham: Open University Press.

Sloan, F.A. (1995). *Valueing health care: costs, benefits and effectiveness of pharmaceuticals and other medical technologies*. Cambridge: University Press.

Stegers, C. (1997). Deutschland: Patientenrechte. In C. Kranich & J. Böcken (Hrsg.), *Patientenrechte und Patientenunterstützung in Europa* (S. 78-88). Baden-Baden: Nomos.

Szucs, T.D. (1997). *Medizinische Ökonomie*. München: Urban & Vogel.

Szucs, T.D. & Schramm, W. (1995). Wirtschaftlichkeitsuntersuchungen von medizinischen Therapien – Methodologische Grundlagen. *Zentralblatt Chirurgie, 120*, 577-583.

Sicherung der Dienstleistungsqualität des Krankenhauses für ältere und alte Menschen durch integrierte Versorgung auf der Grundlage der DRG-Finanzierung

Frank Schulz-Nieswandt

Zusammenfassung

Die GKV-Gesundheitsreform 2000 hat zwei grundlegende Neuerungen gebracht: (1) die Möglichkeit zur Entwicklung neuer Formen der integrierten Versorgung, die auch den Krankenhaus- und den Rehabilitationsbereich einschließen können sowie (2) die Umstellung der Krankenhausfinanzierung auf Fallpauschalen, die auf diagnosebezogenen Patientenklassifikationen basieren. Beide Neuerungen hängen – insbesondere im Lichte der demografischen Wandlungen unserer Gesellschaft – sachlich eng zusammen. Denn die fallpauschalierte Krankenhausvergütung wird die Verweildauer im Krankenhaus massiv verkürzen, so dass Fragen der Sicherstellung von transsektoralen Versorgungsketten vor allem für Menschen im höheren Lebensalter von geradezu zentraler Bedeutung werden. Der Beitrag formuliert zu diesem Problemzusammenhang im Lichte rechtlich-normativer Vorgaben einige Hypothesen, die aus der gesundheitsökonomischen Theorie und Empirie abgeleitet sind. Gelingt die Versorgungsintegration nicht hinreichend, so ist mit einer ausgeprägten Risikoselektion zu rechnen. Es würden sich vermehrt Drehtüreffekte, Fehlplatzierungen in der Langzeitpflege und Verweisungsketten im Gesundheitswesen einstellen. Die Systemvernetzung des Krankenhauses wird somit als Teil der Gewährleistung der Dienstleistungsqualität zu verstehen sein. Qualitätsmanagement und Qualitätskontrolle werden unter der Bedingung der Verlagerung des finanziellen Morbiditätsrisiko auf die Leistungsanbieter, die mit einer Pauschalfinanzierung von Leistungsanbietern verbunden ist, zu den größten Herausforderungen der nahen Zukunft zählen.

1 Einführung

Die GKV-Gesundheitsreform 2000 (einen Überblick über die Kernelemente dieser Gesetzesreform gibt Rödig, 2000) hat zwei große Änderungen des Sozialgesetzbuches V (SGB V) gebracht, die hier aufgegriffen und konzeptionell verknüpft werden sollen: Die Einführung der Möglichkeit neuartiger integrierter Versorgungsstrukturen und geeigneter Vergütungsformen durch den § 140a-h SGB V sowie die Einführung fallpauschaler Finanzierung der Krankenhausbehandlung (§ 39 SGB V) auf der Grundlage von diagnosebezogenen Patientenklassifikationen (DRG: Diagnosis Related Groups), geregelt über § 17b des Krankenhausfinanzierungsgesetzes (KHG). Hypothesengesteuert soll diskutiert werden, wie sich die Dienstleistungsqualität im Krankenhaus auf der Grundlage dieser neuen Finanzierungsweise entwickeln wird. Angesichts der demografischen Veränderung unserer Gesellschaft und im Lichte der sich dabei ergebenen epidemiologischen Wandlungen des Krankheitsspektrums wird die Dienstleistungsqualität des Krankenhauses – vor allem mit Blick auf den Formenkreis der geriatrischen Patienten sowie die sich oftmals anschließende pflegerische Problematik – mit der Thematik der Integrationsversorgung verknüpft. Vorausgesetzt wird dabei, dass gerade ältere und alte Menschen spezifische Bedarfslagen hinsichtlich medizinischer Behandlung, pflegerischer Versorgung und sozialer Betreuung aufweisen, die nach einer Überwindung des in der Literatur seit langem und anhaltend konstatierten fragmentierten, also desintegrierten, nur schlecht vernetzten Gesundheitswesens verlangen.

Noch hat die Diskussion über die Versorgungswirkungen der Umstellung der Finanzierung der Krankenhausbehandlung auf eine DRG-Grundlage, vor allem hinsichtlich älterer und alter Menschen, in einem intensiven Sinne kaum begonnen. Der „Krankenhaus-Report 2000" (Arnold, Litsch & Schellschmidt, 2001) mit dem Schwerpunkt-Thema „Vergütungsreform mit DRGs" weist eine gewisse Unterbelichtung dieser Problematik auf. Eine erste Ausformulierung der Zusammenhänge und der impliziten Hypothesen hat nunmehr allerdings Müller (2001) vorgelegt. Der Dritte Bericht der Bundesregierung zur Lage der älteren Generation „Alter und Gesundheit" (BMFSFJ, 2001, S. 155 ff.) hat unter maßgeblicher Verantwortung des Verfassers (Schulz-Nieswandt, 2000a) diese Themenverknüpfung – DRG-Finanzierung, Integrationsversorgung, Alterung der Gesellschaft – vorgenommen. In der Stellungnahme der Bundesregierung zum Bericht der Sachverständigenkommission „Alter und Gesellschaft" (BMFSFJ, 2001, S. 29 f.) heißt es:

> „Da die von der Sachverständigenkommission thematisierte Problematik grundsätzlich nicht von der Hand zu weisen ist, müssen die für die Entwicklung und Einführung des neuen Entgeltsystems zuständigen Selbstverwaltungsparteien bemüht sein, entsprechenden Fehlentwicklungen frühzeitig durch geeignete Maßnahmen zu begegnen. Der Gesetzgeber hat deshalb die Selbstverwaltungsparteien verpflichtet, sich bei der Einführung und Weiterentwicklung des neuen Entgeltsystems unter Wahrung der Qualität der Leistungserbringung an wirtschaftlichen Versorgungsstrukturen und Verfahrensweisen zu orientieren. Als positiv ist in diesem Zusammenhang die zeitgerechte Entscheidung für das australische DRG-System (AR-DRGs) als Adaptionsgrundlage für die Entwicklung eines deutschen DRG-Systems zu nennen. Die AR-DRGs sind im Vergleich zu anderen Systemen unter anderem durch eine differenzierte Schweregradberücksichtigung (Komplikationen und Komorbiditäten) gekennzeichnet.

Von den insgesamt 661 DRG-Fallgruppen sind allein 72 Fallgruppen mit spezifischen Alterssplits für über 65-jährige Patientinnen und Patienten versehen, so dass einem erhöhten Aufwand, der in manchen Diagnosefallgruppen bei der Behandlung alter Menschen entsteht, Rechnung getragen wird. In der Diskussion wird deshalb auch davon gesprochen, dass AR-DRGs über gesonderte geriatrische Fallgruppen verfügen." Und weiter heißt es: „Ob und inwieweit durch die Einführung von DRGs im Krankenhausbereich bestehende Versorgungs- und Behandlungsketten nicht mehr hinreichend gewährleistet werden, kann heute noch nicht abschließend beurteilt werden. Sollte dies der Fall sein, so muss dem ggf. durch geänderte Versorgungsstrukturen Rechnung getragen werden."

Diese optimistische Stellungnahme der Bundesregierung wird ergänzt durch eine Stellungnahme zum § 140a ff. (BMFSFJ, 2001, S. 17):

Bei „der Gesundheitsreform 2000 wurden verstärkt die Belange der älteren Versicherten der gesetzlichen Krankenversicherung berücksichtigt. So wurde beispielsweise durch die Regelungen zur integrierten Versorgung (§§ 140 ff. SGB V) den Krankenkassen die Möglichkeit gegeben, ihren Versicherten eine abgestimmte Versorgung anzubieten. Ziel dieser Maßnahme ist eine bessere Verzahnung zwischen dem stationären und ambulanten Bereich und nicht zuletzt Versorgungsangebote, die sich nach den Bedürfnissen älterer Versicherter richten."

Auch diese im letzten Satzteil ausgedrückte zielgruppenbezogene Erwartung impliziert einen erheblichen Grad an Optimismus. Der Sachverständigenrat für die Konzertierte Aktion im Gesundheitswesen hat im Band II seines Gutachtens über „Bedarfsgerechtigkeit und Wirtschaftlichkeit" (SVR für die KAiG 2000/2001, S. 331 ff.) ebenfalls keine gravierenden Gefahren für die Versorgungssicherstellung gesehen. Dies dürfte allerdings Ausdruck der dort maßgeblichen Meinungsbildung durch Lauterbach sein, der die DRG-Finanzierung ausdrücklich mit gesonderten Qualitätsmanagementmaßnahmen verknüpft sehen will (Lüngen, 2001).

2 Hypothesen

Auf der Grundlage der DRG-Finanzierung der Krankenhausbehandlung kann eine weitere, ausgeprägte Verkürzung der durchschnittlichen Verweildauer des Krankenhauses erwartet werden. Der Einfachheit halber wird hier vom Krankenhaus schlechthin – also im Sinne eines homogenen Konstrukts – gesprochen. Unter dieser Bedingung verkürzter Verweildauer (ca. fünf bis sechs Tage) wird die transsektorale Integration für ältere und alte Patienten von geradezu zentraler Bedeutung. Gelingt es nicht, optimale Versorgungsketten durch neue Formen der Integrationsversorgung sicherzustellen, so werden sich die Bedarfslagen älterer und alter Menschen als schlechte Risiken erweisen (Schulz-Nieswandt, 1998), die im Versorgungsgeschehen von vorzeitigen Entlassungen in klinisch instabilen Zuständen, Drehtüreffekten, verfrühter Rehabilitationsüberleitung, Fehlplatzierungen in der Langzeitpflege, Weiterverweisungsketten innerhalb des stationären Sektors oder in den ambulanten Bereich geprägt sein werden.

Mögliche Effekte einer Pauschalfinanzierung der Krankenhausleistungen durch die Kassen:
- Risikoselektion durch Ablehnung spezieller Fälle;
- Frühzeitige Entlassung in klinisch instabilem Zustand;
- Weiterverweisung innerhalb des stationären Sektors;
- Drehtür-Effekte;
- Entlassungsmanagement ohne Sicherstellung sozialnetzorientierter häuslicher Versorgung;
- Voreilige Rehabilitationsüberleitung;
- Fehlplatzierung in die Langzeitpflege.

Es handelt sich hierbei um „worst-case"-Hypothesen. Über ihre Relevanz entscheidet allein die empirische Entwicklung. Verwandte Hypothesen wurden auf der Grundlage der Einführung von Fallpauschalen im Zuge des Gesundheitsstrukturgesetzes (GSG) 1993 und der Bundespflegesatzverordnung BPflV 1995 bereits von Simon (1997) formuliert. Über eine reine Hypothesenformulierung ist die Debatte aber kaum hinaus gekommen (Schulz-Nieswandt, 2000b). Die Hypothesen dieser damals ja nur begrenzt wirksam gewordenen Umstellung der Krankenhausvergütung auf Pauschalen werden jedoch nunmehr besonders relevant, da eine vollständige Umstellung auf eine Pauschalvergütung auf Grundlage diagnosebezogener Patientenklassifikation anvisiert ist (Simon, 2000a). Und im Lichte verhaltenstheoretischer Annahmen über die rationalen Strategien von Anbietern unter der Randbedingung pauschaler Vergütungsformen sind diese Hypothesen nicht ohne Berechtigung. Diese verhaltenstheoretischen Grundlagen entstammen der gesundheitsökonomischen Forschung und werden weiter unten als Theorierahmen dieser Analyse dargelegt.

Es kommt noch eine weitere Hypothese hinzu: Die funktionale Integration sektoral fragmentierter Versorgungsprozesse auf der Grundlage leistungsrechtlich gegliederter Kostenträger wird durch sektorale Budgets zusätzlich zementiert. Diese Hypothese spielt in die Konzeptualisierung der vorliegenden Problemstellung hinein, und zwar in einer doppelten Weise. Zum einen sind die Teilsektoren des medizinischen Behandlungssystems (ambulanter Sektor der vertragsärztlichen Versorgung, Krankenhaussektor) weitgehend institutionell und budgetär getrennt; zum anderen sind das SGB V und das SGB XI als zwei Säulen des gegliederten Sozialversicherungswesens leistungsrechtlich und budgetär segmentiert.

> *Hypothesen über das sektoral segmentierte Leistungsgeschehen im Krankheitsfall und über die sozialrechtliche und somit budgetäre Trennung von Krankheit und Pflege:*
> - Sektorale Budgets zementieren Desintegrationen und hemmen eine transsektorale Optimierung der Versorgungspfade (Schulz-Nieswandt, 1999a), führen zu additiven Ausgabeneffekten statt zu substitutiven Ausgabenentwicklungen zwischen den Teilsektoren und verstärken so die Gleichzeitigkeit von Über-, Unter- und Fehlinanspruchnahmen (Schulz-Nieswandt, 1999b);
> - die Budgettrennung zwischen SGB V und SGB XI infolge der sozialrechtlichen Trennung von Krankheit und Pflege führt zur Vernachlässigung der medizinischen Rehabilitation im Alter und erschwert die sozialgesetzbuchübergreifende optimale Sicherstellung von Versorgungsketten.

Albrecht bringt die Problematik in einem Artikel in der ZEIT auf den Punkt: „Auf Hunderttausende frühzeitig entlassene, möglicherweise noch wackelige Patienten sind allerdings in Deutschland weder niedergelassene Ärzte noch Sozialstationen oder Pflegeheime eingerichtet" (Albrecht, 2001, S. 35). Diese fachjournalistische Einschätzung liegt nahe an der wissenschaftlichen Expertise bei Schaeffer und Ewers (2001, S. 15), wonach Patienten „'sicker and quicker' (...) aus dem Krankenhaus entlassen werden". Und: „Fragt sich, wie die ambulante Versorgung und speziell die Pflege für diese Entwicklung gerüstet sind" (ebd., S. 15).

3   Konzeptionelle Aspekte der Konstruktion der Problemstellung

Die Analyse verknüpft gesundheitsökonomische Perspektiven (Anbieterverhalten unter der Bedingung pauschaler Vergütung) mit versorgungspolitischen Fragestellungen (Sicherstellung von Versorgungsketten und optimaler Versorgungspfade) im Lichte der sozio-demografischen Wandlungen. Diese sozio-demografischen Veränderungen brauchen angesichts des allgemeinen Bekanntheitsgrades nicht näher ausgeführt werden. Einen Überblick über die Befunde der Alter(n)sforschung vermitteln der bereits angeführte Dritte Altenbericht (BMFSFJ, 2001) sowie der erste österreichische „Seniorenbericht 2000" (Bundesministerium für soziale Sicherheit und Generationen, 2000). Hervorgehoben werden darf aber der für die Bildung gesellschaftlicher Altersbilder (Schulz-Nieswandt, 2000c) nicht unbedeutende differenzielle Befund, wonach das kalendarische Alter keine gute Näherungsvariable für den Gesundheitszustand im Alter ist. Die Forschung (Schulz-Nieswandt, 2001a) geht stattdessen von einem gesicherten empirischen Befund erheblicher inter-, aber auch intra-individueller Varianz des Alterns aus. Dennoch ist insbesondere im Alter über 75 Jahren mit einer Zunahme spezifischer Risikolagen und Gefährdungsprofile des alten Menschen zu rechnen.

Diese Entwicklungen stellen eine Herausforderung dar, auf die auch das Gesundheitswesen mit einem passungsfähigen Umbau der Versorgungslandschaften reagieren muss. Das normative Leitbild der Analyse geht im Kern lebenslagenwissenschaftlich von der Forderung aus, gesellschaftlich jene Ressourcen bereitzustellen, die es ermöglichen, dass das maximal mögliche Maß an Selbständigkeit, Selbstverantwortlichkeit und sozialer Mitverantwortlichkeit des Menschen bis ins höhere Alter hinein möglich ist (Schulz-Nieswandt, 2000d). Zu dieser Ressourcenausstattung gehört auch die Sicherstellung sozialer Infrastruktur im Kontext der verörtlichten Daseinsweise des Menschen im Lebenslauf (am Beispiel ländlicher Räume: Schulz-Nieswandt, 2002; Schulz-Nieswandt & Wahl, 2001).

Die formulierten Hypothesen gewinnen insbesondere im Lichte der Bedarfslagen älterer und alter Menschen an Bedeutung. Der Plausibilitätsgehalt ist nicht von der Hand zu weisen, wie nachfolgende Überlegungen zeigen, die aus der Theorie und Empirie der Gesundheitsökonomie entstammen.

Rechtlich-normative Diskussion

Das SGB V im § 70 (1) schreibt vor: „Die Krankenkassen und die Leistungserbringer haben eine bedarfsgerechte und gleichmäßige, dem allgemein anerkannten Stand der medizinischen Erkenntnisse entsprechende Versorgung der Versicherten zu gewährleisten." Verschiedene, hier nicht im Einzelnen aufzuzählende Paragraphen des SGB V sehen in diesem Sinne eine medizinisch ausreichende, zweckmäßige, wirksame, das medizinisch Notwendige aber auch nicht überschreitende, zugleich wirtschaftlich erbrachte optimale Versorgung nach Stand der medizinischen Künste (unter der Randbedingung der Beitragssatzstabilität vgl. Kumpf, 2001) vor. Ähnliches gilt für das Sozialgesetzbuch XI zur Sozialen Pflegeversicherung, wenngleich sich die öffentlich-rechtliche Steuerungsdichte und Regulierungstiefe im SGB XI vom Krankenversicherungsrecht gemäß SGB V sowie der Krankenhausfinanzierung und Krankenhausbedarfsplanung gemäß KHG (Simon, 2000b; Sell, 2001) erheblich unterscheiden. Dennoch heißt es in § 8 (2) SGB XI: „Die Länder, die Kommunen, die Pflegeeinrichtungen und die Pflegekassen wirken unter Beteiligung des Medizinischen Dienstes eng zusammen, um eine leistungsfähige, regional gegliederte, ortsnahe und aufeinander abgestimmte ambulante und stationäre pflegerische Versorgung der Bevölkerung zu gewährleisten." Und § 12 (1) SGB XI richtet sich an die Pflegekassen: „Die Pflegekassen sind für die Sicherstellung der pflegerischen Versorgung ihrer Versicherten verantwortlich. Sie arbeiten dabei mit allen an der pflegerischen, gesundheitlichen und sozialen Versorgung Beteiligten eng zusammen und wirken darauf hin, daß Mängel der pflegerischen Versorgungsstruktur beseitigt werden." In § 8 (2) SGB XI heißt es fortführend: „Die Pflegekassen wirken mit den Trägern der ambulanten und der stationären gesundheitlichen und sozialen Versorgung partnerschaftlich zusammen, um die für den Pflegebedürftigen zur Verfügung stehenden Hilfen zu koordinieren. Sie stellen insbesondere sicher, daß im Einzelfall ärztliche Behandlung, Behandlungspflege, rehabilitative Maßnahmen, Grundpflege und hauswirtschaftliche Versorgung nahtlos und störungsfrei ineinandergreifen." Spezifiziert Absatz 2 des § 12 des SGB XI den Sicherstellungsauftrag der Kassen als Einzelfallsicherstellung, so kristallisiert sich in § 12 (1) in Verbindung mit dem oben angeführten § 8 (2) des SGB XI ein strukturpolitischer Gewährleistungsauftrag. Von grundlegender Bedeutung ist es, dass im SGB XI an sich die ganze Kette medizinischer Behandlung, (geriatrischer) Rehabilitation, pflegerischer Versorgung und sozialer Betreuung genannt ist. Umgekehrt sieht das SGB V gemäß § 1 vor, dass die Krankenkassen als Solidargemeinschaften die Aufgabe haben, „die Gesundheit der Versicherten zu erhalten, wiederherzustellen oder ihren Gesundheitszustand zu verbessern." In diesem funktionalen Kontext haben gemäß § 11 (2) SGB V Versicherte „auch Anspruch auf medizinische und ergänzende Leistungen zur Rehabilitation, die notwendig sind, um einer drohenden Behinderung oder Pflegebedürftigkeit vorzubeugen, sie nach Eintritt zu beseitigen, zu bessern oder eine Verschlimmerung zu verhüten." Insofern liegt zwischen SGB V und SGB XI trotz sozialrechtlicher Trennung von Krankheit und Pflegebedürftigkeit eine sachliche Verflechtung vor, die bei der Diskussion der Integrationsversorgung zu berücksichtigen sein wird.

4 Theorie der Gesundheitsökonomie

Es gehört zu den zentralen gesundheitsökonomischen Erkenntnissen, dass die Vergütungsform Einfluss auf das Anbieterverhalten hat. Grundlegende Erkenntnisse gehen auf die Bildung einer vergleichenden Wirkungslehre alternativer Honorierungsformen des niedergelassenen Vertragsarztes bei Theo Thiemeyer bereits in den 1970er und 1980er Jahren zurück (zitiert nach Müller, 2001, S. 27 ff.). Im Zentrum steht das Theorem der anbieterinduzierten Nachfrage (Schulenburg & Greiner, 2000). Lässt man die Möglichkeit einer Begrenzung des Gesamtvergütungsvolumens auf der Meso-Ebene der kollektivrechtlichen Verhandlungen zwischen den Kassenverbänden und der Kassenärztlichen Vereinigung in der Modellbildung außer Acht, so kann man verhaltenstheoretisch auf der Mikro-Ebene der Arzt-Patienten-Beziehung unterstellen, dass infolge der anbieterseitigen diagnostischen und therapeutischen Definitionsmacht in einer Situation asymmetrischer Informationsverteilung zwischen Arzt und Patient (als Konsument) der Arzt sein eigenes Einkommen (in Grenzen) bestimmen kann, wenn er einzelleistungshonoriert wird.

Pauschalvergütungsformen setzen dagegen wenig Anreize, Einzelleistungen zu maximieren (wohl aber die Patientenzahlen und die Fallzahlen). Hat eine Pauschalvergütung somit tendenziell abschwächende Wirkungen auf die Ausgabendynamik, die vom Anbieter ausgeht, so wirft die Pauschalvergütung mindestens zwei andere Probleme auf, die bei einer ungedeckelten Einzelleistungshonorierung nicht bestehen: Qualitätsverluste und Risikoselektion. Bei Einzelleistungshonorierung kommt somit ausgabenwirksam das Theorem der anbieterinduzierten Nachfrage (und das bei steigender Zahl niedergelassener Vertragsärzte) zum Tragen. Bei Pauschalvergütung wird der Arzt pro Fall oder pro Kopf seinen Arbeitsinput begrenzen und schwirige Fälle zu einem ökonomisch optimalen Zeitpunkt intra- oder transsektoral (Facharztüberweisungen, Krankenhauseinweisungen) verlagern. Hier kommen die oben angeführten möglichen Effekte einer Pauschalfinanzierung (jetzt zunächst noch dargestellt am Beispiel der Arzthonorierung im ambulanten Sektor) sowie die Hypothesen über das sektoral segmentierte Leistungsgeschehen im Krankheitsfall zur Geltung. Es darf aber herausgestellt werden, dass es sich verhaltenstheoretisch um Modellbildungen rationalen Handelns unter Randbedingungen handelt. Differenziertere Nutzenfunktionen des Arztes (nicht nur Einkommensmaximierung), also etwa die intrinsische Motivierung durch allgemeine Empathiekompetenz oder durch medizinische Ethik, aber auch komplexere Bestimmungen des Handlungskontextes, etwa durch Qualitätsstandards, sind denkbar.

Auf der Suche nach einem geeigneten Finanzierungsmodell für die Behandlung chronisch Kranker argumentieren Rath und Monka (2000) bei der Übertragung der vergleichenden Wirkungslehre alternativer Vergütungsformen auf den stationären Sektor ganz in der Tradition dieser verhaltenstheoretischen Modelle. Die Autoren schätzen die Gefahr der Risikoselektion bei Einzelleistungshonorierung als nicht vorhanden, bei tagesgleichen Pflegesätzen als gering, ebenso bei Leistungskomplexen als gering ein, bei Fallpauschalen jedoch als vorhanden, bei Patientenpauschalen als hoch und bei Kapazitätsvorhaltung als sehr hoch ein. Die Gefahr einer überhöhten Behandlungsintensität schätzen die Autoren – tendenziell in umgekehrter Richtung – bei einer Einzelleistungshonorierung als sehr hoch, bei tagesgleichen Pflegesätzen als hoch, bei Leistungskomplexen ebenso als hoch ein, bei Fallpauschalen als vorhanden, bei Patientenpauschalen als gering und bei Kapazitätsvorhaltung als nicht vorhanden ein.

Die zentrale These im Lichte der verhaltenstheoretischen Modelle der Gesundheitsökonomik lautet daher: Eine Pauschalvergütung verlagert das finanzielle Morbiditätsrisiko von der Kasse auf den Anbieter und induziert dadurch individuell rationale Reaktionsstrategien der Leistungsanbieter, sofern die Kontextbedingungen der Handlungssituation (fehlende Sanktionsmöglichkeiten, unzureichendes Qualitätsmanagement etc.) dies zulassen. Die hier zentral interessierenden beiden Hauptreaktionen der Anbieter sind: Risikoselektion und Qualitätsdumping. Diese möglichen Effekte einer Verlagerung des finanziellen Morbiditätsrisikos auf die Anbieter infolge pauschalierter Vergütung sind auch im stationären Sektor zu erwarten (Lüngen & Lauterbach, 2001).

5 Diskussion

5.1 Effekte der DRG-Finanzierung

Vereinfacht gesagt, bedeutet die Einführung der DRG-Finanzierung der Krankenhausleistungen, dass jeder Fall seinen Preis erhält. Dazu werden – das ist das grundsätzliche Homogenitätspostulat – die Patienten möglichst homogen zu einer nicht ausufernden Zahl von Diagnosegruppen zugeordnet. Diese diagnosenbezogene Patientenklassifikation soll also einerseits nicht zu differenziert sein, aber andererseits so stark ausdifferenziert sein, dass die Homogenität erreicht wird. Eine erste, kritische Frage ist nun die, ob diese Klassenbildung so gelingt, dass sich die einzelnen Patientenfälle in ihren je individuellen medizinisch-klinischen und ökonomischen Schweregraden gut zu- oder einordnen lassen. Dies wird angesichts des Individualisierungsgrundsatzes des geriatrischen Assessment gerade für die Geriatrie in der Literatur oftmals bezweifelt (Wrobel, Pientka & Friedrich, 2000). Darüber hinaus ist die Aufwandsabschätzung klinisch dominiert. Wie wird der pflegerische Aufwand kalkuliert? Wie wird er berücksichtigt? Das sind ungelöste Fragen (Hunstein & Bartholomeyczik, 2001).

Damit liegt ein erster versorgungspolitisch relevanter Effekt vor. Sollte sich in der Praxis herausstellen, dass gerade in der Geriatrie zu oft „Ausreißer" auftreten, das heißt geriatrische Fälle, die in ihrem medizinisch-klinischen und ökonomischen Schweregrad gegenüber dem pauschalen Deckungsbeitrag schwanken, dann könnte es zur Ausbildung einer Neigung der Anbieter zu Vermeidung (der Aufnahme) solcher Fälle kommen. Dieser Effekt dürfte allerdings durch die Versorgungsvertragsbildung begrenzt sein. Auch dürfte sich aus Gründen der rationalen Unsicherheitsbewältigung für Krankenhäuser als Strategie des Risikomanagements ein differenziertes „Case-mix"-Verhalten anbieten, um mit den verschiedenen Deckungsbeiträgen nicht nur durch Ausschöpfung von Kostensenkungsmöglichkeiten Erlöse zu erzielen, sondern auch die „Ausreißer" im Durchschnitt und auf die Dauer auffangen zu können. Außerdem besteht im Rahmen der Rolle der Selbstverwaltung (Kämper & Schleert, 2001) die Möglichkeit periodischer Anpassungen bzw. Neuordnungen des Klassifikationssystems.

Sollte es aber gelingen, für medizinisch-klinisch und ökonomisch schwierige Fälle hinreichend hohe Deckungsbeiträge zu entwickeln, so besteht verhaltenstheoretisch wenig Anlass zur Erwartung, schlechte Risiken würden ex ante abgewiesen. Vielmehr besteht allerdings die Gefahr, dass sich zwei Effekte einstellen. Zum einen werden Fälle mit hohem Deckungsbeitrag angenommen, um bei Ausnutzung von Kostensenkungsmöglichkeiten entsprechende Gewinne zu realisieren. In diesem Fall bestünden Gefahren für die Qualität der Versorgung, wie sie das SGB V vorsieht (vgl. rechtlich-normative Diskussion). Zum anderen – und das dürfte der empirisch fundierteste Effekt sein – besteht die Gefahr, dass nach Erzielung des hohen Deckungsbeitrages eine (zu) frühzeitige Entlassung stattfindet, die bei instabilem klinischen Zustand zu Drehtüreffekten führt bzw. zu Fehlplatzierungen im ambulanten Sektor oder im Sektor der Langzeitpflege führt. Die Risikoselektion findet demnach unter den Bedingungen einer DRG-Finanzierung infolge des Bemühens um Verweildauerreduzierung nicht ex ante statt, sondern in fortgeschrittenen Phasen des Ablaufgeschehens der Behandlung und Versorgung.

Es liegen für diese „worst-case"-Hypothesen nur begrenzte empirische Befunde vor (vgl. BMFSFJ, 2001; SVR für die KAiG 2000/2001). Für Deutschland können empirische Studien erst zukünftig – zeitversetzt nach hinreichend langer Laufzeit der DRG-Finanzierung – vorliegen. Insofern ist mehrmals betont worden, dass es sich „nur" um Hypothesen handelt, die allerdings im Lichte (bewährter) gesundheitsökonomischer Theoreme nicht unplausibel sind. Es wird aber grundlegend von der qualitätsbezogenen Regulierung abhängen, ob und inwieweit man diese Effekte wird vermeiden können. Ob die Entwicklung und Umsetzung der Qualitätssicherung im Gesundheitswesen gemäß § 137 SGB V (Specke, 2001) ausreichen und wirksam sein wird, ist jetzt noch nicht abzusehen. Die Abschätzung geeigneter Strategien und Instrumente des Qualitätsmanagements soll hier nicht das Thema sein (Lüngen, 2001). Allein der Befund darf betont werden: Gerade auf der Grundlage der DRG-Finanzierung der Krankenhausleistungen wird sich die Notwendigkeit des qualitätssichernden Managements erhöhen.

Die angesprochene Gefahr der Risikoselektion in fortgeschrittenen Phasen des stationären Leistungsgeschehens verweist auf eine zweite Dimension des Themas, die konzeptionell die vorliegende Analyse prägt. Die Verknüpfung der Umstellung der Krankenhausfinanzierung mit der gesetzlichen Möglichkeit der dynamischen Entwicklung neuer Formen der integrierten Versorgung und deren Vergütung.

5.2 Bedeutung der Integrationsversorgung

Die Terminologie der Integrationsversorgung ist nicht einheitlich, eher vielfältig in der Gebrauchsweise und schwer zu systematisieren. Einen Versuch hat der Dritte Altenbericht vorgelegt (BMFSFJ, 2001). Die Integrationsproblematik in regionaler Perspektive hat jüngst Kühn (2001) zu systematisieren versucht. Wenn unter Case Management verstanden wird „eine auf den Einzelfall ausgerichtete diskrete, d.h. von unterschiedlichen Personen und in diversen Settings anwendbare Methode zur Realisierung von Patientenorientierung und Patientenpartizipation sowie Ergebnisorientierung in komplexen und hochgradig arbeitsteiligen Sozial- und Gesundheitssystemen" (Ewers & Schaeffer, 2000, S. 8), so wird die große Schnittfläche zum Care Management deutlich (Kayser & Schwefing, 1998), nur dass bei letzterem Konzept die ökonomische Mitverantwortung der Leistungsanbieter hinzukommt (Ewers, 2000), ein Sachverhalt, der oben als Verlagerung des finanziellen Morbiditätsrisikos thematisiert wurde. Die rechtlich-normativen Kerne eines entsprechenden Leitbildes sind oben ebenfalls bereits angeführt worden. Statt einer terminologischen Systematik soll hier nur veranschaulicht werden, was im Sinne einer vertikalen Integration unter Sicherstellung transsektoraler Versorgungsketten verstanden wird. Die transsektorale Versorgungskette – insbesondere aus der Sicht der Bedarfslagen älterer und alter Patienten – besteht in dem Durchlaufen verschiedener Phasen eines Behandlungs- und Versorgungspfades, der verschiedene Teilsektoren des Geltungsbereiches eines Sozialgesetzbuches oder auch unterschiedliche Sektoren des Geltungsbereiches verschiedener Sozialgesetzbücher umfasst.

Module, Dimensionen, Aspekte der transsektoralen Versorgungskette

Transsektorale Versorgungsketten, insbesondere älterer und alter Menschen umfassen:

- verschiedene Professionen (Medizin, Pflege, soziale Dienste unterschiedlichster Art);
- verschiedene Funktionen (Prävention, Akutmedizin, Geriatrie und Rehabilitation, Hilfe und Pflege, Beratung und Betreuung);
- unterschiedliches Leistungsrecht und unterschiedliche Kostenträger;
- vielfältige Institutionen der Dienstleistungsproduktion (ambulanter, teilstationärer und stationärer Art).

Die Versorgungskette

- kann innerhalb des Geltungsbereichs eines Sozialgesetzbuches die Integration verschiedener Sektoren (Ärzte, Krankenhäuser) oder auch die Akteurs- und Leistungsintegration innerhalb eines Teilsektors (Hausärzte, Fachärzte) erfordern (Analoges gilt für das SGB XI);
- kann aber auch sozialgesetzbuchübergreifend (SGB V und SGB XI) die Integration einzelner Module und Sektoren jeweils des medizinischen, rehabilitativen und pflegerischen Leistungsgeschehens erfordern.

Das Thema der Integrationsversorgung ist in Deutschland alles andere als ein neues Thema. Nach einer repräsentativen Umfrage wünschen sich die Bürger eine Weiterentwicklung des Systems in Richtung auf vermehrte integrierte Versorgung (Zok, 1999). Auch im Kontext der Entwicklungen des Krankenhaussektors wird es schon seit längerem diskutiert (ku-Special, 1998). Zahlreich sind auch einzelne Projekte, die Kassen und Anbieter gefahren haben (Schaeffer & Moers, 2000). So sind Disease-Management-Programme – beispielsweise für Diabetes – bereits eingeführt (Mehl, Becker-Berke, Müller de Cornejo & Schmitz, 2000). Aber der § 140a-h SGB V bringt nun eine potenziell flächenwirksame Veränderung der Versorgungslandschaft. Neben vielen umstrittenen Einzelaspekten wie etwa die Probleme der Budgetbereinigung hinsichtlich der Regelversorgung (von Stillfried, 2000) bleibt der ganze Paragraph äußerst kontrovers (Richard, 2001) hinsichtlich der Einschätzungen seines

Charakters, seiner Möglichkeiten und Grenzen, seiner Vorteile und Gefahren (zur krankenhausbezogenen Fachdebatte vgl. ku-Sonderheft, 2000).

Die Einzelheiten des Paragraphen sollen hier rechtlich-normativ nicht dargelegt werden (Schulz-Nieswandt, 2000a). Entscheidend ist die Grundidee, dass nunmehr unterhalb der kollektivrechtlichen Vereinbarungsebene der öffentlich-rechtlichen oder (wie im Fall der deutschen Krankenhausgesellschaft) quasi-verkörperschaftlichten Verbände der Kassen und Leistungsanbieter des staatsmittelbaren Sektors einzelne Kassen und einzelne Anbieter Verträge schließen können. Und zentral ist die Grundidee, dass Formen integrierter Versorgung nicht nur innerhalb des ambulanten vertragsärztlichen Sektors (horizontale Integration) möglich sein sollen, sondern auch die Krankenhäuser und die Rehabilitation (vertikale Integration) einschließen können. Für den die Vertragsärzte betreffenden Bereich hat sich die nach § 140d SGB V zwingend vorgeschriebene Entwicklung von Rahmenvereinbarungen zur integrierten Versorgung als schwierig erwiesen. Diese Rahmenvereinbarung (Specke, 2001) kam erst zum 27.10.2000 zustande (abgedruckt in Deutsches Ärzteblatt H. 49/2000, S. A 3363 ff.) und lag zunächst beim Bundesschiedsamt, weil die Regelung, wonach die Kassenärztlichen Vereinigungen dem Vertrag nach drei Jahren grundsätzlich beitreten können sollen, nicht von den Partnern der Vereinbarung gemeinsam akzeptiert werden konnte (Steck, 2001; Metzinger & Platz, 2000). Entsprechende Rahmenvereinbarungen mit der Deutschen Krankenhausgesellschaft sind jedoch nicht zwingend vorgeschrieben (§ 140e SGB V).

Im vorliegenden thematischen Zusammenhang ist somit die vertikale Integration von herausragendem Interesse. Hinsichtlich der Konturen zukünftiger Entwicklung wird man angesichts der bislang blockierten Entwicklung weitgehend spekulieren müssen (Tophoven, 2000). Noch ist völlig offen, ob es – wie oben in der zitierten Stellungnahme der Bundesregierung zur Analyse der Sachverständigenkommission „Alter und Gesellschaft" zum Ausdruck kam – zu einer innovativen Nutzung des § 140a-h SGB V in Hinsicht auf die Bedarfslagen älterer und alter Menschen kommt und diese Nutzung zusätzlich den Krankenhaus- und Rehabilitationssektor konzeptionell dergestalt einschließt, dass mit einer Optimierung der nachstationären Versorgungskette gerade älterer und alter, oftmals chronifizierter und mehrfach erkrankter, hilfe- und pflegebedürftiger Menschen zu rechnen ist. Die in oben dargelegter Transsektoralität der Versorgungskette berücksichtigte Pflegeproblematik gemäß SGB XI ist ohnehin ohne Gesetzesgrundlage. Der § 140 a-h SGB V bezieht zwar und immerhin den Krankenhaus- und Rehabilitationssektor ein, aber er bleibt nur Teil des Krankenversicherungsrechts bzw. reicht in die Krankenhauspolitik hinein. Sachlich ist dadurch, dass die Rehabilitation das Herzstück der Geriatrie ist, zwar ein funktionaler, jedoch kein leistungsrechtlicher Zusammenhang mit dem SGB XI sichergestellt. Die Krankenversicherung hat nach wie vor die medizinische Rehabilitation im Alter zu finanzieren, hat aber davon keinen ökonomischen Nutzen, denn die eingesparten Pflegekosten fallen in der Pflegekasse an (Schulz-Nieswandt, 2000b). Die Sachverständigenkommission des Dritten Altenberichts „ist hier der Auffassung, dass Kostenverantwortung und Nutzenströme integriert werden müssen" (BMFSFJ 2001, S. 158). Diese Diskussion wird in der neuesten Literatur zunehmend intensiver geführt, ohne dass sich Lösungsperspektiven abzeichnen. Auch unabhängig von dieser konkreten sozialrechtlichen Integrationsfrage hat die Projektforschung längst die Notwendigkeit der Integration von Krankheitsbehandlung und Pflegeversorgung (vgl. Garms-Homolová & Schaeffer, 1998) im Sinne von Versorgungsketten aufgedeckt (Landenberger, 1999).

Es darf mit Blick auf die Formulierung einiger Schlussfolgerungen wiederholt werden, dass man hinsichtlich der Konturen zukünftiger Entwicklung angesichts der bislang blockierten Entwicklung weitgehend wird spekulieren müssen. Eine mögliche Entwicklungsrichtung wird schon seit längerem diskutiert: Der Wandel des Krankenhauses zum Gesundheitszentrum (ku-Special, 1997). Dabei kann der Krankenhausträger selbst verschiedene weitere Leistungsmodule vorhalten oder auch vertragliche Kooperationsbeziehungen mit rechtlich selbständigen, fremden Leistungseinrichtungen im relevanten sozialen Raum eingehen. Bleibt hierbei das Gesundheitsnetz eine Kooperationsbeziehung zwischen eigenständigen Leistungsanbietern, aber mit einem inhaltlich abgestimmten Dienstleistungsangebot und gemeinsam getragener Budgetverantwortung, so verweist die zuerst genannte Strategie auf die Bildung von Versorgungs-AGs, wobei unter einem Unternehmensdach ein komplettes Versorgungsangebot vereint ist (Tophoven, 2000).

Abstrakt formuliert ist das Krankenhaus als Gesundheitszentrum jedenfalls ein multidimensional-integriertes Modul einer Integrationsversorgung (von Eiff, 1998), das präventive, akutmedizinische, geriatrisch-rehabilitative, pflegerische und sonstige soziale, insbesondere beratende Funktionen vorhält, in enthierarchisierter Weise multi-professionell orientiert ist und um den Patienten mit seinem sozialen Netzwerk zentriert arbeitet, also wohnortnah ausgerichtet sein muss. Betrachtet man die heute noch aktuelle Soziologie des Innenlebens des Krankenhauses bei Rohde (1962), so wird deutlich, wie sich mit der Entwicklung des Krankenhauses zum Gesundheitszentrum nicht nur die Architektur, sondern – in einem ethnografisch ausgerichteten soziologischen Sinne (Szabo, 1998) – seine innere Kultur der Dienstleistungsproduktion ändern muss. Sie muss viel stärker als bislang patienten- und angehörigenzentriert, weniger medizindominant bzw. arztzentriert und weniger hierarchisiert ausfallen. Ähnliche Merkmale würde eine andere Strategie aufweisen, die nicht im Krankenhaus den Pol ihrer Entwicklung hätte, sondern geradezu auf die Virtualisierung des Krankenhauses zu Hause (Pelikan, Stacher, Grundböck & Krajic, 1998) konzeptionell hinausläuft: die ganzheitliche Hauskrankenpflege (vgl. Schaeffer & Ewers, 2001).

6 Schlussfolgerungen

Risikoselektion zu vermeiden ist eine Zentralfunktion der Gesetzlichen Krankenversicherung als Solidargemeinschaft (Schulz-Nieswandt, 1998; Schulz-Nieswandt, 2001b). Dazu dient bei der Bildung der Versichertengemeinschaften das Geflecht von Wahlfreiheit, Kontrahierungszwang der Einzelkasse und kassenübergreifender Risikostrukturausgleich, der durch die neueste Gesetzesentwicklung in Richtung auf einen stärker morbiditätsorientierten Ausgleich perfektioniert wird. Risikoselektion ist aber innerhalb der Ablaufprozesse des Gesundheitswesens keineswegs ausgeschlossen. Wird im Rahmen von Budgetierung und Pauschalierung das finanzielle Morbiditätsrisiko immer mehr auf die Leistungsanbieter verlagert, wird man dort mit individuell rationalen, versorgungs- und sozialpolitisch jedoch unerwünschten Reaktionsstrategien rechnen müssen, die Risikoselektion und Qualitätsdumping einschließen. Betroffen werden davon insbesondere ältere und alte Menschen angesichts der spezifischen Risikolagen und Gefährdungsprofile vor allem im höheren Lebensalter sein.

Hier kristallisiert sich die herausragende Bedeutung des Qualitätsmanagements. Greift man das Modul des Krankenhauses im Rahmen dieser Problematik heraus, so intensiviert sich der Bedarf an Qualitätssicherstellung infolge der ökonomischen Anreizwirkungen der DRG-Finanzierung. Im Schnittbereich hierzu zeichnet sich ab, dass insbesondere Fortschritte in der Integrationsversorgung erzielt werden müssen, wenn eine optimale Versorgung chronisch kranker, oftmals gerade älterer, mehrfach erkrankter Menschen mit Hilfe- und/oder Pflegebedarf gewährleistet werden soll. Die Sicherstellung optimaler Versorgungsketten bzw. unbrüchiger Versorgungspfade ohne unnötige Umweg- oder Fehlplatzierungen wird man aus der Sicht der Gesundheitssystembetrachtung selbst als Teil des Qualitätsmanagements betrachten und definieren müssen. Auf diese Systemqualität wird sich die Sicherstellung der Dienstleistungsqualität im Krankenhaus, eventuell in Form eines Gesundheitszentrums, einlassen müssen. Jedensfalls ist mit Schelter (2001, S. 54) zu schlussfolgern: „Preissysteme im Krankenhaus ohne Qualitätsstandards und Qualitätssicherung sind wegen des Anreizes zur Leistungsminimierung und Risikoselektion ein unverantwortliches Realexperiment."

Literatur

Albrecht, H. (2001, 23. Mai). Kritik der reinen Pauschale. *Die ZEIT, 22*, 35-36.
Arnold, M., Litsch, M. & Schellschmidt, H. (Hrsg.). (2001). *Krankenhaus-Report 2000. Schwerpunkt: Vergütungsreform mit DRGs*. Stuttgart: Schattauer.
BMFSFJ (Hrsg.). (2001). *Dritter Bericht zur Lage der älteren Generation. Alter und Gesellschaft*. Berlin: Bundesanzeiger Verlagsgesellschaft.
Bundesministerium für soziale Sicherheit und Generationen (2000). *Ältere Menschen – Neue Perspektiven. Seniorenbericht 2000: Zur Lebenssituation älterer Menschen in Österreich*. Wien: Eigenverlag.
Eiff, W. von (1998). Krankenhaus-Management. In K. Hurrelmann & U. Laaser (Hrsg.), *Handbuch Gesundheitswissenschaften* (S. 799-821). Weinheim: Beltz.
Ewers, M. (2000). Case Management im Schatten von Managed Care: Sozial- und gesundheitspolitische Grundlagen. In M. Ewers & D. Schaeffer (Hrsg.), *Case Management in Theorie und Praxis* (S. 29-52). Bern: Huber.
Ewers, M. & Schaeffer, D. (2000). Einleitung: Case Management als Innovation im bundesdeutschen Sozial- und Gesundheitswesen. In M. Ewers & D. Schaeffer (Hrsg.), *Case Management in Theorie und Praxis* (S. 7-27). Bern: Huber.
Garms-Homolová, V. & Schaeffer, D. (Hrsg.). (1998). *Medizin und Pflege. Kooperation in der ambulanten Versorgung*. Wiesbaden: Ullstein medical.
Hunstein, D. & Bartholomeyczik, S. (2001). DRGs und Pflege. *Dr. med. Mabuse. Zeitschrift für das Gesundheitswesen, 26*, 24-26.
Kämper, D. & Schleert, D. (2001). Ordnungspolitische Rahmenbedingungen zur Anwendung des DRG-Systems. *Die Betriebskrankenkasse, 89*, 53-63.
Kayser, B. & Schwefing, B. (1998). *Managed Care und HMOs – Lösung für die Finanzkrise der Krankenversicherung?* Bern: Huber.
Kühn, H. (2001). *Integration der medizinischen Versorgung in regionaler Perspektive*. (WZB papers. P01-202. Arbeitsgruppe Public Health). Berlin: WZB.
Kumpf, S. (2001). Grundsatzentscheidung des Bundessozialgerichtes (BSG) zur Beitragssatzstabilität. Urteil vom 10. Mai 2000 (Az: B 6 KA 19/99 R). *Die Betriebskrankenkasse, 89*, 196-197.
ku-Sonderheft (2000). Networks – Integrierte Versorgung. *krankenhaus-Umschau SH, 12*.
ku-Special (1997). Das Krankenhaus als Gesundheitszentrum. *krankenhaus-Umschau-Special, 10*.
ku-Special (1998). Kooperationen. *krankenhaus umschau-Special, 15*.
Landenberger, M. (1999). Pflegepolitik und Gesundheitswesen. In G. Igl & G. Naegele (Hrsg.), *Perspektiven einer sozialstaatlichen Umverteilung im Gesundheitswesen* (S. 51-62). München: Oldenbourg.

Lüngen, M. (2001). *Möglichkeiten der ergebnisorientierten Vergütung stationärer Krankenhausleistungen in Deutschland. Ein Beitrag zur Qualitätssicherung bei einer pauschalierten Vergütung mit Diagnosis-Related Groups (DRG).* (Unveröff. Dissertation). Köln: Universität.

Lüngen, M. & Lauterbach, K.W. (2001). Reformen der Krankenhausfinanzierung: Ist der Endpunkt erreicht? Eine Analyse mit Hilfe des Principal-Agent-Ansatzes. *Sozialer Fortschritt, 50*, 99-101.

Mehl, E., Becker-Berke, S., Müller de Cornejo, G. & Schmitz, A. (2000). *Einführung eines Disease-Managements am Beispiel für Diabetes. Partizipation als Weg aus dem Versorgungsdilemma.* Bonn: AOK-Bundesverband.

Metzinger, B. & Platz, O. (2000). Die integrierte Versorgung: Ziele, Rahmenvereinbarungen auf der Bundesebene und strategische Überlegungen zur Umsetzung im IKK-System. *Die Krankenversicherung, 52*, 244-248.

Müller, S. (2001). *DRGs im Krankenhaus und Versorgungsverläufe älterer und alter Menschen.* Regensburg: eurotrans.

Pelikan, J.M., Stacher, A., Grundböck, A. & Krajic, K. (Hrsg.). (1998). *Virtuelles Krankenhaus zu Hause – Entwicklung und Qualität von Ganzheitlicher Hauskrankenpflege.* Wien: Facultas Universitätsverlag.

Rath, T. & Monka, M. (2000). Gesucht: Ein Finanzierungsmodell für die Behandlung „chronisch Kranker". Lösungsansätze zwischen Gewinn und Gewissen. In M. Arnold, M. Litsch & F.W. Schwartz (Hrsg.), *Krankenhaus-Report '99. Schwerpunkt: Versorgung chronisch Kranker* (S. 213-228). Stuttgart: Schattauer.

Richard, S. (2001). Integrierte Versorgung: Chancen und Perspektiven. *Arbeit und Sozialpolitik, 55*, 8-13.

Rödig, S. (2000). *Krankenhaus und Versorgungsintegration. Eine Einführung auf Grundlage der GKV-Gesundheitsreform 2000.* Regensburg: eurotrans.

Rohde, J.J. (1962). *Soziologie des Krankenhauses.* Stuttgart: Enke.

SVR für die KAiG (2000/2001). *Bedarfsgerechtigkeit und Wirtschaftlichkeit. Band II: Qualitätsentwicklung in Medizin und Pflege.* Bonn.

Schaeffer, D. & Ewers, M. (2001). Ambulantisierung – Konsequenzen für die Pflege. *Gesundheit und Gesellschaft Wissenschaft, 1*, 13-20.

Schaeffer, D. & Moers, M. (2000). Bewältigung chronischer Krankheiten – Herausforderungen für die Pflege. In B. Rennen-Allhoff & D. Schaeffer (Hrsg.), *Handbuch Pflegewissenschaft* (S. 447-483). Weinheim: Juventa.

Schelter, W. (2001). Neues Vergütungssystem für Krankenhäuser. *Dr. med. Mabuse. Zeitschrift für das Gesundheitswesen, 26*, 51-54.

Schulenburg, M. Graf von der & Greiner, W. (2000). *Gesundheitsökonomik.* Tübingen: Mohr Diebek.

Schulz-Nieswandt, F. (1998). Zur Zukunft des Gesundheitswesens. *Zeitschrift für Gerontologie und Geriatrie, 31*, 382-386.

Schulz-Nieswandt, F. (1999a). Patientenorientierte Optimierung von Versorgungspfaden, Globalbudgetierung und der Diskurs über demographische und epidemiologische Grundlagen der Ausgabendynamik des medizinisch-pflegerischen Versorgungssystems. *Sozialer Fortschritt, 48*, 175-179.

Schulz-Nieswandt, F. (1999b). Rationalisierung und Rationierung in der Gesetzlichen Krankenversicherung. *Sozialer Fortschritt, 48*, 201-205.

Schulz-Nieswandt, F. (2000a). § 140 SGB Va ff. (sic!) und DRGs im Krankenhaussektor – Möglichkeiten und Gefahren einer integrierten Versorgung für ältere und alte Menschen. *Sozialer Fortschritt, 49*, 15-118.

Schulz-Nieswandt, F. (2000b). Der Krankenhaussektor im institutionellen und leistungsrechtlichen Strukturwandel – derzeitige Situation und zukünftige Entwicklungsperspektiven. In W. Schmähl (Hrsg.), *Soziale Sicherung zwischen Markt und Staat* (S. 51-69). Berlin: Duncker & Humblot.

Schulz-Nieswandt, F. (2000c). *Studien zur strukturalen Anthropologie sozialer Hilfeformen und sozialer Risikogemeinschaften.* Regensburg: Transfer.

Schulz-Nieswandt, F. (2000d). Die Zukunft der medizinischen Rehabilitation gemäß SGB V und SGB XI im Kontext des bundesdeutschen medizinischen Versorgungssystems. *Zeitschrift für Gerontologie und Geriatrie. Suppl. 1,* I/50-I/56.

Schulz-Nieswandt, F. (2001a). Die Heterogenität des Alter(n)s. Die inter- und intraindividuelle Varianz des Alter(n)s als Wechselwirkung zwischen Person und Welt aus der Sicht der sozialwissenschaftlichen Forschung. In P.-A. Möller (Hrsg.), *Die Kunst des Alterns. Ein Diskurs zur exogenen Einflussnahme auf den Alterungsprozess des Menschen* (S. 109-122). Frankfurt/M: Peter Lang.

Schulz-Nieswandt, F. (2001b). Besprechung zu F. Hase (2000). Versicherungsprinzip und sozialer Ausgleich. Tübingen: Mohr. *Sozialer Fortschritt, 50*, 202-203.

Schulz-Nieswandt, F. & Wahl, H.-W. (2001). Editorial: Aspekte und Dimensionen des Alter(n)s im ländlichen Raum. *Sozialer Fortschritt, 50*, 205-207.

Schulz-Nieswandt, F. (2002). Besprechung zu P. Engel (2001). Sozialräumliche Altenarbeit und Gerontologie. Am Beispiel älterer Frauen auf dem Land. Opladen: Leske & Budrich. *Zeitschrift für Sozialreform, 47*, 96-98.

Sell, S. (2001). Gesundheitspolitik im Spannungsfeld zwischen Bundesländern und Krankenkassen. In K. Eckart & H. Jenkis (Hrsg.). *Föderalismus in Deutschland* (S. 255-277). Berlin: Duncker & Humblot.

Simon, M. (1997). *Das Krankenhaus im Umbruch – Neuere Entwicklungen in der stationären Krankenhausversorgung im Gefolge von sektoraler Budgetierung und neuem Entgeltsystem.* (WZB-papers. P97-204. Arbeitsgruppe Public Health). Berlin: WZB.

Simon, M. (2000a). *Neue Krankenhausfinanzierung – Experiment mit ungewissen Ausgang: Zur geplanten Umstellung auf ein DRG-basiertes Fallpauschalensystem.* (WZB-papers. P00-201. Arbeitsgruppe Public Health). Berlin: WZB.

Simon, M. (2000b). *Krankenhauspolitik in der Bundesrepublik Deutschland. Historische Entwicklung und Probleme der Steuerung stationärer Krankenversorgung.* Wiesbaden: Westdeutscher Verlag.

Specke, H.K. (2001). *Gesundheitsmarkt 2001. Daten, Fakten, Akteure.* Starnberg: Schulz.

Steck, J.B. (2001). Machtverlust durch integrierte Versorgung? Mitwirkungsrechte der Kassenärztlichen Vereinigung im Rahmen der integrierten Versorgung. *Die Betriebskrankenkasse, 89*, 182-186.

Stillfried, D. von (2000). Integrationsversorgung – Innovationspotenzial und Risiken. *Sozialer Fortschritt, 49*, 175-184.

Szabo, E. (1998). *Organisationskultur und Ethnographie. Fallstudie in einem österreichischen Krankenhaus.* Wiesbaden: Deutscher Universitäts-Verlag.

Tophoven, C. (2000). Entwicklungsperspektiven integrierter Anbieterstrukturen und ärztlicher Selbstverwaltung. *Arbeit und Sozialpolitik, 54*, 24-33.

Wrobel, N., Pientka, L. & Friedrich, C. (2000). DRG und Geriatrie: Es brennt. *Geriatrie Journal, 5*, 14-16.

Zok, R. (1999). *Anforderungen an die Gesetzliche Krankenversicherung. Einschätzungen und Erwartungen aus Sicht der Versicherten.* (WIdO-Materialien 43). Bonn: WIdO.

Ethische Probleme der Ökonomisierung von Krankenhausarbeit

Hagen Kühn

Zusammenfassung

Krankenhaus und Krankenhausarbeit verändern sich tief greifend und mit zunehmender Dynamik. Das wird im Kontext der Industrialisierungs- und Ökonomisierungsprozesse der Gesundheitssysteme in den westlichen Industrieländern verdeutlicht. Im ersten Teil werden die fünf wichtigsten Tendenzen dieser Entwicklung skizziert:
- Verlagerung des finanziellen Risikos von der Finanzierungs-/Versicherungsseite auf die Dienstleistungsinstitutionen;
- Verbetrieblichung und Integration der medizinischen Arbeit;
- Entwicklung einer Vielzahl von Instrumenten des „micromanagement" der Arzt-Patient-Beziehung;
- Bürokratisierung;
- Kommerzialisierung der medizinischen Versorgung.

Im zweiten Teil geht es um ethische Implikationen, die für die meisten Dienstleister eine Arbeitsbelastung eigener Art bedeuten. Sie beruhen überwiegend auf konfligierenden Interessen. Interessenkonflikten ist nicht mit Moralappellen beizukommen, aber sie können gestaltet werden. Gegenstand einer „Strukturethik" wäre also nicht „Fehlverhalten", sondern wären Strukturen, die das Risiko des Fehlverhaltens vergrößern, indem sie einen Interessenkonflikt herbeiführen. Die damit für die ärztlichen und pflegenden Dienstleister einhergehende psychische Belastung ließe sich auf diesem Weg ebenfalls reduzieren.

1   Wandel des Kontexts der Krankenhausarbeit

Das Krankenhaus und damit auch die Qualität der Krankenhausarbeit verändern sich tief greifend und mit zunehmender Dynamik, die nur im Kontext der Wandlungsprozesse in den Gesundheitssystemen verständlich wird. Bemühungen, diese Prozesse zu verstehen, sind Versuche, Fragen nach der Zukunft zu beantworten. Die Zukunft ist nicht ausdeterminiert; sie ist ebenso wenig ein weißes Blatt, auf das nach Belieben Modelle aufgetragen werden könnten. Vor uns liegen Prozesse, die immer schon begonnen haben, künftige Handlungsoptionen sind auf spezifische Weise eingeschränkt und kanalisiert. Das lässt sich bereits in der Gegenwart studieren. Tendenzanalysen erfordern allerdings theoriegeleitete Entscheidungen darüber, welche empirischen Realitätselemente als entwicklungsrelevant eingestuft werden können und welche nicht. Die derzeit vor sich gehenden Veränderungen in den Gesundheitssystemen (und damit auch in den Krankenhäusern) westlicher Industrieländer[1] werden – bei aller Verschiedenheit der Systeme – geprägt von zwei eng und kausal miteinander verflochtenen Prozessen[2]. Den ersten, die „stoffliche Seite" betreffend, kann man als *Industrialisierung* des Gesundheitswesens bezeichnen (Kühn, 1998a); er schließt die Verbetrieblichung und Integration der medizinischen und pflegerischen Arbeit ein. Der zweite entwicklungsleitende Prozess, der dem ersten häufig Form und Richtung gibt, ist die *Ökonomisierung* der medizinischen Versorgung (Kühn, 1990).

Ökonomisierung ist keineswegs identisch mit Wirtschaftlichkeit, sondern meint die tendenzielle Überformung der professionellen (fachlich-medizinischen und ethischen) Entscheidungen und Handlungen durch wirtschaftliche Kalküle und Ziele. Das kann empirisch ebenso zu höherer Wirtschaftlichkeit wie zu höherer Unwirtschaftlichkeit führen. Letzteres wird vor allem dann erkennbar, wenn nicht-monetäre Kosten und Nutzen sowie gesamtgesellschaftliche Externalitäten einzelwirtschaftlichen Handelns in die Betrachtung einbezogen werden. So können Krankenhäuser als konkurrierende Unternehmen „wirtschaftlicher" werden, wenn sie es verstehen, Patienten zu vermeiden, die entweder zu relativ schlecht bezahlten Diagnosegruppen gehören oder hohe Schweregrade mit entsprechend hohem Ressourcenbedarf aufweisen. Wenn die entsprechenden Patienten dennoch gleich gut versorgt werden, bleibt die Wirtschaftlichkeit auf der Makroebene gleich. Werden sie aber dadurch später und/oder schlechter versorgt (z.B. weil auch die anderen Krankenhäuser ebenso handeln), dann steht der betriebswirtschaftlichen Rentabilität eine erhöhte gesellschaftliche Unwirtschaftlichkeit gegenüber, unter anderem weil höhere nicht-monetäre Kosten (Leid, Schmerzen, Einschränkungen, höherer Versorgungsaufwand durch die Familie) und ein geringerer gesundheitlicher Nutzen unter Public-Health-Gesichtspunkten die Folge sind. Wir haben es dann mit einem Fall von Externalisierung betrieblicher Kosten zu tun.

---

[1] Wenn nicht anders erwähnt, liegen den Aussagen Literatur und/oder Expertenaussagen zu folgenden Ländern zugrunde: USA, UK, skandinavische Länder, Niederlande, Australien, Kanada und Deutschland.

[2] Begriffe wie „Tendenz" und „Prozess" lassen sich nicht gänzlich positiv erfassen, da sie Latenz und Potenzialität einschließen. Tendenzen geben allen Einzelvorgängen innerhalb eines Feldes ihre Richtung und ihr spezifisches Gepräge. Sie können im Einzelnen auch kompensiert oder überlagert werden (beispielsweise durch Politik), hören damit aber nicht auf zu existieren. Marx (1959, S. 27) vergleicht sie mit einer „allgemeine(n) Beleuchtung, worin alle übrigen Farben getaucht sind und welche sie in ihrer Besonderheit modifiziert."

Die Ökonomisierung lässt tendenziell das Versorgungsziel hinter einzelwirtschaftlichen und/oder sektoralen Wirtschaftszielen (Rentabilität, Budgets etc.) zurücktreten. Sie wird erst real, wenn die Dienstleistenden ihr individuelles Entscheiden und Handeln umorientieren. Die Ökonomisierung der medizinischen und pflegerischen Arbeit ist ein widerspruchsvoller und konfliktreicher Prozess. Seine gegenwärtige Dynamik beruht auf zwei Kräften: erstens auf Lernprozessen im praktischen Umgang mit den neuen Anreiz- und Sanktionssystemen der Institutionen, die auf einen tief greifenden Wandel der Dienstleistungskultur hinauslaufen, und zweitens auf der rechtlichen, wirtschaftlichen, ideologischen und moralischen Unterstützung dieses Wandels durch den gesellschaftlichen Kontext, immer wieder vereinfacht, repetiert und verstärkt durch den neoliberalen Zeitgeist. Während aber dessen multimediale Vermittler – sozusagen ohne Rückkopplung seitens der objektiven Realität – mühelos im Bereich des Ideologischen verbleiben können, tritt den medizinischen oder pflegerischen Dienstleistern dieses Objektive und Eigenmächtige in der Person des Patienten, in Gestalt des betrieblichen Rechnungswesens und in Konfrontation mit dem eigenen Gewissen gegenüber.

Die Beziehung zwischen Ärzten und Pflegekräften auf der einen und den Patienten auf der anderen Seite unterscheidet sich prinzipiell von derjenigen zwischen dem Käufer und Verkäufer einer marktgängigen materiellen Ware. Die Dienstleistung des Krankenhauses lässt sich von den Konsumenten nicht nach Hause tragen, bei Mängeln umtauschen und ihre Konsumenten stehen nicht jenseits der Produktion, sondern sie sind Bestandteil des Produktions- bzw. Dienstleistungsprozesses selbst. Patienten sind zugleich „Arbeitsgegenstand" und Mitproduzenten, also Objekte und Subjekte der medizinisch-pflegerischen Produktionsprozesse. Im Unterschied zur Produktion materieller Industriegüter sind der technisch-ökonomischen Rationalisierung der Krankenhausarbeit durch die Eigenarten kranker und hilfsbedürftiger Menschen besondere Bedingungen und Grenzen gesetzt. Diese Grenzen sind in der Regel verinnerlicht zu einer moralischen Haltung. Ökonomisierungsdruck und Arbeitsintensivierung führt häufig zu moralischen Konflikten (vgl. Abschnitt 3), die von vielen Betroffenen als beeinträchtigende Bedingungen ihrer Arbeitsqualität und -zufriedenheit angesehen werden (Kühn & Simon, 2001).

Im folgenden Abschnitt 2 werden fünf Tendenzen skizziert, wie sie sich den Entwicklungen in den westlichen Industrieländern entnehmen lassen. Das deutsche Gesundheitswesen steht, verglichen mit den angelsächsischen und skandinavischen Ländern, erst am Beginn. Das Gemeinsame ergibt sich aus ähnlichen politisch-ökonomischen Bedingungen und ähnlichen monetären und strukturellen Anreiz- und Sanktionssystemen, mit denen Regierungen und Unternehmen darauf reagieren.

Abschnitt 3 lenkt die Aufmerksamkeit auf einige ethische Implikationen, die für die meisten Dienstleister eine Arbeitsbelastung eigener Art bedeuten. Gemessen an ihrer Relevanz sowohl aus der Versorgungs- als auch der Arbeitsperspektive sind die mit der Ökonomisierung einhergehenden ethischen Konflikte das am meisten ignorierte Problem der gesundheitspolitischen Debatte.

2 Fünf Tendenzen der Ökonomisierung in den westlichen Gesundheitssystemen

2.1 Tendenz 1: Machtverschiebung und Verlagerung des finanziellen Risikos auf die Anbieter[3]

In fast allen westlichen Industrieländern findet eine Machtverschiebung statt zwischen Anbieter- und Finanzierungsseite (Staatshaushalte, öffentliche und private Versicherer) zugunsten letzterer. Die Märkte medizinischer Dienstleistungen werden tendenziell zu Käufermärkten. Drei Hebel zur Veränderung wirken zusammen: Wirtschaftlicher Wettbewerb, prospektive Finanzierung (mit Budgets, Kopf- und Fallpauschalen, Festpreisen) und selektive Vertragsgestaltung seitens der Versicherer/Finanzierer.

Die neuen prospektiven Finanzierungsarten (Fallpauschalen, globale, sektorale Budgets etc.), die auch für die deutschen Krankenhäuser das Bild bestimmen, sind nicht lediglich neue Techniken, sondern Ausdruck veränderter Machtverteilung. Das wirtschaftliche Risiko der Versorgung wird von den Versicherungen und Staatshaushalten tendenziell auf die Anbieter übertragen. Während früher alle angefallenen Leistungen im Nachhinein vergütet und Kosten ersetzt wurden, werden nun Ausgabenbegrenzungen vorgegeben. Der wirtschaftliche Erfolg eines Krankenhauses, einer Praxis oder eines Ambulatoriums hängt tendenziell von dem Umfang ab, in dem der Ressourceneinsatz minimiert werden kann, da Gewinne (und damit Investitionen) nur möglich sind, wenn die Kosten unterhalb der prospektiv fixierten Pauschalen oder Budgets liegen. Da die teuerste Ressource nicht die Technik, sondern die Arbeitszeit von qualifiziertem ärztlichen und pflegerischen Personal ist, ist auch die teuerste Verwendungsart nicht Arzneimitteltherapie oder Technikeinsatz, sondern persönliche Interaktion und Kommunikation. Darauf lastet der Hauptdruck.

---

[3] Der Kürze halber wird im Folgenden eine überinstitutionelle Sprache gewählt, um auf nationale und sektorale Details nicht eingehen zu müssen.

Der traditionelle Anreiz zur Mengenausweitung mit dem Risiko der Überversorgung wird nun abgelöst durch den Anreiz zur Kostensenkung mit dem konkreten Risiko der Unterversorgung. Dieses Risiko ist um so größer, je mehr Spielräume zur Externalisierung betrieblicher Kosten bestehen, sei es in Gestalt von Risikoselektion bei der Aufnahme und Entlassung oder von Qualitätsminderung. Diese Effekte sind in ihrer Mehrzahl nicht wahrnehmbar. Beim gegenwärtigen Stand sind wir nicht in der Lage zu entscheiden, ob ein Krankenhaus mit niedrigen Kosten tatsächlich wirtschaftlich bzw. effizient ist oder nur billig. Die Versicherung verantwortlicher Politiker und Verbandsfunktionäre, nur die Kosten würden gesenkt, aber die Qualität bliebe erhalten, kann nicht geprüft werden und ist also wohlfeil.

Das wirtschaftliche Überleben medizinischer Einrichtungen hängt somit davon ab, ob und wie deren Leitungen die Arzt-Patient-Beziehung nach betriebswirtschaftlichen Kriterien zu steuern vermögen. Ein Krankenhaus zum Beispiel könnte versuchen, Organisation, Ausstattung, Qualifikation und Motivation des Personals zu verbessern, um den bestehenden Versorgungsleistungen bei mindestens gleicher Qualität mit weniger Ressourcen gerecht zu werden. Das wäre realwirtschaftlich gesehen die verbesserte Wirtschaftlichkeit bzw. Effizienz. Diese Strategie hat unter gegebenen Bedingungen jedoch zwei gravierende Nachteile: Erstens ist – abgesehen von wenigen Einzelfällen – bessere Qualität nicht nachweisbar und kann darum auch nicht belohnt werden. Zweitens wäre aufgrund des hohen Zeitbedarfs solcher Umstellungen ein Nutzen in monetärer Gestalt erst später zu erwarten. Kurzfristiger Handlungsdruck wird daher dazu führen, dass die Institution als konkurrierendes Unternehmen mit einzelwirtschaftlichem Horizont den Erfolg sucht. Das Management wird möglichst wenig Personal beschäftigen, auf weniger diagnostische und therapeutische Maßnahmen drängen, kostenintensive oder schwer kalkulierbare Patienten zu vermeiden suchen, Patienten möglichst früh entlassen. Die Versicherer – durch den wirtschaftlichen Wettbewerb ebenfalls in die Unternehmensrolle gedrängt – werden sie dafür belohnen.

Über die Existenz des Unterversorgungsrisikos bei prospektiver Finanzierung besteht in der internationalen Debatte Konsens. Uneinig ist man sich über den Schutz der Patienten. Stark vereinfacht gesagt, sehen die Experten, welche die Patienten als „Kunden" betrachten, die Korrekturfunktion durch den wirtschaftlichen Wettbewerb als gewährleistet an. Dem wird entgegengehalten, die Kranken seien auch bei größerer Transparenz nicht in der Lage, Träger einer marktwirtschaftlichen Korrekturfunktion zu sein; medizinische Dienstleistungen seien in besonderer Weise ungeeignet, als Waren gehandelt zu werden, auch stünden die Erfahrungen mit dem Wettbewerb im Kontrast zu dem in den westlichen Industrieländern verbreiteten ethischen Grundverständnis, wonach die Behandlungschancen der Bürger nicht vom Einkommen oder dem Versicherungsstatus abhängen sollte (Kühn, 1998b).

Überall nutzen die Finanzierer – sei es die Regierung in Großbritannien oder Schweden, seien es soziale Krankenversicherungen in Kanada oder Deutschland oder die privaten Managed Care Organizations in den USA – ihren Machtzuwachs, um auch direkten Einfluss auf die medizinische Versorgung zu nehmen, also über die Finanzierung die Versorgung zu lenken und zu integrieren („Managed Care"). Das ist in Deutschland bislang noch am geringsten ausgeprägt. Ein Durchbruch zu einer neuen Qualität der Beziehungen zwischen Finanzierung und Versorgung wird dann erzielt, wenn (öffentliche oder private) Krankenversicherer, Staat oder auch kommerzielle Managed-Care-Unternehmen (USA) durch den Abschluss selektiver Verträge mit Anbietern die Versorgung organisieren können. Das entspricht etwa dem von den gesetzlichen Krankenversicherungen (GKV) geforderten „Einkaufsmodell". Weiter gehende Formen führen die Finanzierungs- und Versicherungsfunktion mit der Versorgungsfunktion zu einer einzigen Organisation zusammen, wie das bei den amerikanischen „Health Maintenance Organizations" (HMOs) und den regionalen Organisationen der „National Health Systems" in Schweden oder Großbritannien der Fall ist.

2.2   Tendenz 2: Verbetrieblichung der medizinischen Arbeit

Soweit Budgets und Pauschalen den Anbietern das ökonomische Behandlungsrisiko auferlegen, sind diese gezwungen, sich betriebswirtschaftlich-rational zu organisieren. Wo bei jeder Ein- oder Überweisung, diagnostischen oder therapeutischen Anordnung oder Entlassung Geld auf dem Spiel steht und dieses über Erfolg und wirtschaftliche Existenz entscheidet, muss notwendigerweise quantifiziert und standardisiert, kalkuliert und kontrolliert werden.

In Stichworten lassen sich einzelne Schritte der Veränderung von medizinischer Arbeit identifizieren:

- Die Medizin unterliegt einer Standardisierungstendenz, sich äußernd in „standards", „guidelines", „options", Algorithmen und Ähnlichem mehr. Die medizinische Arbeit wird, bezogen auf bestimmte Diagnosen oder Prozeduren, mit unterschiedlicher Verbindlichkeit normiert (Berg, 1997).
- Damit einher geht eine informationelle Durchdringung der Arzt-Patient-Beziehung in zwei Richtungen: Zum einen werden medizinische Daten produziert und aufbereitet (Maße und Indikatoren für Diagnosen, input, process und outcome), und zum anderen werden Anstrengungen unternommen, die wirtschaftlichen Daten für einzelne Ärzte, Patienten, Fälle und Prozeduren transparent zu machen.

Im angestrebten Idealfall entstehen patienten- und arztbezogene Kostenrechnungen, die es erlauben, bestimmte Verlust- oder Gewinnfälle zu identifizieren, Krankheiten („Diagnosen") und individuelle Ärzte nach ihrer Profitabilität zu unterscheiden.
- Durch Verknüpfung der medizinischen mit den betriebswirtschaftlichen Daten entsteht eine informationelle Grundlage zur *betriebswirtschaftlichen Steuerung* der Arzt-Entscheidungen bei Diagnose, Therapie, Pflege, Überweisung, Entlassung usw.

2.3 Tendenz 3: Entwicklung einer Vielzahl von Instrumenten zum betrieblichen Management der Arzt-Patient-Beziehung

Zunehmend werden bestimmte Bezahlungsformen als monetäre Anreize oder Sanktionen eingesetzt, um Entscheidungen und Verhalten der Ärzte nach wirtschaftlichen Zielen zu beeinflussen. Besonders das wild-dynamische Laboratorium der amerikanischen Managed-Care-Medizin (Ginzberg, 1999; Kühn, 1997; Rice, 1997; Tuohy, 1999) hat seit den 80er Jahren eine Fülle neuer Strukturen und Instrumente hervorgebracht, erprobt und eingesetzt, mit denen die Arzt-Patient-Beziehung direkt und unmittelbar kontrolliert und gesteuert wird. Wir sind in Deutschland am Beginn einer systemmodifizierten Imitationsphase. Auch hier nur einige Stichworte:

Im Zentrum der meisten Konzeptionen steht der Primärarzt als „Gatekeeper" bzw. als obligatorische Anlaufstelle für alle Patienten. Er entscheidet über die Inanspruchnahme weiterer fachärztlicher oder sonstiger Dienste und soll eine koordinierende und kontrollierende Funktion ausüben. Für das Management ist er die Schlüsselfigur, ein kontrollierter Kontrolleur. Das geht mit dem Verlust der freien Arztwahl einher und ist daher äußerst schwer durchzusetzen. Die Möglichkeit, einen Arzt außerhalb des Vertragsnetzwerkes bzw. ohne Überweisung durch den Gatekeeper zu besuchen, wird dann knapp und kann somit gegen Aufpreis verkauft werden.

Bei besonders kostenträchtigen Fällen (z.B. bei Kopfverletzungen nach Unfällen, dem Verdacht auf spätere Lähmungen, Krebserkrankungen, Aids und Ähnlichem mehr) können zudem noch sogenannte (nicht-ärztliche) „Case Managers" eingesetzt werden, mit deren Hilfe die Behandlungskontinuität gesichert werden soll. An diesem Konzept wird die Ambivalenz augenscheinlich, die den meisten Managementinstrumenten eigen ist, sobald sie in den Ökonomisierungskontext geraten. Können die Case Managers als Agenten des Patienten tätig werden, so können sie ihn vor den Folgen von Fehlkoordination, im arbeitsteiligen und zugleich desintegrierten Medizinsystem und vor den oft schmerzlichen und risikoreichen Gefahren der Überbehandlung bewahren. Es ist nahe liegend, als Sekundäreffekt auch einen Wirtschaftlichkeitseffekt anzunehmen, wenn in der Gesamtheit aller Fälle die Ersparnis höher ist als die Gesamtkosten für das Case Management. Wird aber der Sparauftrag nicht ausdrücklich als „sekundär" für das Handeln des Case Managers deklariert, so werden die ökonomischen Interessen der Institution, die er repräsentiert, früher oder später mit den Patienteninteressen in Konflikt geraten. Ohne das Vertrauen der Patienten und ihrer Angehörigen werden Case Managers ineffektiv.

Die amerikanischen empirischen Studien zeigen überwiegend, dass Erfolge bei der institutionellen Kostenreduzierung entweder nicht oder in nicht messbarer Größenordnung auf eine tatsächlich höhere Wirtschaftlichkeit zurückgehen, sondern sich überwiegend drei Gründen verdanken:
- der Vermeidung von Patienten mit überdurchschnittlich hohem ökonomischen Krankheitsrisiko (eine Strategie, die aus gesamtwirtschaftlicher Sicht freilich nutzlos wäre);
- der Drosselung der Inanspruchnahme. Das kann ebenso und auch zugleich Abbau von Überversorgung und Zurückhaltung notwendiger Leistungen bedeuten, was nur empirisch aus dem individuellen Kontext ermittelt werden kann;
- des Preisdrucks auf die Leistungserbringer (Kühn, 1997).

Wie lohnend die Vermeidung von Patienten bzw. Versicherten mit hohem Krankheitsrisiko sein kann, ergibt sich aus der enormen Ungleichverteilung der Kosten auf einzelne Patientengruppen: Auf nur ein Prozent der Patienten mit den höchsten Ausgaben (d.h. auf die Schwerstkranken) entfallen in den USA 30 Prozent der Ausgaben, die teuersten fünf Prozent der Patienten verbrauchen sogar 58 Prozent der Gesamtausgaben, während die „billigsten" 50 Prozent der Patienten lediglich für drei Prozent der Ausgaben verantwortlich sind. Diese Relationen sind in allen Industrieländern ähnlich, stets werden bereits geringfügige relative Vorteile der „Risikostruktur" in hohem Maße belohnt.

Zunehmend werden auch die Ärzte verpflichtet, nach Standards und Leitlinien etc. zu diagnostizieren und zu behandeln. Aber nur eine geringe Anzahl der heute angewandten Prozeduren ist tatsächlich unter Praxisbedingungen evaluiert worden. Daher setzen die meisten Managed-Care-Organisationen und Versicherungen hauseigene Standards ein. Neuere Erhebungen zeigen, dass wissenschaftlich aufwändig erstellte guidelines in der Praxis, entsprechend der wirtschaftlichen Unternehmensziele, oft selektiv angewandt werden; so entfallen beispielsweise bestimmte spezialärztliche Optionen, wenn die Versicherung in einer Region keinen entsprechenden Leistungsvertrag abgeschlossen hat.

2.4 Tendenz 4: Die Arzt-Patient-Beziehung wird in einen zunehmend monetarisierten und bürokratisierten Kontext integriert

Neben solchen direkten Steuerungsinstrumenten werden ärztliche Entscheidungen zunehmend indirekt durch monetäre Anreize gesteuert. Steuerungssubjekte können entweder das Management einer Versicherung oder einer medizinischen Großorganisation (z.B. Krankenhäuser, integrierte Systeme, Netzwerke etc.) sein. Auf den ersten Blick scheinen die Vorzüge der indirekten Methoden auf der Hand zu liegen: Man glaubt zu Recht, dass sie sich einfacher legitimieren und durchsetzen lassen, da sie formal nicht in die Entscheidungsautonomie der individuellen Ärzte eingreifen. Diese treffen weiterhin die Entscheidungen, lediglich haben einzelne Diagnose- und Behandlungsoptionen unterschiedliche Auswirkungen auf ihr persönliches Einkommen. Das idealisiert natürlich die Verhältnisse in deutschen Krankenhäusern, in denen die meisten behandelnden Ärzte hierarchisch „nachgeordnet" und daher entscheidungsabhängig sind.

Die Praxis der monetären Anreize zeigt, dass dieses scheinbar so unbürokratische Verfahren bei den sehr komplexen medizinisch-pflegerischen Dienstleistungen selbst wieder zum Problem wird. Die Anreize können von inhaltlich versierten Ärzten assimiliert und gewendet werden („gaming the system"), das führt wiederum zur Verfeinerung der Kontrollen des Management, die wiederum assimiliert werden usw. Das Resultat ist von keinem gewollt: Ein wachsender Teil der personellen Ressourcen geht in Management und Verwaltung und wird patientenbezogenen Tätigkeiten entzogen, während die medizinischen Dienstleistungen zunehmend formalisiert und bürokratisiert werden. Bereits Ende der 1980er Jahre lautete die Zusammenfassung einer Studie zum Vergleich des britischen National Health Service mit der amerikanischen Medizin: Als Resultat der neuen marktorientierten Politik sind die amerikanischen Ärzte heute die am meisten mit Prozessen überhäuften, begutachteten und mit Papierarbeit überfrachteten Ärzte in den westlichen Industrieländern (Lee & Etheredge, 1989). Alles in allem stellen also die monetären Anreize für individuelle Ärzte keine unbürokratische Alternative zum direkten Management dar, abgesehen von den ethischen Problemen, die sie aufwerfen.

Das finanzierungsseitige Management der medizinischen Versorgung, wie es in den amerikanischen Managed-Care-Organisationen (MCOs) üblich ist, kann einen Autonomieverlust der Ärzte bedeuten (Barnett, Barnett & Kearns, 1998; Hafferty & McKinlay, 1993). Das ist bei kommerziellen MCOs sogar durchweg der Fall. Es existieren auch gemeinnützige MCOs, die auf partizipative Strukturen setzen und das

Management von einem Kontroll- und Sanktionsorgan in eine ermöglichendes, informierendes und dialogisierendes Management transformieren (Kühn, 1997).

Deutlich absehbar ist in jedem Fall der Anstieg des Verwaltungsaufwandes. Das bedeutet die Zunahme des Anteils

- von Verwaltungspersonal;
- von Verwaltungs- und Berichtstätigkeiten des patientenbezogenen Personals;
- von entsprechenden Anpassungszumutungen an die Patienten (Woolhandler & Himmelstein, 1997).

2.5 Tendenz 5: Kommerzialisierung

Durch diese Entwicklung versprechen – erstmals in der Geschichte der Medizin – die medizinischen Dienstleistungen transparent, kalkulier- und steuerbar zu werden[4]. Damit erfüllen sie genau die Kriterien, durch die sie für große kommerzielle Kapitalanlagen interessant werden, die bislang auf die Zulieferseite und die Versicherung begrenzt waren. Zuerst im Krankenhausbereich durch Bildung großer Ketten, dann durch vertikale Konzentration, das heißt die Angliederung vor- und nachgelagerter Bereiche der Versorgungskette, breitete sich die Eigentumsform der Aktiengesellschaft über das gesamte amerikanische Gesundheitswesen aus, um schließlich Anbieter- und Versicherungsfunktion insgesamt zu übernehmen, wie in den „For-Profit-HMOs", dem derzeit mit Abstand am stärksten wachsenden Bereich der Wachstumsbranche Gesundheitswesen (Salmon, 1994). Nahezu der gesamte Zuwachs seit 1985 geht auf das Konto der For-Profit-HMOs. Diese beschaffen sich ihr Kapital auf dem Kapitalmarkt, legen Aktien auf und zahlen Dividende (Dranove, 2000). Als Kapitalanlage konkurriert die Medizin in diesen Institutionen mit allen alternativen Möglichkeiten zur Kapitalanlage weltweit, und das Management hat die Funktion, die daraus resultierende Handlungslogik bis in die Arzt-Patient-Beziehung hinein umzusetzen. Die Non-Profit-Institutionen müssen mit ihnen konkurrieren und scheinen sich in der Regel anzupassen.

Die aktuellen Erfahrungen hierzulande lassen es als durchaus wahrscheinlich erscheinen, dass auch in den nichtkommerziellen Bereichen ähnliche Konfliktkon-

---

[4] Die zahlreichen Insolvenzfälle, Übernahmen und Kurseinbrüche im Bereich der kommerziellen MCOs in den USA lassen es derzeit noch als offen erscheinen, ob das für die universale Versorgung nichtselektierter großer Versichertengruppen tatsächlich der Fall ist.

stellationen entstehen, wenn über Budgets auf der makroökonomischen Ebene entsprechender Druck ausgeübt wird.

3 Ethische Implikationen des Wandels

3.1 Ethik ist kein Beiwerk, sondern die Sache selbst

Aus der treuhänderischen Beziehung zwischen den medizinischen und pflegerischen Versorgungsinstitutionen und ihren Patienten erwächst moralische Verantwortung. Ausgehend von der Schutzbedürftigkeit der Kranken betont die westliche hippokratische Medizinethik vier wichtige Grunderwartungen der Individuen gegenüber dem Arzt – bzw. gegenüber der gesamten medizinischen Versorgungseinrichtung. Hiernach haben Ärzte:

- uneingeschränkt loyal gegenüber dem Patienten zu sein;
- allein im Interesse des Patienten zu handeln;
- das Wohlergehen des Patienten über die eigenen finanziellen Interessen (die akzeptiert werden) zu stellen;
- das Arztgeheimnis zu wahren (Rodwin, 1993).

Die herausragende Bedeutung der Ethikfrage liegt darin, dass – wie die Erfahrung zeigt – auch im Informationszeitalter die Angemessenheit, Qualität und Zuverlässigkeit solcher komplexen persönlichen Dienstleistungen prinzipiell allein rechtlich-normativ nicht erreichbar ist:

- Die Patientinnen und Patienten sind meist krank, leidend, mehr oder weniger eingeschränkt und angstvoll. Daher gelten sie in zivilisierten Gesellschaften als besonders schutzbedürftig. Sie vertrauen sich dem Arzt bzw. der Institution an in der Erwartung, dass diese in ihrem Interesse tätig werden. Diese Erwartung ist ein öffentliches Gut, denn von ihr profitieren auch die Gesunden als noch nicht Bedürftige.
- Auch die Intimität der Beziehung macht es – bei wenigen Ausnahmebereichen – unmöglich, diesen Schutz des Kranken allein über rechtliche und technische Normierungen zu gewährleisten. Im Regelfall müssen die Patienten auf Seiten der Ärzte und Pflegepersonen eine verinnerlichte, zur Selbstverständlichkeit gewordene ethische Orientierung voraussetzen können.
- Die Patienten sind keine jenseits der Produktion stehenden Konsumenten eines materiellen Produktes, sondern Bestandteil des Produktionsprozesses selbst. In den medizinischen und pflegerischen Arbeitsprozessen spielen sie eine Doppelrolle als Arbeitsgegenstand und Mitproduzent. Sie sind Objekte und Subjekte der

medizinisch-pflegerischen Arbeit. Nahezu jeder Aspekt des Wandels tangiert ihre Lage.
- Die Steuerung der Krankenhäuser zieht aufgrund der Komplexität unweigerlich eine Fülle von nicht intendierten und nicht absehbaren (nicht antizipierten) Folgen und Widersprüchen nach sich. Diese können von Politikern, Verbandsfunktionären oder Krankenhausleitungen dementiert und ausgeblendet werden; aber von Ärzten und Pflegekräften wird eine ethische Stabilität erwartet, die sie auch in Konstellationen, für die sie formal nicht verantwortlich sind, gegenüber den Patienten verantwortlich handeln lässt. Das gilt auch für Fälle, in denen die Anreiz- und Sanktionssysteme pervertiert sind, das heißt sie werden für Verstöße gegen das Patientenwohl belohnt und für gebotenes Verhalten benachteiligt. Letzteres ist nicht selten der Fall bei prospektiven Finanzierungsweisen (Blumenthal, 1997; Chassin, Galvin & The National Roundtable on Health Care Quality, 1998; Emanuel & Dubler, 1995; Kühn 1997; Kühn & Simon, 2001; Kuhlmann, 1997; Robinson & Steiner, 1998; Rodwin, 1999; Salmon, 1994).
- Auch wenn es einen großen möglichen Überlappungsbereich gibt, sind die Interessen des ärztlichen und pflegerischen Personals nicht identisch mit denen der Patienten. Ärzte und Pflegepersonal haben in ihrer – letztlich unvermeidlich – asymmetrischen Beziehung zum Patienten viele Möglichkeiten, einen Teil des auf ihnen lastenden zeitlichen, finanziellen und moralischen Drucks in irgendeiner, meist subtilen Form an diese weiterzugeben. Trotz einzelner großer Anstrengung in Teilbereichen existiert bislang und in absehbarer Zukunft definitiv kein praktikables System der Qualitätskontrolle, das auch nur annähernd in der Lage wäre, Patienten dagegen zu schützen (Angell & Kassirer, 1996).

Wie erwähnt beeinflussen die neuen prospektiven Finanzierungsformen die Entscheidungen eher in Richtung auf sparsamen Ressourcenverbrauch mit dem Risiko der Unterversorgung, Qualitätssenkung und Risikoselektion. Die Möglichkeit, Vertrauen haben zu können, dass im Bedarfsfall für jeden die angemessene medizinische Versorgung verfügbar ist, ist ein „öffentliches Gut". Es dient nicht nur den Patienten, sondern auch allen Gesunden. Seine Zerstörung kann Ergebnis externer Effekte eines zunehmend ökonomisierten Medizinbetriebes sein. Was dieses Gut „Vertrauen" auch für Nichtpatienten bedeutet, wird deutlicher, wenn man sich fragt, wie man selbst als potenzieller Patient oder Angehöriger reagieren wird, wenn der Arzt oder die Ärztin davon abrät, ein bestimmtes kostspieliges Diagnoseverfahren durchzuführen oder einen aufwändigen Eingriff vornehmen zu lassen und man weiß, dass die Realisierung dieses Rates demjenigen, der ihn gibt einen finanziellen Bonus (bzw. die Vermeidung eines Verlusts) einbringt. Woher wissen die Kranken und ihre Angehörigen, wie dieser Rat motiviert ist? Ist es zum Besten des Kranken? Hängt von der Art der Entscheidung bzw. Empfehlung vielleicht das Einkommen, die Karriere oder gar die wirtschaftliche Existenz der Ärztin oder des Arztes ab? Wurde ihr oder ihm gerade mitgeteilt, ein Budget sei ausgeschöpft? Sind mir vielleicht andere Behandlungsoptionen, die mir helfen könnten, verschwiegen worden, weil sie zu teuer sind? Krankheit ist eine Notlage, worauf sollen die Kranken vertrauen können?

3.2 Ökonomisierungseffekte im Krankenhausbetrieb

Auch in den deutschen Krankenhäusern stehen Ärzte und Pflegekräfte im Konflikt zwischen ihrer ethischen Motivation bzw. den Erwartungen der Patienten und den Imperativen der Ökonomisierungstendenz (Kühn & Simon, 2001)[5]. Steuerung müsste daraufhin befragt werden, ob sie Bedingungen schafft, unter denen die Dienstleister ihrer ethischen Verantwortung handelnd gerecht werden können (Emanuel & Dubler, 1995).

Die ermittelten Formen der Ökonomisierung ärztlicher Entscheidungen sind meist zugleich auf irgendeine Weise soziale Differenzierungen der Patienten. Kriterien sind Versicherungsart (Kassenpatienten oder Selbstzahler), Kostenrisiko, individuelle Gegenwehrmöglichkeiten der Patienten (z.B. Bildungsgrad, Alter) und soziale Nähe (Kuhlmann, 1997). Generell anzutreffen und unbestritten häufig sind:

- Die zeitliche Verschiebung der Behandlung aus ökonomischen Gründen. Die Begründung, die jeweilige Behandlung habe „elektiven" Charakter, ist ein Beispiel für das generelle Phänomen der Übersetzung ökonomischer Rentabilitätsgründe in die Sprache der Medizin (Kuhlmann, 1997). Wie „elektiv" eine Leistung ist, hängt vom Ausschöpfungsgrad eines Budgets zum Zeitpunkt der Inanspruchnahme ab. Zudem trifft der mit diesem Begriff verbundene Eindruck, die Patientensituation werde nicht nennenswert tangiert, häufig nicht zu, sondern ist Ausdruck einer organmedizinisch borniertem Sichtweise. Zum Beispiel ist eine aufgeschobene Hüftgelenkoperation mit Schmerzen und – teilweise weitgehenden – Bewegungseinschränkungen verbunden, die wiederum das allgemeine Krankheits- und Mortalitätsrisiko vor allem der alten Patienten erhöhen.
- Ökonomisch begründete Verlegungen von kostenaufwändigen Patienten in Krankenhäuser höherer Versorgungsstufen lassen sich sogar statistisch nachweisen. Betroffen sind alte chronisch kranke und/oder multimorbide Patienten, solche mit schweren Unfällen usw. (Simon, 1997, 2000). Entweder kann die Aufnahme vermieden werden („wir sind voll belegt") oder eine Weiterverlegung kann mit medizinischer Begründung erfolgen.
- Drastische Verweildauersenkung in Krankenhäusern mit hohem Wettbewerbsdruck beobachtet man überwiegend bei den „Fallpauschalenpatienten" im Unterschied zu den „Pflegesatzpatienten" und den „Selbstzahlern" (Kühn & Simon,

---

[5] Wenn im Folgenden nicht anders vermerkt siehe Kühn & Simon (2001).

2001). Sowohl die überlange Verweildauer als auch die vorschnelle Entlassung führen zu Versorgungsrisiken.
- Ein weites Feld ist die Legitimation der Nichtgewährung effektiver Leistungen (im Sinne von Heilerfolg und/oder Symptomlinderung) durch ökonomisch motivierte ärztliche Indikationsstellung („schleichende Rationierung"; Braun, 2000).

3.2 Interessenkonflikte

Wir haben es hier mit Interessenkonflikten zu tun, bei denen auf der einen Seite die von Ärzten und Pflegekräften erwartete treuhänderische Moral steht und auf der anderen Seite Einkommens- und Karriereinteressen bzw. die Loyalität zur Institution (Rodwin, 1993; Spece, Shimm & Buchanan, 1996). Sie werden nicht selten zu Lasten der Patienten entschieden. Die zahlreichen Presseberichte über „heimliche Selektion" sind nach den Ergebnissen unserer Fallstudien durchaus ernst zu nehmen. Es ist bemerkenswert, dass weder Krankenkassen noch die zuständigen Ministerien initiativ werden, um diesen Fragen nachzugehen. Pflegekräfte fühlen sich belastet als Mitwisser und als Adressaten bohrender Patientenfragen und reagieren darauf verschieden. Die individuellen Handlungsoptionen, damit umzugehen, werden im Zuge der Verbetrieblichung geringer, das erforderliche Maß an Widerständigkeit im Interesse des Patienten größer.

Der Ethikbetrieb sieht diese Interessenkonflikte meist als schwierige Wahl bzw. „Güterabwägung" angesichts konkurrierender moralischer Werte, wie das bei anderen ethischen Problemen durchaus der Fall sein kann (Sass & Viefhus, 1991). Hier gibt es jedoch kein schicksalhaft unausweichliches Dilemma. Das individuelle und gesellschaftliche Primärinteresse ist die Loyalität zum Kranken, und die Nutzung einer Einkommenschance ist, ethisch gesehen, eindeutig nur Sekundärinteresse. Es konfligieren zwei Seiten, von denen eine ethisch eindeutig die Priorität hat.

Dem bisher Gesagten wird entgegengehalten, Konflikte zwischen Einkommensinteresse und Patientenloyalität seien in der Medizin durchaus nichts Neues. Das stimmt. Jedoch das Neue liegt in der zunehmenden, institutionell gesicherten, sanktionsbewährten und monetär belohnten Unausweichlichkeit der ökonomischen Überformung ärztlicher Entscheidungen für die individuellen Ärzte und Pflegekräfte. Im New England Journal of Medicine drückte ein Arzt dies als seine Erfahrungen recht drastisch aus: „Ich glaube, dass jeder Doktor in einer Privatpraxis gelegentlich sich den Patienten als einen Dollarbetrag vorstellt, der mit einem Symptom ausgestattet ist. Aber ich glaube genauso, dass sie sich regelmäßig aus einem solchen Denken wieder zurückziehen aufgrund ihrer Erziehung und Moral. Die Gefahr jetzt ist die

Institutionalisierung des Gewinnimpulses durch das Unternehmen und folglich die Abtrennung der persönlichen Verantwortung des Arztes für Handlungen, die aus diesem Impuls heraus unternommen werden" (Scovern, 1988).

Die marktliberale Ideologie und der sie vermittelnde Jargon sind tief in das Denken und Handeln im Gesundheitswesen eingedrungen (Annas, 1995). Ein Effekt scheint die Erblindung gegenüber dem empirisch unabweisbaren Sachverhalt zu sein, dass die Verselbständigung der Ökonomie vom Mittel zum Zweck, vom Streben nach Wirtschaftlichkeit zur wirtschaftlichen Verwertung Bürokratisierungsprozesse reinsten Wassers hervorruft. Es bildet sich ein Medizin-Ideal heraus, das Max Weber (1959) mit den Begriffen „Regel, Zweck, Mittel und ‚sachliche Unpersönlichkeit'" als bürokratische Rationalität umrissen hat (S. 738), deren Wesen es entspreche, den Klienten „sine ira et studio (...) ohne Ansehen der Person, formal gleich für ‚jedermann'" zu behandeln (S. 166). Das ist die Definition des exakten Gegenteils von Subjekt- und Patientenbezogenheit und bedeutet in der Tendenz den institutionalisierten Ausschluss der Person des Patienten aus der Entscheidung. Die Subjektivität und das Außergewöhnliche des einzelnen Patienten mit seiner Krankheit werden zu bedrohlichen und irrationalen Störgrößen, die durch betriebswirtschaftliches Management ausgeschaltet werden müssen (Belkin, 1994; Frankford, 1994; Kühn, 1989). Für ethische Probleme des skizzierten Interessenkonflikts findet sich in dieser Welt keine Wahrnehmungskategorie.

3.4 Individuelle Anpassung

Im selben Maße, in dem das so ist, interagieren die Kranken nicht mit ihren Agenten, den Ärztinnen und Ärzten, Schwestern und Pflegern, sondern mit Charaktermasken eines Organisationssystems. Das ökonomische Ziel verwandelt sich vom Instrument der Effizienzsteigerung zum primären Zweck, der sich hinter dem Rücken der Patienten das medizinisch-pflegerische Handeln unterwirft. Das Tempo des Wandels und seine Undurchschaubarkeit, die neu entstehenden Aufgaben, die Entwertung von Qualifikationen und Erfahrungen, neue Arbeitsteiligkeiten, Verluste von Autonomie gepaart mit neuen Verantwortungen, denen man sich nicht gewachsen glaubt, Lockungen neuer beruflicher Perspektiven und Einkommensmöglichkeiten usw. stellen zur Selbstverständlichkeit gewordene moralische Orientierungen vor Zerreißproben. Die alltäglichen routinisierten „shortcuts" aus erfahrungsgemäß Richtigem, mit denen eigenes Handeln mit den moralischen Werten in Übereinstimmung gebracht werden, befriedigen nicht mehr. In besonderen Situationen kann es zu zugespitzten und offensichtlichen (inneren und äußeren) Konflikten kommen zwischen dem treuhänderischen Selbstverständnis der Dienstleister und den Verlockungen bzw. Zwängen zum Vertrauensbruch, zwischen der Achtung des Schutzbedürfnisses und seiner wirtschaftlichen Verwertung.

Die schnell vollzogene Anpassung bedeutet bei patientenbezogenen Dienstleistungen, nicht nur Abkehr von der eigenen Moral und dem bisherigen Selbstbild, sondern auch Verrat an einem anvertrauten und schutzbedürftigen Menschen. Das führt zur „moralischen Dissonanz" mit quälendem Unbehagen, das länger anhält und tiefer ans Selbstbewusstsein rührt als die – im Wandel sich ebenso häufende – Frustration von Bedürfnissen. Diese Gewissensnot kann so peinigend sein, dass Individuen – meist unbewusst, aber mit um so größerer Energie – alles daransetzen, um das moralische Dissonanzerlebnis möglichst umgehend wieder zu harmonisieren. Die intellektuell einfachste, aber praktisch meist schwierigste Lösung liegt darin, den Zwängen und Versuchungen der Institution und der Angst vor Isolierung zu widerstehen. Eine andere Befreiungsvariante aus chronischen Moralkonflikten ist die Flucht aus dem Beruf. Obwohl bei hoher Arbeitslosigkeit nur ein letzter Ausweg, dürften solche Konflikte bei Pflegekräften nicht selten zu dieser Entscheidung beitragen.

Zu allen Zeiten und in sozialen Zusammenhängen gab es Personen, die die Kraft hatten zu widerstehen. Die Geschichte zeigt aber, dass dies nur wenigen und diesen oft nicht ein Leben lang möglich zu sein scheint. Aus dieser unbestreitbaren Tatsache wäre ein Gebot der politischen Ethik abzuleiten. Es besagt, Institutionen und Steuerungsinstrumente so zu gestalten, dass die in ihnen handelnden Individuen keine Helden werden müssen, um ihrer ethischen Verantwortung zu entsprechen.

Das ist umso mehr geboten, als die Psychoanalyse einen erstaunlichen Variantenreichtum an Strategien kennt, mit denen die Menschen ihr Gewissen überlisten, um ihr moralisches Gleichgewicht wiederzuerlangen. Die – im psychologischen Sprachgebrauch – „rationalisierende" Interpretation der Entscheidungskonstellation erlaubt es, das Verhalten den neuen Bedingungen (z.B. pervertierter Anreizsysteme) anzupassen, ohne subjektiv aus der Kontinuität der eigenen Werthaltung aussteigen zu müssen. Die Psychodynamik einer Krankenhausabteilung oder Station verrät oft ein dazu funktionales Phänomen. Die unbewusste Angst vor der Gewissenspein äußert sich häufig in Aggressionen gegen jeden, der dieses oft nur mühsam erzielte und von der Realität immer wieder bedrohte Gleichgewicht gefährdet. Als größte Bedrohung wird oft die Haltung der resistenten Kollegen erlebt. Das lässt sie leicht zum Ziel von Aggressionen werden und treibt sie in die Isolation. Der akademische Ethikbetrieb, meist darauf angelegt, die rationalisierende Anpassung an das herrschaftlich Abgeforderte zu erleichtern, pflegt die Resistenten – in Anlehnung an Max Weber (1973) – als „Gesinnungsethiker" zu etikettieren, einem anderen Wort für arme realitätsblinde, aber gefährliche Irre.

Dennoch versuchen viele Krankenschwestern und -pfleger, Ärztinnen und Ärzte im Krankenhaus, ihrer Berufsethik gerecht zu werden, auch wenn sie dafür Nachteile in Kauf nehmen müssen (Kühn & Simon, 2001). Werden sie jedoch nicht durch die gesellschaftliche Umwelt und durch neue Strukturen darin unterstützt, ist zu erwarten, dass auch sie nach einer Phase des Übergangs das zunächst als „Fremdzwang" Erlebte, kulturell, psychisch und moralisch zu „Selbstzwang" verinnerlichen. Dieser wird freiwillig und selbstverständlich und muss weder vor dem Berufsgewissen, noch gegenüber dem Patienten gerechtfertigt werden. Hier sollen exemplarisch nur einzelne Formen moralischer Entlastungsmuster genannt werden:

Anforderungen der Institution, die als Gegensatz zu den obigen ethischen Erwartungen erlebt werden, werden interpretiert als solche der „Gesellschaft" oder „Gemeinschaft" gegenüber denen Ansprüche des Individuums (Patient) zurückgestellt werden müssen, obgleich der Anspruch des kranken Individuums letztlich ein Anspruch aller Individuen ist.

Die Philosophiegeschichte zeigt, dass gesellschaftliche Interessen häufig über das jeweilige Menschenbild in ethischen Haltungen umgesetzt werden. Beispielsweise erscheint soziale Unterdrückung und Ausbeutung in einem anderen moralischen Licht, wenn die Natur des Menschen als aggressiv, zügellos egoistisch und triebhaft angesehen wird. Es ist dann nur folgerichtig, dass er „beherrscht" werden muss. Diffus macht sich ein Wandel des Patientenbildes in der Medizin bemerkbar und zwar dergestalt, dass die neuen, durch Sanktions- oder Anreizsysteme herbeigeführten Verhaltensweisen damit gerechtfertigt werden. Das noch vor wenigen Jahren dominierende Bild eines in allen gesundheitlichen Angelegenheiten gänzlich inkompetenten Patienten, der nicht weiß, was gut für ihn ist, wird jetzt abgelöst vom Bild des Patienten als einem unersättlichen Konsumenten. Das entlastet denjenigen, der diesem einen Dienst, ein Medikament oder auch nur ein Gespräch vorenthält, gilt es doch, Unersättlichkeit in Grenzen zu halten. Das muss auch nicht verwundern: Die prospektive Finanzierung durch Pauschalen und Budgets überträgt das Versicherungsrisiko auf die Station oder Abteilung, ohne dass die Patienten- bzw. Fallzahl tatsächlich den Umfang eines Risikopools hätte. Da wird der Patient als potenziell bedrohlich empfunden.

Auch die Karriere eines anderen Begriffes vom Patienten ist hier zu nennen: des „Kunden". Unbestreitbar stiftet die damit einhergehende Marketingstrategie auch positive Veränderungen in einer Institution Krankenhaus, in der – schonender lässt es sich nicht ausdrücken – noch vor 20 Jahren die Durchsetzung normaler bürgerlicher Anstandsnormen bereits eine Revolution bedeutet hätte. Höflichkeit und Freundlichkeit ist hier eine bemerkenswerte Innovation. Welche Normen und Werte werden aber unbemerkt durch die Verwandlung des Patienten in einen Kunden transportiert? Was ist nach allgemeinem Verständnis ein Kunde? Er/Sie hat die Wahl, kann abwägen, kann gehen, wenn es ihm/ihr nicht gefällt etc. Was hingegen ist ein Kranker? Er/Sie ist in Not, braucht Hilfe, hat oft keine Wahl, kann oft nicht wägen und auch nicht warten. Wie entlastend ist es, einen Kranken als Kunden anzusehen? Mit welchen Folgen für ihn oder sie?

3.5 Moralischer Verfall oder struktureller Interessenkonflikt?

Halten wir fest: Das wettbewerbs- und verdienstökonomische Kalkül wird zunehmend entsubjektiviert, das heißt es bleibt nicht mehr dem unmittelbar Handelnden überlassen, sondern wird in die Institution, ihre Anreiz- und Sanktionssysteme integriert. Daher wird die moralische Qualität der künftigen Medizin (die bereits begonnen hat) immer weniger nur von der individuellen Moral der ärztlich und pflegerisch Betreuenden, sondern zunehmend von den Verhaltenszwängen abhängen, die in die Institution und in das Gesamtsystem eingebaut sind.

Die meisten Moralprobleme, die auf konfligierenden Interessen beruhen, sind nicht als Moralprobleme, sondern als Strukturprobleme lösbar (Bauman, 1994; Ben-Ner & Putterman, 1999). Interessenkonflikten ist nicht mit Moralappellen beizukommen, aber sie können gestaltet werden. Unser Gegenstand wäre also nicht Fehlverhalten, sondern wären Strukturen, die das Risiko des Fehlverhaltens vergrößern, indem sie einen Interessenkonflikt herbeiführen. Die damit für die ärztlichen und pflegenden Dienstleister einhergehende psychische Belastung ließe sich auf diesem Weg ebenfalls reduzieren.

Mit dem Begriff des Interessenkonflikts lässt sich die gedankliche Verbindung zwischen den ethischen Forderungen an die individuellen Ärztinnen und Ärzte und den institutionellen Bedingungen, unter denen sie handeln, herstellen. Damit sind allgemein Bedingungen gemeint, die diese Loyalität oder das Treffen unabhängiger Urteile und Entscheidungen beeinträchtigen und die den ärztlichen Treuhänder in Konflikt zur ethischen (und manchmal auch rechtlichen) Norm bringen und damit das Risiko der Normverletzung erhöhen.

Der Interessenkonflikt, verstanden als eine objektive Bedingung individuellen Handelns ist noch nicht die Normverletzung, aber birgt in sich ein erhöhtes Risiko, dass sie geschieht. Im Falle des Arztes können solche Konflikte zweifacher Natur sein: Entweder es bestehen finanzielle und andere persönliche Interessen, welche die Entscheidung potenziell von der treuhänderischen Pflicht ablenken, oder es sind konkurrierende Verpflichtungen (etwa die des Angestellten gegenüber dem Unternehmen oder des Managements gegenüber den Aktionären), die zur gespaltenen Loyalität führen. Für die Ethik in der Gesundheitspolitik folgt daraus, dass sie sich in die Lage bringen muss, solche institutionellen Interessenkonflikte als „Risiken" zu identifizieren und sie zu vermeiden, zumindest aber das Potenzial für Verletzungen der allgemein akzeptierten ethischen Normen zu vermindern.

Damit ist die Qualität der Arbeit im Krankenhaus angesprochen. Der makroökonomische Druck, der durch die neuen Finanzierungsformen auf den Institutionen lastet, muss nur dann nicht zu Lasten der Patienten gehen, wenn kooperative Arbeitsformen sowie ein hohes Niveau der binnen- und zwischeninstitutionellen Integration überhaupt das Potenzial für andere als reine Verknappungsstrategien beinhalten (Frankford, 1993; Irvine, 1999; Millenson, 1997). Die Medizin in Deutschland weist hier im internationalen Vergleich ganz erhebliche Modernisierungsrückstände auf. Internationale Beispiele zeigen, dass geringerer Ressourcenverbrauch nicht zwangsläufig mit der Zerstörung individuellen und sozialen Vertrauens bezahlt werden muss. Am Beispiel von Ärzten zeigt sich, dass es ihnen, wenn sie in kollegial-kooperativen und berufsübergreifenden Zusammenhängen arbeiten und ihr Einkommen im Wesentlichen ein Gehalt ist, möglich wird, sich auf die Individualität des Patienten zu konzentrieren und Entscheidungen zu treffen, die nicht mit je unterschiedlichen Verdienstchancen verknüpft und belastet sind.

Auf der Systemebene muss gesundheitspolitisch sichergestellt werden, dass die oben skizzierten Möglichkeiten zur Externalisierung mittels Patientenselektion, Personalverknappung, Qualitätssenkung usw. Gegengewichte findet. Hier gibt es kein Allheilmittel, sondern eine statistisch ermittelte Kontrolle der Risikostruktur, neue Formen der Teamarbeit, Partizipation von Patienten und Angehörigen, Patientenrechte und ein Zurückdrängen der materiellen und moralischen Ab- und Entwertung von Solidarität und Öffentlichkeit müssen zusammenwirken. Es ist keine Frage, dass die Berufszufriedenheit der Ärzte und Pflegekräfte damit steigt und wahrscheinlich auch das Verhältnis von gesundheitlichem Nutzen und den gesamten Kosten (d.h. der monetären und nichtmonetären, betrieblichen und gesellschaftlichen bzw. externalisierten Kosten) sich verbessert. Denn wie das US-amerikanische Beispiel zeigt ist die ökonomisierte Medizin keineswegs wirtschaftlich (Kühn, 1997).

Über die Unvermeidlichkeit bzw. Irreversibilität einer Medizin, die stärker betriebsförmig und integriert ist, sollte man sich keine Illusionen machen. Das ethische und politische Problem besteht darin, die medizinische Versorgung als Teil des gesellschaftlichen Lebens und somit als Feld demokratischer Gestaltung zu entdecken. Die ethische Grundfrage „Wie wollen wir leben?" muss konkret in Strukturen übersetzt werden und die vorhandenen Strukturen wären daraufhin zu analysieren, welche impliziten Antworten auf diese Grundfrage sie bereits enthalten.

Literatur

Angell, M. & Kassirer, J.P. (1996). Quality and the medical marketplace – following elephants. *New England Journal of Medicine, 335*, 883-885.

Annas, G.J. (1995). Reframing the debate on health care reform by replacing our metaphors. *New England Journal of Medicine, 322*, 744-747.

Barnett, J.R., Barnett, P. & Kearns, R.A. (1998). Declining professional dominance? Trends in the proletarisation of primary care in New Zealand. *Social Science and Medicine, 46*, 193-207.

Bauman, Z. (1994). Morality without ethics. *Culture & Society, 11*, 1-34.

Belkin, G.S. (1994). The new science of medicine. *Journal of Health Politics, Policy, and Law, 19*, 801-808.

Ben-Ner, A. & Putterman, L. (Eds.). (1999). *Economics, values, and organization.* Cambridge: Cambridge University Press.

Berg, M. (1997). *Rationalizing medical work: Decision-support techniques and medical practices.* Cambridge: MIT Press.

Blumenthal, D. (1997). The future of quality measurement and management in a transforming health care system. *Journal of the American Medical Association, 278*, 1622-1625.

Braun, B. (2000). *Rationierung und Vertrauensverlust im Gesundheitswesen – Folgen eines fahrlässigen Umgangs mit budgetierten Mitteln?* St. Augustin: Asgard.

Chassin, M.R., Galvin, R.W. & The National Roundtable on Health Care Quality (1998). The urgent need to improve health care quality. *Journal of the American Medical Association, 280*, 1000-1005.

Dranove, D. (2000). *The economic evolution of American health care: From Marcus Welby to managed care.* Princeton: Princeton University Press.

Emanuel, E.J. & Dubler, N.N. (1995). Preserving the physician-patient relationship in the era of managed care. *Journal of the American Medical Association, 273*, 323-329.

Frankford, D.M. (1993). The medicare DRGs: Efficiency and organizational rationality. *Yale Journal on Regulation, 10*, 273-346.

Frankford, D.M. (1994). Scientism and economism in the regulation of health care. *Journal of Health Politics, Policy and Law, 19*, 773-799.

Ginzberg, E. (1999). US health care: A look ahead to 2025. *Annual Review of Public Health, 20*, 55-66.

Hafferty, F.W. & McKinlay, J.B. (Eds). (1993). *The changing medical profession: An international perspective.* New York: Oxford University Press.

Irvine, D. (1999). The performance of doctors: the new professionalism. *Lancet, 353*, 1174-1177.

Kuhlmann, E. (1997). „...zwischen den Mahlsteinen". Ergebnisse einer empirischen Studie zur Verteilung knapper medizinischer Ressourcen in ausgewählten klinischen Settings. In G. Feuerstein (Hrsg.), *Prioritäten und Wertkonflikte im Einsatz knapper klinischer Behandlungsressourcen. Eine explorative Studie über alltagspraktische Entscheidungssituationen in der Krankenversorgung* (S. 1-75). Bielefeld: Universität Bielefeld, Fakultät für Gesundheitswissenschaften.

Kühn, H. (1989). Glanzvolle Ohnmacht – Zum politischen Gehalt des Ganzheitlichkeitsanspruchs in der Medizin. In H.-H. Abholz, T. Brocher & E. Göbel (Hrsg.), *Der ganze Mensch und die Medizin* (S. 111-128). Hamburg: Argument.

Kühn, H. (1990). Ökonomisierung der Gesundheit. Am Beispiel des US-amerikanischen Gesundheitswesens. *WSI-Mitteilungen, 43* (4), 62-75.

Kühn, H. (1997). *Managed Care: Medizin zwischen kommerzieller Bürokratie und integrierter Versorgung. Am Beispiel USA.* (Veröffentlichungsreihe der Arbeitsgruppe Public Health P97-202). Berlin: Wissenschaftszentrum Berlin für Sozialforschung.

Kühn, H. (1998a). Industrialisierung der Medizin? Zum politisch-ökonomischen Kontext der Standardisierungstendenzen. In Jahrbuch für Kritische Medizin (Hrsg.), *Standardisierungen in der Medizin* (Band 29). (S. 34-52). Berlin: Argument.

Kühn, H. (1998b). Wettbewerb im Gesundheitswesen und sozial ungleiche Versorgungsrisiken. *Sozialer Fortschritt, 47*, 131-136.

Kühn, H. & Simon, M. (2001). *Anpassungsprozesse der Krankenhäuser an die prospektive Finanzierung (Budgets, Fallpauschalen) und ihre Auswirkungen auf die Patientenorientierung.* (Abschlussbericht eines Forschungsprojekts des Berliner Forschungsverbundes Public Health). Berlin: Wissenschaftszentrum Berlin für Sozialforschung.

Lee, P.R. & Etheredge, L. (1989). Clinical freedom: two lessons for the UK from US-experience with privatization of health care. *Lancet, 298*, 263-67.

Marx, K. (1959). *Grundrisse zur Kritik der Politischen Ökonomie.* Berlin: Dietz.

Millenson, M.L. (1997). *Demanding medical excellence: Doctors and accountability in the information age.* Chicago: University of Chicago Press.

Rice, T. (1997). Physician payment policies: Impacts and implications. *Annual Review of Public Health, 18*, 549-65.

Robinson, R. & Steiner, A. (1998). *Managed health care: US evidence and lessons for the National Health Service.* Buckingham: Open University Press.

Rodwin, M.A. (1993). *Medicine, money and morals: physicians' conflicts of interest.* New York: Oxford University Press.

Rodwin, M.A. (1999). Backlash as prelude to managing managed care. *Journal of Health Politics, Policy, and Law, 24*, 1115-26.

Salmon, J.W. (Ed.). (1994). *The corporate transformation of health care: Perspectives and implications.* Amityville: Baywood.

Sass, H.-M. & Viefhues, H. (Hrsg.). (1991). *Güterabwägung in der Medizin.* Berlin: Springer.

Scovern, H. (1988). Hired help: A physician's experience in a for-profit staff model HMO. *New England Journal of Medicine, 319,* 787-90.

Simon, M. (1997). Das Krankenhaus zwischen öffentlichem Versorgungsauftrag und einzelwirtschaftlicher Orientierung. Neuere Entwicklungen in der stationären Krankenversorgung im Gefolge von Budgetdeckelung und neuem Entgeltsystem. In Jahrbuch für Kritische Medizin (Hrsg.), *Nach der Reform.* (Band 28). (S. 33-54). Berlin: Argument.

Simon, M. (2000). *Krankenhauspolitik in der Bundesrepublik Deutschland.* Wiesbaden: Westdeutscher Verlag.

Spece, R.G., Shimm, D.S. & Buchanan, A.E. (1996). *Conflicts of interest in clinical practice and research.* New York: Oxford University Press.

Tuohy, C.H. (1999). *Accidental logics: The dynamics of change in the health care arena in the United States, Britain, and Canada.* New York: Oxford University Press.

Weber, M. (1964). *Wirtschaft und Gesellschaft.* (Erster Halbband). Köln: Kiepenheuer & Witsch.

Weber, M. (1973). Der Beruf zur Politik. In M. Weber, *Soziologie, Universalgeschichtliche Analysen, Politik* (S. 167-185) (5. überarb. Aufl.). Stuttgart: Kröner.

Woolhandler, S. & Himmelstein, D.U. (1997). Costs of care and administration at for-profit and other hospitals in the United States. *New England Journal of Medicine, 336,* 769-74.

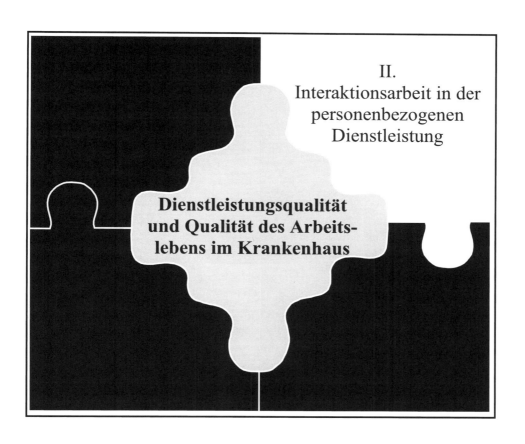

Arbeitsbelastungen, Burnout und Interaktionsstress im Zuge der Reorganisation des Pflegesystems

André Büssing und Jürgen Glaser

Zusammenfassung

Der Prozess der Reorganisation von einem funktionalen zu einem ganzheitlichen Pflegesystem in einem Krankenhaus wird hinsichtlich der Arbeitsbelastungen in der Pflege und mit Blick auf die Implikationen für Burnout und Interaktionsstress in der Pflege evaluiert. Die Untersuchung basiert auf einer vergleichenden Längsschnittstudie in einem „Modellkrankenhaus" und in zwei „Kontrollkrankenhäusern". Es werden zwei Gruppen von Daten einbezogen: Zum einen ein Bündel quantitativer Indikatoren zu verschiedenen Formen von Arbeitsbelastungen, die sich als zuverlässige Prädiktoren für Burnout erwiesen haben. Zum anderen qualitative Daten aus Gruppeninterviews mit Pflegekräften zur Spezifizierung und Illustration der Ergebnisse. Zunächst werden anhand multivariater Varianzanalysen Haupt- und Interaktionseffekte der Faktoren „Zeitpunkt" und „Krankenhaus" untersucht. Die Ergebnisse dieser quantitativen Analysen belegen, dass Arbeitsbelastungen im Zuge der Reorganisation im Modellkrankenhaus substanziell abgebaut werden konnten, zugleich nahmen emotionale Erschöpfung und Depersonalisation zu. Die qualitativen Daten zeigen, dass diese auf den ersten Blick widersprüchlichen Befunde durch eine voranschreitende Intensivierung von Interaktionsstress im System der ganzheitlichen Pflege erklärt werden können. Die Befunde werden vor dem Hintergrund der Modernisierung von Arbeitssystemen in der personenbezogenen Dienstleistung diskutiert.

1   Einleitung[1]

Im Zuge der grundlegenden gesetzlichen Änderungen seit Beginn der 1990er Jahre ist das deutsche Gesundheitswesen einem rasch anwachsenden, gesundheitspolitischen Druck ausgesetzt. Mit den Gesetzesänderungen im Rahmen der Gesundheitsreform wird versucht, die sogenannte „Kostenexplosion" im Gesundheitswesen, insbesondere die Kosten der stationären Behandlung, zu dämpfen und Rationalisierungspotenziale auszuschöpfen. Für die deutschen Krankenhäuser, die bislang nur

---

[1] Das englische Original dieses Beitrags wurde von Büssing & Glaser (1999c) veröffentlicht. Die deutsche Fassung wurde aktualisiert und gekürzt.

sehr begrenzt einem freien Markt unterlagen, wird seitdem die Wettbewerbsfähigkeit mehr und mehr zum entscheidenden Erfolgsfaktor.

Zahlreiche Strategien werden von den Krankenhäusern genutzt, um die Wettbewerbsposition zu verbessern: Reduktion von Kosten, die Optimierung von Arbeitsprozessen und nicht zuletzt die Verbesserung der Qualität. Im Kern zielen diese Strategien auf eine Reorganisation von Dienstleistungsprozessen in Krankenhäusern ab (Büssing, 1997). Reorganisationsprozesse oder vergleichbare Strategien umfassen ein ganzes Bündel an Faktoren. Neben einer Konzentration auf finanzielle Kosten sind sie auf Qualität, Zeit, Schnittstellen, Humankapital usw. ausgerichtet, wobei Dienstleistungsprozesse im Krankenhaus ganz maßgeblich auf menschlicher Arbeit basieren, in welcher Interaktion und Kommunikation eine wichtige Rolle spielen. Menschliche Arbeit ist der kritische Faktor, der ausschlaggebend für die meisten anderen Qualitätsaspekte ist.

Der vorliegende Beitrag befasst sich mit dem Prozess der Organisationsentwicklung im Krankenhaus und insbesondere in der Krankenpflege. In Deutschland – wie in vielen anderen hochindustrialisierten Ländern – stellt der Pflegedienst diejenige Berufsgruppe, die in Krankenhäusern nicht nur zahlenmäßig am stärksten vertreten ist, sondern die auch die meisten kontinuierlichen Kontakte mit den Patienten hat. In den vergangenen Jahren schreitet die Pflege in Deutschland mehr und mehr auf ihrem Weg hin zur Professionalisierung voran, wenn auch im Vergleich zu den angloamerikanischen Ländern mit erheblicher Verzögerung (vgl. Landenberger, in diesem Band; Mörgelin & Schwochert, 1995). Trotz dieser Entwicklung und dem Umstand, dass in Deutschland nach wie vor ein sogenannter „Pflegenotstand" zumindest hinsichtlich geringer Arbeitszufriedenheit, hoher Fluktuation und Berufsflucht zu verzeichnen ist, gehen immer mehr innovative Impulse für Veränderung und Entwicklung in Krankenhäusern vom Pflegedienst aus. Diese Impulse führen zu zwei vorherrschenden Gruppen von Aktivitäten. Die erste Gruppe befasst sich mit Ausbildung und Training: Die treibenden Kräfte liegen hier in den offensichtlichen Defiziten in verschiedenen Bereichen (z.B. Management, Soziotherapie, Informations- und Kommunikationstechnologie) und den damit verbundenen beruflichen Problemen hinsichtlich Macht und Einfluss der Pflege. Die meisten anderen Aktivitäten ranken sich um den Abbau von Arbeitsbelastungen, die Arbeitsgestaltung und darüber hinausgehende Änderungen des Pflegesystems von einer funktionalen hin zu einer ganzheitlichen Pflege.

Reorganisation und Gestaltung von Pflegesystemen können als Teil von Modernisierungsstrategien gesehen werden (z.B. Beck, Giddens & Lash, 1996). Modernisierung ist stets verknüpft mit Hoffnungen und Erwartungen, bezogen auf die Pflege etwa an eine Verbesserung der Qualität des Arbeitslebens und der Patientenversorgung. Jedoch ist Modernisierung wie auch in anderen Bereichen des wirtschaftlichen, privaten und öffentlichen Lebens sehr vielschichtig und nicht widerspruchsfrei in ihren Wirkungen. Während mit einer soziotechnischen Gestaltung des Pflegesystems sicherlich zahlreiche positive Einflüsse im Hinblick auf Arbeitsbelastungen, Anforderungen und Ressourcen einhergehen dürften, kann sie zugleich auch zu neuen Risiken, Unsicherheiten und Unwägbarkeiten führen (Büssing, 2000; Elkeles, 1997). Vor diesem Hintergrund sollten Vorteile von technologischen Verbesserungen, von organisationalem Wandel und von Fortschritten im Management von Krankenhäusern kritisch diskutiert werden.

Mit Bezug auf die Krankenpflege wollen wir daher Arbeitsbelastungen im Zuge der Reorganisation untersuchen und ihre positiven und negativen Wirkungen differenziert analysieren. Arbeitsbelastungen als objektive Bedingungen in Arbeitssystemen gelten nicht nur als Quellen von Stress, Arbeitsunzufriedenheit und Burnout, sie werden häufig auch für die hohe Fluktuation und das unattraktive Berufsbild der Pflege verantwortlich gemacht. Deshalb zielen Bemühungen, ein Pflegesystem durch Organisationsentwicklung und Arbeitsgestaltung zu verändern, häufig auch auf einen Abbau von Arbeitsbelastungen und die damit verbundene Erwartung ab, mit diesem Abbau auch psychischen Stress und Burnout zu vermindern und somit schädliche Folgen für die Pflege(kräfte) zu vermeiden.

In diesem Beitrag wird die Entwicklung von einem funktionalen zu einem ganzheitlichen Pflegesystem auf die damit einhergehenden Veränderungen in den Arbeitsbelastungen und auf ihre Implikationen für Burnout und Interaktionsstress – oder allgemeiner auf Interaktionsarbeit (vgl. Büssing & Glaser, 1999b sowie den nachfolgenden Beitrag von Büssing & Glaser in diesem Themenblock) – hin untersucht. Die Untersuchung befasst sich mit den folgenden zwei Fragestellungen:

- Welchen Einfluss hat die Reorganisation des Pflegesystems auf die Arbeitsbelastungen der Pflegekräfte?
- Welchen Einfluss hat die Reorganisation des Pflegesystems auf die Verbreitung von Burnout?

Um diese Fragen zu beantworten, greifen wir auf Daten zurück, die im Rahmen einer Längsschnittstudie zu psychischem Stress und Burnout in der Krankenpflege im Zeitraum von 1994 bis 1998 in drei Krankenhäusern erhoben wurden[2]. Die Daten werden in inter- und intraorganisationalen Vergleichen hinsichtlich Arbeitsbelastungen und Burnout analysiert. Im Folgenden wird zunächst der konzeptuelle Hintergrund zu Pflegesystemen und Arbeitsgestaltung, zu Arbeitsbelastungen und Burnout vermittelt. Mit dem Interaktionsstress greifen wir ein Konzept auf, das in der personenbezogenen Humandienstleistung wie der Pflege von großer Bedeutung ist; mit diesem Konzept lassen sich – wie später gezeigt wird – auch die spezifischen Probleme von Reorganisation und Modernisierung besser verstehen.

2 Konzeptueller Hintergrund

2.1 Pflegesystem und Arbeitsgestaltung – von der funktionalen zur ganzheitlichen Pflege

Die traditionelle Krankenhausorganisation in Deutschland ist streng hierarchisch strukturiert. Auf der Stationsebene spiegelt sich diese hierarchische Organisation in einer ausgeprägten funktionalen Arbeitsteilung nicht nur zwischen medizinischem und pflegerischem Subsystem wider, sondern auch zwischen verschiedenen pflegerischen Aufgaben und anderen Arbeitsfunktionen. Hinter dieser tayloristischen Arbeitsteilung steht die verkürzte Auffassung, dass nur eine technische determinierte Spezialisierung der Pflege zu einem Maximum an Qualität führt, und dass nicht jede Pflegekraft alle Arbeitsfunktionen verrichten kann und sollte[3]. Pflege wird dementsprechend in einzelne Arbeitsfunktionen zergliedert, die sich zumeist am medizinischen Status des Patienten orientieren. Darüber hinaus werden nicht nur die Arbeitsaufgaben sondern auch die Ziele und Bedürfnisse von Pflegekräften und Patienten in verschiedene biologische, psychologische und soziale Aspekte fragmentiert. Mögliche Wechselwirkungen zwischen „Fragmenten" des Patienten, zum Beispiel seiner sozialen Situation, und „Fragmenten" der Pflegekraft, wie etwa der Arbeitsbelastung und Arbeitszufriedenheit sowie die Interaktion in der Beziehung der

---

[2] Der Beitrag enstand im Projekt „Psychischer Stress und Burnout in der Krankenpflege", das vom Bundesministerium für Bildung und Forschung (bmb+f) im Rahmen des Programmes „Arbeitsbedingungen in der Pflege von Kranken, Alten und Behinderten" unter dem Kennzeichen 01HK162/1 an Univ.-Prof. Dr. André Büssing gefördert wurde.

[3] Funktionale Pflege lässt sich in diesem Zusammenhang als eine Zersplitterung von pflegerischen Aufgaben verbunden mit der Gliederung von Zuständigkeiten beschreiben. Zum Beispiel wird ein Rundgang zum Bettenmachen von den Pflegeschülern, ein Rundgang zur Durchführung von Injektionen von der Stationsleitung durchgeführt.

beiden Gruppen werden bestenfalls unterschätzt, im schlimmsten Fall vernachlässigt oder gar bestritten.

Die funktionale Pflege wurde auch wegen der typischen Arbeitsbelastungen kritisiert, die mit der hohen Arbeitsteiligkeit einhergehen. Arbeitsprozesse und -aufgaben werden in Fragmente partialisiert, die von der Stationsleitung koordiniert werden. Nicht selten sind die jeweiligen Verantwortlichkeiten unklar, die Aufgabenausführung wird immer wieder unterbrochen und die Patientenorientierung bleibt unzureichend. Im Allgemeinen wird die Regulation der Arbeitsausführung in funktionalen Pflegesystemen mehr oder weniger behindert bzw. gestört. Im Unterschied dazu wird die Verantwortung für die Patienten in ganzheitlicheren Pflegesystemen von Bezugspflegekräften übernommen, denen ein Bereich mit Patientenzimmern und einer kleineren Zahl von Patienten zugeordnet ist. Innerhalb des Pflegebereichs kann die Pflegekraft mehr oder weniger vollständige Arbeitsprozesse eigenständig organisieren. Die Zuständigkeit ist klar geregelt und die Beziehung zu den Patienten ist enger und im Allgemeinen vertrauensvoller. In ganzheitlichen Pflegesystemen ist zumeist eine Pflegekraft pro Schicht für die Entgegennahme von Telefonaten und für die Organisation von Diagnose- und Therapieterminen zuständig und entlastet somit die Pflegekräfte in den Bereichen von Unterbrechungen. Die Reorganisation von einer funktionalen zu einer ganzheitlichen Pflege ist folglich verbunden mit Erwartungen an einen Abbau von Arbeitsbelastungen und insbesondere an eine geringere Zahl von Störungen in den Arbeitsprozessen der Pflegekräfte.

In den letzten Jahren rückte die funktionale Pflege mehr und mehr in den Mittelpunkt der Kritik. Die Entwicklungen in der Pflege in anderen Ländern, die allmähliche Akzeptanz der Bedeutung psychologischer Faktoren für die Entstehung von Krankheiten, die Arbeitsunzufriedenheit der Pflegekräfte und die hohe Fluktuation veranlassten über Alternativen nachzudenken. Derzeit gilt die ganzheitliche Pflege als die am meisten bevorzugte Alternative. Die Bedeutung von „Ganzheitlichkeit" ist jedoch keineswegs umfassend und kohärent definiert. Die bekannteste Definition von Ganzheitlichkeit stammt aus der Gestaltpsychologie und besagt, dass das Ganze mehr ist als die Summe seiner Teile. Bezogen auf die Pflege bedeutet dies, dass der Patient mehr ist als die Summe seiner Pflegeprobleme und Pflegeressourcen, dass die Pflegekraft mehr ist als die Summe ihrer Arbeitsgänge und dass ganzheitliche Pflege mehr ist als die Summe einzelner Arbeitsfunktionen (Glaser & Büssing, 1996).

Eine ganzheitliche Sichtweise ist also keineswegs nur auf den Patienten begrenzt; Pflegekräfte, ihre Arbeitsaufgaben und Arbeitsbedingungen bilden ein Komplement. Das arbeitspsychologische *Konzept der vollständigen Tätigkeit* entspricht der Forderung nach einer ganzheitlichen Pflege aus der Perspektive der pflegerischen Arbeitsaufgaben (Büssing, 1992; Glaser & Büssing, 1996; Hacker, 1998). Das Konzept geht davon aus, dass Arbeitsaufgaben ihr Potenzial zur Gesundheits- und Persönlichkeitsförderung dann entfalten, wenn verschiedene Bedingungen erfüllt sind, die sich in notwendige und hinreichende Bedingungen unterscheiden lassen. Während Anforderungsvielfalt, Möglichkeiten zur Kooperation, Autonomie, Lern- und Entwicklungsmöglichkeiten sowie Sinnhaftigkeit von Arbeitsaufgaben zu den hinreichenden Voraussetzungen vollständiger Tätigkeit zählen, die etwa im Sinne des Lernens in der Arbeit Persönlichkeitsentwicklung fördern, gilt die Belastungsfreiheit als notwendige Voraussetzung für vollständige Tätigkeit, zumal Arbeitsbelastungen die Arbeitsausführung und die Regulation des Arbeitshandelns stören bzw. behindern. Zwei häufig genannte Formen von Arbeitsbelastungen in der Pflege – Unterbrechungen von Arbeitsprozessen und Zeitdruck – sind gute Beispiele für die schädigende Wirkung von Arbeitsbelastungen.

Während das arbeitspsychologische Konzept der vollständigen Pflegetätigkeit einen ersten Aspekt darstellt, ist Patientenorientierung ein zweiter wichtiger Aspekt einer ganzheitlichen Pflege. Dies bedeutet nicht nur, dass der Patient als Klient und die Pflege als Dienstleistung betrachtet wird. Vielmehr kommt mit der Patientenorientierung zum Ausdruck, dass der Patient nicht nur in seiner Rolle als Patient, sondern auch in seinen Lebensumständen, mit seinen Beziehungen und seinem sozialen Umfeld ernst genommen wird. Der Patient ist nicht länger Objekt, sondern vielmehr Subjekt und Partner im Pflegeprozess. Die funktionale Pflege mit ihrer Arbeitsteilung, ihren rationalistischen Strukturen und formalisierten Prozessen stört die Beziehung zwischen Patient und Pflegekraft, die erforderlich wäre, um Patientenorientierung zu realisieren. Folglich gehören Patientenorientierung und vollständige Pflegetätigkeit eng zusammen – sie sind zwei Seiten einer Medaille. Aus dieser integrierten Sichtweise lassen sich drei Bedingungen eines vollständigen Pflegesystems geltend machen:

- vollständige Pflegetätigkeit (Perspektive der pflegerischen Aufgaben),
- hinreichende Patientenorientierung (Perspektive des Patienten) sowie
- Integration und Umsetzung von vollständiger Pflege und Patientenorientierung im Rahmen des Pflegeprozesses.

Ein ganzheitliches Pflegesystem, das diese drei Elemente aufweist, hat Implikationen für die Organisation der Pflege ebenso wie für die Arbeitsgestaltung. Mit Blick auf die Pflegeorganisation ist eine Art der Pflege und Versorgung vonnöten, welche die grundlegenden Erfordernisse des Pflegeprozesses erfüllt. Das Pflegeprozessmodell unterscheidet zwischen Phasen der Pflegeanamnese, der Pflegeplanung, der Festlegung von Pflegemaßnahmen, der Pflegedokumentation und der Pflegeevaluation (vgl. Fiechter & Meier, 1998). In der Phase der Pflegeanamnese werden Informationen gesammelt sowie Pflegeprobleme und Pflegeressourcen der Patienten identifiziert. Sie sind Grundlage für die Formulierung von Pflegezielen und Pflegemaßnahmen im Rahmen der Pflegeplanung. Für die Kontinuität und die Qualität der Pflegemaßnahmen ist es wichtig, dass sie an Pflegestandards orientiert sind, dokumentiert und evaluiert werden, d.h. die Einhaltung der Pflegeziele ist zu kontrollieren. Mit der Evaluation bzw. Qualitätskontrolle weist das Pflegeprozessmodell eine Rückkoppelungsschleife auf. Darüber hinaus impliziert das Pflegeprozessmodell eine Organisation der Pflege mit geringer Arbeitsteilung und kurzen Arbeitswegen, eine Konzentration auf patientenbezogene Arbeitsfunktionen etc.

Der Ansatz des Pflegeprozesses ermöglicht nicht nur eine hinreichende Patientenorientierung als dem zweiten Bestandteil einer ganzheitliche Pflege, sondern bildet auch den Grundstein für eine vollständige Pflegetätigkeit als erstem Bestandteil ganzheitlicher Pflege. Die fünf zentralen Merkmale des Konzepts der vollständigen (Pflege-)Tätigkeit: Anforderungsvielfalt, Möglichkeiten der Kooperation, Autonomie, Lern- und Entwicklungschancen, Sinnhaftigkeit der Arbeitsaufgaben implizieren ein Bündel an arbeitsgestalterischen Maßnahmen. Darüber hinaus ist die Belastungsfreiheit eine notwendige Voraussetzung für vollständige Pflegetätigkeit. Arbeitsprozesse sollten störungsfrei verlaufen und nicht durch Ereignisse unterbrochen werden, die nicht zur Aufgabe gehören.

2.2 Arbeitsbelastungen

Da es unterschiedliche Ansätze zur Konzeptualisierung und Messung von Arbeitsbelastungen gibt, ist es notwendig, das zugrunde gelegte Konzept der Arbeitsbelastung einzuführen. Der hier verwendete Ansatz zu Arbeitsbelastung und Arbeitsstress gründet in der deutschsprachigen Arbeitspsychologie und unterscheidet sich von anderen vorherrschenden Auffassungen (zum Überblick, Büssing, 1999). Ein Hauptunterschied ist auf das Umstand zurückzuführen, dass Arbeitsbelastungen und Arbeitsstress häufig nicht unabhängig voneinander konzipiert sind. Dieses Problem lässt sich bei Konzepten von Arbeitsbelastung erkennen, die auf sogenannten „Person-Environment-Fit" (P-E-Fit)-Modellen basieren. Vereinfacht gesagt gehen P-E-Fit-Modelle davon aus, dass Einstellungen, Verhalten, Stress etc. nicht allein durch Person- oder Umweltcharakteristika, sondern vielmehr erst in der Interaktion aus beiden erklärt werden können (zum Überblick Edwards, 1996). Gemäß den P-E-Fit-

Modellen resultiert Arbeitsstress entweder aus einer unzureichenden Passung (misfit) zwischen individuellen Werten (z.B. Anspruchsniveau, Motive, Einstellungen) und den Möglichkeiten in der Umwelt, diese Werte zu erfüllen, oder aus Anforderungen der Umwelt, welche die individuelle Kapazität (z.B. Wissen, Fähigkeiten) übersteigen. Der Grundgedanke der Interaktion in P-E-Fit-Modellen ist dem „Transaktionalen Stressmodell" von Lazarus und Mitarbeitern ähnlich (z.B. Lazarus & Folkman, 1984), nach dem eine Bewertung von Umweltmerkmalen die Berücksichtigung der Personalmerkmale (und umgekehrt) notwendig macht.

Vor dem Hintergrund der Handlungsregulationstheorie (vgl. Hacker, 1998), welche die psychologischen Prozesse menschlichen Handelns beschreibt (z.B. Wahrnehmen, Planen, Denken, Entscheiden) lassen sich vier Merkmale ausmachen, die die Zirkularität in der Definition von Arbeitsstress überwinden: *Erstens*, Arbeitsbelastungen werden als objektive Bedingungen der organisationalen Umwelt konzipiert und operationalisiert (Leitner et al., 1993). *Zweitens*, Arbeitsbelastungen und Arbeitsanforderungen werden nach ihren jeweiligen Wirkungen unterschieden. Während angenommen wird, dass Arbeitsanforderungen zur Persönlichkeitsentwicklung und zur Förderung von Gesundheit und Wohlbefinden beitragen, wird davon ausgegangen, dass Arbeitsbelastungen zu Arbeitsstress führen und die Gesundheit beeinträchtigen. *Drittens*, Arbeitsanforderungen und Arbeitsbelastungen werden als unabhängig voneinander aufgefasst. Während Arbeitsanforderungen hinsichtlich ihrer psychischen Struktur, d.h. der kognitiven Ebene der Handlungsregulation wie etwa der Bewegungsausführung, der Informationsverarbeitung und der Planung zu beschreiben sind, werden Arbeitsbelastungen als potenzielle Störungen der psychischen Regulation des Arbeitshandelns betrachtet. Mit anderen Worten, Arbeitsbelastungen sind Behinderungen oder Barrieren im Arbeitsprozess; wesentliche Quellen solcher Störungen sind Fehler oder Schwachstellen in der technischen oder organisationalen Gestaltung von Arbeitsaufgaben. *Viertens*, das Ausmaß von Arbeitsstress hängt nicht vom subjektiven Erleben ab. Arbeitsstress wird ebenfalls als objektive Größe betrachtet und gemessen, insbesondere mit dem Ausmaß an riskantem Handeln oder Zusatzaufwand, der erforderlich ist, um Störungen bzw. Behinderungen zu bewältigen.

In dieser Konzeption der Arbeitsbelastung werden demnach objektive Bedingungen der Organisation und der Arbeitsaufgaben vom subjektiven Erleben der Stressfolgen wie etwa Burnout unterschieden, die beide durch objektive Folgen von Arbeitsbelastungen im Sinne von riskantem Handeln und Zusatzaufwand vermittelt werden. Das wichtigste Merkmal dieses Ansatzes zur Beschreibung von Arbeitsstress besteht darin, dass er die Zirkularität in der Definition von Arbeitsstress vermeidet und eine klare, unverzerrte Unterscheidung zwischen Stressoren und Stress sowie Stressfolgen ermöglicht. Auf der Grundlage dieses Konzepts von Arbeitsbelastungen und Arbeitsstress untersuchen wir im weiteren einerseits verschiedene Kategorien und Formen von Arbeitsbelastungen und andererseits Burnout als eine typische Beanspruchung in helfenden Berufen.

Arbeitsbelastungen werden in unserer Untersuchung in drei Kategorien gefasst: soziale Stressoren, organisationale Stressoren und Regulationsbehinderungen. *Soziale und organisationale Stressoren* sind wichtige Momente in den interpersonalen und organisationalen Ansätzen zum Burnout. Die Arbeitsbeziehungen zu Vorgesetzten, Kollegen und Leistungsempfängern in der Versorgung und Betreuung ebenso wie organisationale Aspekte etwa von Personalmangel und unsicheren Informationen sind nicht nur wohlbegründete Determinanten von Stress, sondern spielen auch eine wichtige Rolle im Entwicklungsprozess von Burnout (Cordes & Dougherty, 1993; Schaufeli, Maslach & Marek, 1993).

Regulationsbehinderungen stehen im Mittelpunkt des Konzepts von Arbeitsbelastungen, da es sich um die theoretisch bestbegründeten Formen von Arbeitsbelastungen handelt. Im *Konzept der Regulationsbehinderungen* (Leitner et al., 1993) werden Regulationshindernisse und Regulationsüberforderungen voneinander unterschieden. Regulationshindernisse können als Widersprüche zwischen verschiedenen Aufgabenzielen (z.B. widersprüchliche Anweisungen von verschiedenen Vorgesetzten), zwischen Aufgaben und Lernbedingungen (z.B. Notwendigkeit des Umgangs mit neuen Technologien ohne angemessene Einarbeitung) oder zwischen Aufgaben und Ausführungsbedingungen (z.B. Unterbrechungen im Verlauf der Arbeitsausführung) auftreten. Diese Formen von Widersprüchen führen – wie zuvor erwähnt – zu zusätzlichem oder erhöhtem Handlungsaufwand oder zu riskantem Handeln. Der Arbeitende kann die Arbeitsaufgabe nicht ausführen, weil Behinderungen und Störungen – wie zum Beispiel Unterbrechungen, unzureichende Ausstattung etc. – bewältigt werden müssen. Während Regulationshindernisse meist durch zusätzlichen oder erhöhten Handlungsaufwand oder durch riskantes Handeln bewältigt werden können, müssen Regulationsüberforderungen (z.B. Zeitdruck, Lärm, Temperatur) vom Arbeitenden ertragen werden.

In einer Untersuchung von Büssing und Schmitt (1998) konnte belegt werden, dass Regulationsbehinderungen neben anderen Formen von Arbeitsbelastungen (wie soziale und organisationale Stressoren) eine wichtige Rolle in der Entwicklung von Burnout spielen. Bestimmte Arbeitsbelastungen konnten mittels Regressionsanalyse als valide und differenzielle Prädiktoren von Burnout identifiziert werden.

2.3 Burnout

Burnout wurde als Indikator gewählt, weil es ein charakteristisches Bündel von Beanspruchungssymptomen in der Dienstleistung und insbesondere in helfenden Berufen darstellt (z.B. Büssing, 1996; Schaufeli, Maslach & Marek, 1993; Lee & Ashforth, 1996). Mit Maslach und Jackson (1982, 1984) lässt sich Burnout als ein mehrdimensionales Syndrom aus emotionaler Erschöpfung, Depersonalisation und reduzierter persönlicher Erfüllung beschreiben. Emotionale Erschöpfung kennzeichnet das Gefühl, durch intensiven beruflichen Kontakt mit Klienten ausgelaugt und verbraucht zu sein. Depersonalisation ist durch negative und zynisch gefärbte Einstellungen sowie durch gefühllose und abgestumpfte Reaktionen gegenüber Leistungsempfängern charakterisiert, während reduzierte persönliche Erfüllung ein wachsendes Gefühl der Inkompetenz indiziert bzw. die Abnahme des Gefühls, in der Arbeit mit Menschen erfolgreich zu sein. Diese Definition von Burnout ist weit akzeptiert und liegt den meisten Instrumenten zur Messung von Burnout zugrunde.

Weiterhin wird davon ausgegangen, dass Entwicklungsstadien des Burnout existieren. In neueren Prozessmodellen des Burnout (vgl. Büssing & Glaser, 2000; Leiter, 1993) wird angenommen, dass im ersten Schritt emotionale Erschöpfung in Folge von Arbeitsbelastungen entsteht und im zweiten Schritt Depersonalisation als eine Bewältigungsstrategie auftritt, die der Person hilft, mit der emotionalen Erschöpfung umzugehen. Es liegen empirische Befunde vor, die dieses Prozessmodell und die vermittelnde Rolle von emotionaler Erschöpfung zwischen Arbeitsbelastungen und Depersonalisation bestätigen (z.B. Büssing & Glaser, 2000; Houkes & Janssen, 1999; Lee & Ashforth, 1993).

2.4 Interaktionsstress

Burnout wird als wichtiger Indikator für Stress in helfenden Berufen erachtet. Die Debatte um eine mögliche Redundanz zwischen psychischem Stress und Burnout (vgl. Büssing & Perrar, 1989; Cordes & Dougherty, 1993; Shirom, 1989) hat Gemeinsamkeiten aber auch Unterschiede zwischen psychischem Stress und Burnout belegt. Charakteristisch für Burnout ist, dass es sich auf den Gefühlszustand in der Interaktion zwischen Leistungserbringer und Leistungsempfänger bezieht. Es ist daher nicht verwunderlich, dass in der Forschung zur Emotionalen Arbeit von einer engen Beziehung zwischen Burnout und bestimmten Charakteristika von Interaktionsarbeit bzw. Emotionaler Arbeit ausgegangen wird (vgl. Büssing & Glaser,

1999b; Büssing & Glaser, in diesem Band; Morris & Feldman, 1996; Nerdinger, in diesem Band).

Nach Badura (1990) entsteht Interaktionsstress aus einem Widerspruch zwischen negativen Gefühlen gegenüber einer anderen Person (z.B. Ängstlichkeit, Feindseligkeit, Schuld- oder Schamgefühle) auf der einen und professionell erwarteter und geforderter emotionaler Aufmerksamkeit und Betreuung sowie sozialer Anerkennung auf der anderen Seite. Kritisch wird es, wenn dieser Widerspruch die emotionale und interaktionale Kompetenz der helfenden oder betreuenden Person beeinträchtigt. Interaktionsstress lässt sich als Teilaspekt des breiter angelegten Konzepts der Interaktionsarbeit betrachten (vgl. nachfolgenden Beitrag von Büssing & Glaser, in diesem Band). Interaktionsstress und Interaktionsarbeit unterliegen objektiven Bedingungen wie etwa der Organisationskultur und der Organisationsstruktur, der Arbeitsorganisation und den Aufgabenstrukturen, den Anforderungen an Kooperation und Interaktion ebenso wie aufgabenspezifischen Interaktions- und Kommunikationserfordernissen und interaktionsspezifischen Stressoren.

3 Methode

3.1 Design und Stichprobe

Design

Die Daten der vorliegenden Untersuchung wurden von Pflegekräften in drei Allgemeinkrankenhäusern gewonnen. Die Krankenhäuser nahmen an einer Längsschnittstudie zu „Psychischem Stress und Burnout in der Krankenpflege" teil. In einem der drei Krankenhäuser fand ein Prozess der Reorganisation des Pflegesystems auf vier sogenannten „Modellstationen" statt. Diese Reorganisation wurde durchgeführt, um ein ganzheitliches Pflegesystem zu entwickeln und zu erproben. Neben anderen Aufgaben oblag dem Lehrstuhl für Psychologie der Technischen Universität München die externe Evaluation dieser Organisationsentwicklung im Hinblick auf Arbeitsbelastungen, psychischen Stress und Burnout. Die Studie wurde im Zeitraum von Dezember 1993 bis November 1996 auf vier ausgewählten Modellstationen des Krankenhauses durchgeführt. Zu Beginn des Vorhabens ließ sich das Pflegesystem als eine „funktionsorientierte Gruppenpflege" klassifizieren.

Der Projektverlauf lässt sich grob in drei Phasen unterteilen, die jeweils etwa ein Jahr dauerten: In der *Vorlaufphase*, die sich mit der Implementierung der Projektstrukturen befasste, wurden die vier Modellstationen in einem krankenhausinternen

Wettbewerb ausgewählt und die Pflegeteams wurden mit freiwilligen Pflegekräften zum Teil neu konstituiert. In der *Transferphase* wurde die organisatorische Zuständigkeit (Pflegeorganisationsform) und die Arbeitsorganisation auf den Modellstationen verändert; danach waren die Pflegekräfte jeweils für einen bestimmten Pflegebereich zuständig und nicht mehr für alle Patienten und Arbeitsprozesse der ganzen Station bzw. der Pflegegruppe. Schließlich wurde in der dritten Phase, der *Erprobungsphase*, die eigentliche Ausgestaltung des Pflegesystems (Ausarbeitung des Pflegeprinzips) in Richtung patientenorientierter und gesundheitsfördernder Pflegetätigkeiten vorgenommen. In allen drei Phasen fanden zahlreiche Maßnahmen zur Qualifizierung und zum Training der Pflegekräfte statt. Zudem wurden die Stationen teilweise umgebaut und neu ausgestattet (ausführlich Prognos, 1998).

Für die weitere Analyse wurden die vier Modellstationen (Innere Medizin, Chirurgie) vergleichbaren, wenn auch nicht zufällig ausgewählten 13 Stationen (wiederum der Inneren Medizin und der Chirurgie) in den beiden anderen Krankenhäusern gegenübergestellt, d.h. diese 13 Stationen dienten gewissermaßen als „Kontrollgruppe" im Projektdesign. Die drei Krankenhäuser waren in Bezug auf wesentliche strukturelle Merkmale (z.B. Bettenzahl, Personalstand, Fachdisziplinen) ebenso vergleichbar wie hinsichtlich grundlegender Sekundärleistungsdaten (z.B. Fallzahl, durchschnittliche Verweildauer). Im Zeitraum der Längsschnittstudie fanden in den beiden Vergleichskrankenhäusern keine nennenswerten Organisationsentwicklungen statt, daher sind die 13 Stationen dieser beiden Krankenhäuser als „Kontrollgruppe" geeignet.

Stichprobe

Die Gesamtstichprobe der Pflegekräfte auf den vier Modell- sowie den 13 Kontrollstationen wurde in die Untersuchung einbezogen, d.h. es fand keine Zufallsauswahl von Teilnehmern statt. Es wurden nur Daten von solchen Pflegekräften in die Analyse aufgenommen, die zu beiden Messzeitpunkten an der Datenerhebung teilgenommen und die Station im Untersuchungszeitraum nicht gewechselt hatten.

Die Datenerhebungen wurden im Sommer/Herbst 1994 (T1, zum Ende der *Vorlaufphase*) und im Herbst/Winter 1996 (T2, kurz vor Abschluss der *Erprobungsphase*) unter vergleichbaren Bedingungen durchgeführt (vgl. Büssing, Barkhausen, Glaser & Schmitt, 1998). Fragebogen wurden anonym und unter Anleitung eines Projektmitarbeiters in standardisierten Gruppen von jeweils ca. zehn Teilnehmern von unterschiedlichen Stationen ausgefüllt. Insgesamt nahmen zu T1 482 Pflegekräfte und zu T2 474 Pflegekräfte an den schriftlichen Befragungen teil; dies entspricht bezogen auf die Grundgesamtheit der Pflegekräfte in den drei Krankenhäusern Teilnahmequoten von 83.8% zu T1 und 77.1% zu T2. Zu T1 waren 87.5% der Teilnehmer weiblich und hatten ein durchschnittliches Lebensalter von 35 Jahren und 3 Monaten. Die durchschnittliche Beschäftigungsdauer (Dienstalter) im Krankenhaus lag bei 15 Jahren und 3 Monaten. 7.8% der Teilnehmer waren in der Position als Stationsleitung tätig. Die Gesamtstichprobe zu T1 (N=482) wurde zur Schätzung der Reliabilität der Messinstrumente und zur Selektion von Prädiktoren für Burnout herangezogen.

Die zwei Forschungsfragen (vgl. Abschnitt 1) wurden anhand der im Längsschnitt *verbundenen* Daten von zwei Substichproben zu T1 und T2 untersucht, d.h. es wurden die Daten der Pflegekräfte auf den vier Modellstationen (N=32) und der 13 Kontrollstationen (N=75) verwendet. Tabelle 1 zeigt, dass die Pflegekräfte der Modell- und der Kontrollstationen bezüglich Geschlecht und Dienststellung gut vergleichbar sind; jedoch zeigen sich deutliche Unterschiede im Lebensalter und im Dienstalter (Daten zu T1). Da die Pflegekräfte auf den Modellstationen um fast neun Jahre jünger sind, muss davon ausgegangen werden, dass deren gesundheitliche Verfassung im Durchschnitt besser ist als diejenige der Pflegekräfte auf den Kontrollstationen.

Tabelle 1: Angaben zu den Stichproben der Modell- und der Kontrollstationen

	Modellstationen (N=32)	**Kontrollstationen** (N=75)
Geschlecht	Frauen: 90.6%	Frauen: 92.0%
Lebensalter	29 Jahre, 9 Monate	38 Jahre, 2 Monate
Dienstalter	11 Jahre, 1 Monat	15 Jahre, 3 Monate
Dienststellung	Stationsleitung: 12.5%	Stationsleitung: 12.3%

3.2 Quantitative Erhebungsmethoden

Arbeitsbelastungen

Arbeitsbelastungen wurden mit dem „Tätigkeits- und Arbeitsanalyseverfahren für das Krankenhaus (TAA-KH)" von Büssing und Glaser (1999a, 2002) gemessen. Das TAA-KH setzt sich aus zwei Versionen zusammen – der Selbstbeobachtungsversion TAA-KH-S und der Fremdbeobachtungsversion TAA-KH-O. Beide Verfahrensversionen sind *bedingungsbezogen* und dienen somit einer Analyse von organisationalen, arbeits- und aufgabenbezogenen Bedingungen, und nicht der Messung von individuellen Merkmalen der Beschäftigten, ihrem persönlichen Arbeitsstil oder Arbeitsverhalten.

Zwei von fünf Verfahrensbereichen der Selbstbeobachtungsversion TAA-KH-S befassen sich mit Arbeitsbelastungen. Die Instrumente, die in der vorliegenden Untersuchung für die Messung von Arbeitsbelastungen eingesetzt wurden, gehören zu zwei Teilbereichen des TAA-KH-S: (a) Soziale Stressoren und (b) Regulationsbehinderungen (unterteilt in Regulationsüberforderungen und Regulationshindernisse). Diese zwei Gruppen von Arbeitsbelastungen umfassen insgesamt 16 Skalen mit 119 Items. Alle Items sind bedingungsbezogen formuliert (z.B. „Man muss bei seiner Arbeit..." oder „Bei seiner Arbeit auf dieser Station ...") und werden auf einer fünfstufigen Likert-Skala (1=nein gar nicht; 5=ja genau) beurteilt. Die 16 Skalen haben sich als reliable und valide Maße für Arbeitsbelastungen in der Pflege in zahlreichen Studien bewährt (Büssing & Glaser, 2002). Die Schätzung der internen Konsistenz anhand der Gesamtstichprobe zu T1 (N=482) bestätigt diese positiven Ergebnisse. Mit einer einzigen Ausnahme liegen alle Werte über .70, die meisten deutlich höher als .80 (vgl. Tabelle 2). Die Ergebnisse unterstreichen die gute Reliabilität dieser Skalen zur Messung von Arbeitsbelastungen.

In einem ersten Schritt wurden die 16 Formen von Arbeitsbelastungen im Hinblick auf ihren Beitrag zur Prädiktion der beiden Burnout-Facetten Emotionale Erschöpfung und Depersonalisation evaluiert. In einer früheren Studie haben Büssing und Schmitt (1998) bereits eine detaillierte Analyse zu dieser Frage mit der Gesamtstichprobe der 482 Pflegekräften zu T1 durchgeführt. Als Ergebnis von Regressionsanalysen und Diskriminanzanalysen wurden Variablen selektiert, die die stärkste Prädiktion für Emotionale Erschöpfung und Depersonalisation und eine gute differenzielle Validität für verschiedene Fachbereiche der Pflege aufweisen. Von den 16 Formen von Arbeitsbelastungen in dieser Studie waren sechs Formen gute Prädiktoren für Emotionale Erschöpfung und eine Form ein guter Prädiktor sowohl für Emotionale Erschöpfung wie auch für Depersonalisation (vgl. Tabelle 2). Eine sehr ähnliche Selektion von Arbeitsbelastungen ergab sich für die hier durchgeführte Replikation bei der Gesamtstichprobe zu T2 (N=474), d.h. von den sieben zu T1 selektierten Prädiktoren konnten nur „Widersprüchliche Aufgabenziele" und „Soziale Stressoren durch Kollegen" nicht als Prädiktoren für Burnout zu T2 repliziert werden. Nicht nur die Studie von Büssing und Schmitt (1998), sondern auch andere Studien kamen zu ähnlichen Ergebnissen hinsichtlich der Prädiktion von Burnout durch Arbeitsbelastungen (z.B. Leiter, 1991; Schaufeli & Enzmann, 1998).

Tabelle 2: Kennwerte und Reliabilität der untersuchten Merkmale (N=482)

Arbeitsbelastungen und Burnout	Itemanzahl	M*	SD	α	Prädiktion von EE/DP
Soziale Stressoren					
Soziale Stressoren durch Kollegen	5	2.37	0.76	.76	EE
Soziale Stressoren durch Stationsleitung	7	2.04	0.81	.84	
Soziale Stressoren durch Ärzte	6	2.58	0.76	.82	EE
Soziale Stressoren durch Patienten	6	2.49	0.67	.74	EE
Regulationsüberforderungen					
Krankheiten/Patienten	9	2.78	0.74	.88	EE, DP
Arbeitsumgebung/Arbeitsplatz	9	3.07	0.74	.76	EE
Zeitdruck: unspezifische zeitliche Festlegungen	16	3.33	0.69	.93	EE
Zeitdruck: spezifische zeitliche Festlegungen	7	2.74	0.73	.85	
Regulationshindernisse					
Widersprüchliche Aufgabenziele	6	2.74	0.65	.78	EE
Lernbehinderungen in Standardsituation	5	2.63	0.68	.66	
Lernbehinderungen in Notfallsituationen	4	2.71	0.79	.81	
Informatorische Erschwerungen	18	2.52	0.52	.89	
Motorische Erschwerungen	6	3.01	0.82	.83	
Unterbrechungen durch Personen	6	3.49	0.78	.84	
Unterbrechungen durch Funktionsstörungen	4	2.50	0.80	.87	
Unterbrechungen durch Blockierungen	5	2.72	0.78	.84	
Burnout					
Emotionale Erschöpfung (EE)	9	3.16	1.01	.88	---
Depersonalisation (DP)	5	2.38	0.90	.72	---

* Antwortrange: Arbeitsbelastungen [1;5], Burnout [1;6].

Soziale Stressoren

Soziale Stressoren wurden mit folgenden vier Skalen gemessen: „Soziale Stressoren durch Kollegen" (fünf Items), „Soziale Stressoren durch Stationsleitung" (sieben Items), „Soziale Stressoren durch Ärzte" (sechs Items) und „Soziale Stressoren durch Patienten" (sechs Items). Die Items jeder Skala umfassen vergleichbare Aspekte sozioemotionaler Störungen in der Interaktion zwischen Pflegekräften und der jeweiligen Referenzgruppe (z.B. „Bei seiner Arbeit auf dieser Station wird man von ... wegen jeder Kleinigkeit gleich kritisiert"). Mit Ausnahme der Skala „Soziale Stressoren durch die Stationsleitung", die sich nicht als Prädiktor für Burnout bestätigen ließ, wurden die anderen Skalen in die weitere Analyse einbezogen.

Regulationsbehinderungen

Die Skalen hierzu gründen theoretisch auf zwei Bereichen von Arbeitsbelastungen. Der erste Teilbereich befasst sich mit *Regulationsüberforderungen* und umfasst vier

Skalen: Krankheiten/Patienten, Arbeitsumgebung/ Arbeitsplatz, Zeitdruck durch unspezifische zeitliche Festlegungen, Zeitdruck durch spezifische zeitliche Festlegungen. Die folgenden drei Skalen haben sich als Prädiktoren für Burnout erwiesen und wurden daher in die Analyse einbezogen:

- *Krankheiten/Patienten* umfasst neun Aspekte der Überforderung durch bestimmte Charakteristika der Patienten (z.B. „Die Arbeit, die man auf dieser Station verrichtet, ist immer wieder wegen wenig motivierter Patienten zu schwierig").
- *Arbeitsumgebung/Arbeitsplatz* besteht aus neun Items, die überfordernde ergonomische Bedingungen auf der Station messen (z.B. „Auf dieser Station muss man immer wieder in ungünstig gestalteten Patientenzimmern arbeiten").
- *Zeitdruck bei unspezifischen zeitlichen Festlegungen* wird durch eine Skala mit 16 Items gemessen, die unspezifische Formen des Zeitdrucks untersucht (z.B. „Man ist bei seiner Arbeit auf dieser Station immer wieder gezwungen, Pausen zu verkürzen oder ausfallen zu lassen, weil man etwas fertig machen muss").

Der zweite Teilbereich befasst sich mit *Regulationshindernissen*. Acht Skalen werden in der Kategorie der Regulationshindernisse zusammengefasst: widersprüchliche Aufgabenziele, Lernbehinderungen in Standard- vs. in Notfallsituationen, informatorische Erschwerungen, motorische Erschwerungen, Unterbrechungen durch Personen, Unterbrechungen durch Funktionsstörungen, Unterbrechungen durch Blockierungen. Jedoch hat sich nur einer dieser acht Aspekte, nämlich die widersprüchlichen Aufgabenziele, als Prädiktor für Burnout erwiesen und wurde in die weiteren Analysen einbezogen:

- *Widersprüchliche Aufgabenziele* werden durch eine Skala mit sechs Items gemessen, die sich auf Diskrepanzen zwischen verschiedenen Anweisungen oder zwischen Teilzielen einer Anweisung beziehen (z.B. „Bei seiner Arbeit auf dieser Station geben einem verschiedene Vorgesetzte widersprüchliche Aufträge").

Burnout

Burnout wurde mit der deutschen Fassung des Maslach Burnout Inventory (MBI-D) gemessen, die von Büssing und Perrar (1992) adaptiert und validiert wurde. Der Fragebogen umfasst drei Skalen und 21 Items, die auf einer sechsstufigen Intensitätsskala mit Antwortformaten von 1=„nie" bis 6=„sehr stark" beurteilt wurden. Die Intensitätsskala wurde deshalb ausgewählt, weil die Intensität von Gefühlen des Burnout im Kontext von Interaktionsstress angemessener erschien als die Häufigkeit solcher Gefühle (ohnehin ist die Korrelation zwischen den beiden Antwortskalen sowohl für „Emotionale Erschöpfung" wie auch für „Depersonalisation" mit .89 hoch). Für die weiteren Analysen wurden die Skalen „Emotionale Erschöpfung" und

"Depersonalisation" aus zwei Gründen gewählt: Erstens, "Emotionale Erschöpfung" und "Depersonalisation" sind die zwei charakteristischen Facetten von Burnout (vgl. Büssing, 1996; Maslach & Leiter, 1997). Zweitens, in verschiedenen Studien zeigten sich keine Zusammenhänge zwischen emotionaler Erschöpfung und Depersonalisation einerseits und reduzierter persönlicher Erfüllung andererseits (z.B. Houkes & Janssen, 1999; Leiter, 1993). Persönliche Erfüllung wurde folglich aus der Analyse ausgeklammert, weil ihr Status im Prozess des Burnout noch unklar ist und ihre Rolle für Burnout sogar bezweifelt wird (vgl. Maslach & Leiter, 1997). Die zwei Skalen "Emotionale Erschöpfung" und "Depersonalisation" bestehen aus neun bzw. fünf Items und weisen eine gute interne Konsistenz von .88 bzw. .72 auf (vgl. Tabelle 2).

3.3 Qualitativer Ansatz

In Ergänzung zu den Fragebogendaten wurden qualitative Daten aus Gruppeninterviews mit Pflegekräften aller vier Modellstationen analysiert, die jeweils zu drei Messzeitpunkten durchgeführt worden waren, nämlich zum Ende jeder der drei Phasen des Reorganisationsprozesses. Die zwölf Gruppeninterviews wurden entlang eines teilstandardisierten Leitfadens geführt. Ein Ziel dieser Gruppeninterviews bestand darin, die Veränderungen im Pflegesystem und die damit verbundenen subjektiven Erfahrungen der Pflegekräfte zu evaluieren, um solche Wirkungen zu erkunden, die mit Hilfe der quantitativen, standardisierten Fragebogeninstrumente möglicherweise nicht entdeckt worden waren. Ein zweites Ziel bestand darin, die quantitativen Ergebnisse zu validieren. An jedem der Gruppeninterviews nahmen fünf bis sieben Pflegekräfte einer der vier Modellstationen teil. Die durchschnittliche Dauer der Gruppeninterviews lag bei 2½ Stunden; die Sitzungen wurden auf Band aufgezeichnet sowie protokolliert, die Bänder wurden im Anschluss wörtlich transkribiert und die Informationen wurden entlang der Themen des Interviewleitfadens kategorisiert.

3.4 Auswertungsmethoden

Diejenigen Formen von Arbeitsbelastungen, die als Prädiktoren für Emotionale Erschöpfung oder Depersonalisation identifiziert werden konnten (vgl. Tabelle 2) wurden in die Analyse von Unterschieden zwischen Modell- und Kontrollstationen sowie zwischen den zwei Messzeitpunkten einbezogen. Es wurde eine multivariate Varianzanalyse (MANOVA) mit einem *Inter*gruppenfaktor (Krankenhäuser) und einem *Intra*gruppenfaktor (Zeit) berechnet, die es erlaubt, die Interaktion zwischen den beiden Faktoren zu bestimmen. Darüber hinaus trägt das multivariate Auswertungsdesign dem Umstand Rechnung, dass Arbeitsbelastungen aller Wahrscheinlichkeit nach nicht unabhängig voneinander sind, sondern mehr oder weniger stark interkorrelieren – zum Beispiel lässt sich ein enger Zusammenhang zwischen Zeitdruck und Überforderung durch Krankheiten/Patienten feststellen. Die multivariate Analyse wird immer dann um weitere Analysen der einfachen Haupteffekte von Arbeitsbelastungen ergänzt (t-Tests), wenn sich signifikante Interaktionseffekte zwischen den Faktoren zeigen.

4 Ergebnisse

4.1 Quantitative Ergebnisse

Die Mittelwerte der sieben Formen von Arbeitsbelastungen (Prädiktoren von Burnout) und der beiden Burnout-Facetten sowie die Ergebnisse der beiden separaten multivariaten Analysen von Arbeitsbelastungen und den Burnout-Facetten sind in Tabelle 3 dargestellt. Weiterhin werden die p-Werte des Haupteffekts „Krankenhaus" (KH), des Haupteffekts „Zeit" (T) und des Interaktionseffekts (KHxT) berichtet. Darüber hinaus werden für eine detailliertere Interpretation auch die p-Werte der einfachen Haupteffekte immer dann berichtet, wenn Interaktionseffekte signifikant sind (d.h. p-Werte $\leq .05$) und sich folglich eine Interpretation der jeweiligen Haupteffekte verbietet. Entsprechend dem Auswertungsdesign werden zwei Arten von Haupteffekten wiedergegeben: zum einen die einfachen Haupteffekte zum Vergleich der beiden Messzeitpunkte (T1 vs. T2) getrennt für jede der beiden Gruppen (also Modell- vs. Kontrollkrankenhäuser: MKH bzw. KKH), und zum anderen die einfachen Haupteffekte des Vergleichs zwischen dem Modellkrankenhaus und den Kontrollkrankenhäusern getrennt für jeden der beiden Zeitpunkte. Unterschiede mit p-Werten $\leq .05$ werden als bedeutsam betrachtet.

Tabelle 3: Vergleich der Arbeitsbelastungen zwischen einem Modellkrankenhaus (mit Aufbau eines ganzheitlichen Pflegesystems) und zwei Kontrollkrankenhäusern im Längsschnitt*

	MKH (N=32)		**KKH** (N=75)		**MANOVA** p-Werte der Haupt-/ Interaktionseffekte			**T-Test** p-Werte der einfachen Haupteffekte			
	MW T1	MW T2	MW T1	MW T2	KH	T	KH x T	T: MKH	T: KKH	KH: T1	KH: T2
Prädiktoren für Emotionale Erschöpfung											
Soziale Stressoren: Kollegen	2.57	2.56	2.32	2.38	.057	.67	.61				
Soziale Stressoren: Patienten	2.82	2.83	2.69	2.74	.31	.58	.74				
Soziale Stressoren: Ärzte	2.86	2.62	2.58	2.58	.21	.16	.17				
Zeitdruck	3.82	3.23	3.81	3.66	.11	≈0	≈0	≈0	.030	.91	.0006
Widersprüchliche Aufgabenziele	3.34	2.76	2.87	2.89	.19	≈0	≈0	≈0	≈1	.0016	.38
Arbeitsumgebung/-platz	3.46	3.03	3.23	3.30	.87	.0022	≈0	.0002	.38	.14	.043
Prädiktoren für Depersonalisation											
Krankheiten/Patienten	2.93	2.67	3.14	3.15	.016	.023	.018	.0087	.81	.16	.0027
Burnout											
Emotionale Erschöpfung	3.74	4.06	3.70	3.94	.70	.005	.69				
Depersonalisation	2.70	2.96	2.57	2.93	.67	.007	.67				

* Antwortrange der Skalen: Arbeitsbelastungen [1;5], Burnout [1;6];
MKH: Modellkrankenhaus; KKH: Kontrollkrankenhaus;
MW: Mittelwert; T1/T2: Messzeitpunkte;
KH: Haupteffekt „Krankenhaus"; T: Haupteffekt „Messzeitpunkt"; KH x T: Interaktionseffekt;
T: MKH / T: KKH: einfache Haupteffekte „Messzeitpunkt" für Modellkrankenhaus bzw. Kontrollkrankenhaus;
KH: T1 / KH: T2: einfache Haupteffekte „Krankenhaus" für T1 bzw. T2.

Mit Blick auf die erste Forschungsfrage „Welchen Einfluss hat die Reorganisation des Pflegesystems auf die Arbeitsbelastungen der Pflegekräfte?" zeigen die Ergebnisse in Tabelle 3 ein klares Bild. Das multivariate Gesamtergebnis für die Arbeitsbelastungen belegt eine signifikante Interaktion (KH x T) zwischen den beiden Faktoren „Zeit" und „Krankenhaus" (p-Wert für Wilks $\lambda \approx 0$). Die komponentenbezogenen Ergebnisse in Tabelle 3 belegen den Abbau von Arbeitsbelastungen für die Pflegekräfte im Zuge der Reorganisation des Pflegesystems von einer funktionalen zu einer ganzheitlichen Pflege. Mit Ausnahme der sozialen Stressoren finden sich Interaktionseffekte zwischen den beiden Faktoren „Zeit" und „Krankenhaus" für alle burnoutrelevanten Arbeitsbelastungen. Diese Interaktionen zeigen bei weiterer Analyse der einfachen Haupteffekte, dass im Modellkrankenhaus die burnoutrelevanten Arbeitsbelastungen in der Pflege (Zeitdruck, widersprüchliche Aufgabenziele, Arbeitsumgebung/Arbeitsplatz, Krankheiten/Patienten; vgl. Tabelle 3) im Zuge der Reorganisation deutlich stärker zurückgegangen waren als in den Kontrollkrankenhäusern im Vergleichszeitraum. Neben diesem statistisch signifikanten Rückgang der

Arbeitsbelastungen im Pflegedienst des Modellkrankenhauses zeigt sich auch eine Tendenz rückläufiger sozialer Stressoren durch Ärzte. Für die Kontrollkrankenhäuser lässt sich hingegen praktisch kein Abbau von Arbeitsbelastungen feststellen. Nur der Zeitdruck war zu einem gewissen Grad rückläufig.

Darüber hinaus fallen die Arbeitsbelastungen im Modellkrankenhaus zu T2 sogar noch unter das Niveau der Kontrollkrankenhäuser, obwohl sie zu Beginn (T1) im Modellkrankenhaus noch deutlich höher waren, d.h. die Pflegekräfte im Modellkrankenhaus arbeiteten zu T1 unter höheren Arbeitsbelastungen als die Pflegekräfte in den Kontrollkrankenhäusern. Angesichts dieser Ergebnisse lässt sich folgern, dass der Prozess der Reorganisation und das resultierende ganzheitliche Pflegesystem für die Verbesserung verantwortlich sein dürften.

Mit Blick auf die erste Fragestellung lässt sich zusammenfassend festhalten, dass die Organisationsentwicklung im Pflegedienst des Modellkrankenhauses von einem funktionalen zu einem ganzheitlichen Pflegesystem mit einem substanziellen Abbau von burnoutrelevanten Arbeitsbelastungen einherging. Die Arbeitsbelastungen sind zu T2 überwiegend auf einem niedrigeren Niveau als in den Kontrollkrankenhäusern mit funktionalem Pflegesystem. Diese Ergebnisse belegen die Effektivität der Veränderungen im Zuge der Reorganisation und Organisationsentwicklung von einer funktionalen zu einer ganzheitlichen Pflege.

Hinsichtlich der *zweiten Forschungsfrage* „Welchen Einfluss hat die Reorganisation des Pflegesystems auf die Verbreitung von Burnout?" finden sich jedoch unerwartete Antworten. Die multivariaten Gesamtergebnisse für die beiden Burnout-Facetten weisen weder einen signifikanten Interaktionseffekt noch einen Haupteffekt des Faktors „Krankenhaus" auf, hingegen findet sich ein signifikanter Faktor „Zeit" (p-Wert=.005 für Wilks λ). Das heißt, es lässt sich sowohl für das Modellkrankenhaus wie auch für die Kontrollkrankenhäuser insgesamt eine Zunahme an Burnout verzeichnen. Gerade mit Blick auf das Modellkrankenhaus ist dieser Befund überraschend, denn der substanzielle Abbau von Arbeitsbelastungen in diesem Krankenhaus zwischen T1 und T2 hätte auch einen Rückgang von Burnout nahegelegt.

4.2 Qualitative Ergebnisse

Die Gruppeninterviews mit den Pflegekräften der vier Modellstationen wurden in bezug auf die Auswirkungen in Folge der Veränderung des Pflegesystems analysiert. Die Pflegekräfte berichten über eine substanzielle Verbesserung ihrer Arbeitsbedingungen. Sie sind zufriedener, da sie im Zuge der veränderten funktionalen Gruppenpflege hin zu ganzheitlichen Pflegeaufgaben mehr Verantwortung zum selbstständi-

Arbeiten gewonnen haben. Sie geben auch einen Gewinn an Autonomie in einigen Aspekten ihrer Arbeit in Folge der Reorganisation an. Darüber hinaus wird berichtet, dass sie nun mit den individuellen Charakteristika der Patienten in ihrem Verantwortungsbereich besser vertraut sind. Und nicht zuletzt wird gesagt, dass auch die Patienten zufriedener sind, da sie nun eine Ansprechperson haben anstelle der Vielzahl täglich wechselnder Gesichter.

Andererseits haben sich auch Verschlechterungen eingestellt: Insbesondere in der mittleren Phase des Reorganisationsprozesses gab es Konflikte mit den Ärzten, nachdem die Verantwortlichkeiten neu geregelt und die Autonomie der Pflegekräfte erweitert worden war. Da die Ärzte es gewohnt waren und weiterhin die Erwartung hatten, dass die Pflegekräfte über alle Patienten informiert sind, und da sie sich nicht an die zuständige Pflegekraft eines bestimmten Pflegebereichs wandten, wenn sie Informationen benötigten oder weiterleiten wollten, war die Akzeptanz des neuen Pflegesystems seitens der Ärzte zunächst eher gering.

Eine ausschlaggebende Rolle im Prozess der Reorganisation von einer funktionalen zu einer ganzheitlichen Pflege dürfte der Umstand spielen, dass neuartige Formen von Arbeitsbelastungen auftraten. Die Pflegekräfte berichteten, dass sie nun keine Möglichkeit mehr haben, sich von Patienten zurückzuziehen, mit denen sie Probleme oder Schwierigkeiten haben. Die Interaktion zwischen Pflegekräften und Patienten wurde zunehmend intensiver und vertraulicher und einige der Helfer schienen durch diese Intensivierung der Interaktion mit den Klienten geradezu überfordert zu sein. Den Ergebnissen der Gruppeninterviews zu Folge ging eine größere Verantwortung für eine kleinere Zahl von Patienten auch mit einem höheren Maß an Nähe zu den individuellen Bedürfnissen, Beschwerden und Leiden der Patienten einher. Einerseits schätzten es die Pflegekräfte, mehr Zeit mit einzelnen Patienten zu verbringen, die Gelegenheit zu haben, auf eine persönlichere, individuellere Art zu pflegen und die Patienten recht gut zu kennen. Auf der anderen Seite jedoch berichteten sie, dass die Intensifikation der Interaktionen in Bezug auf Häufigkeit und Nähe höhere Anforderungen an die soziale und emotionale Kompetenz stellt.

5 Diskussion

Die Ergebnisse dieser Studie verdeutlichen die Veränderungen im Zuge der Reorganisation von einem funktionalen zu einem ganzheitlichen Pflegesystem im Krankenhaus. Über einen Zeitraum von fast drei Jahren haben sich im Modellkrankenhaus eine ganze Reihe grundlegender Veränderungen in der Organisation, in der Arbeitsgestaltung und im Personalmanagement vollzogen. Im Mittelpunkt dieser Veränderungen standen zahlreiche Wirkungen auf den Pflegedienst im Hinblick auf Arbeitsteilung, Aufgabenstrukturen, Hierarchie, Arbeitsbedingungen, Arbeitszeit, Arbeitsfluss, Umgestaltung von Stationen und Training. Obwohl die Organisationsentwicklung offiziell auf die vier Modellstationen begrenzt war, überschritten die meisten Wirkungen die Grenzen der Modellstationen und beeinflussten das gesamte soziotechnische System des Krankenhauses, insbesondere über die Schnittstellen zu anderen Berufsgruppen und Diensten.

Die Evaluation des Prozesses und der Ergebnisse der Reorganisation war vielschichtig. Wir haben uns in diesem Beitrag mit einem speziellen Ausschnitt befasst – dem Einfluss von Arbeitsbelastungen auf Burnout und die Implikationen für Interaktionsstress. Bei der Durchführung von Evaluationsforschung hat man regelmäßig mit konfligierenden Anforderungen zu kämpfen: Studien sollen kostengünstig, ökologisch valide und von praktischer Relevanz sein; zugleich sollen die Ergebnisse auch wissenschaftlich bedeutsam und verallgemeinerbar sein. Offensichtlich können diese Bedingungen kaum zugleich erfüllt werden. Wir haben ein Design gewählt, das eine hohe externe Validität und – durch Kombination von quantitativen und qualitativen Methoden im Sinne der Triangulation (vgl. Jick, 1983) – eine breite Datengrundlage sicherstellen sollte. Darüber hinaus ist das Design der Längsschnittstudie durch Einbezug einer Kontrollgruppe quasi-experimentell und garantiert eine ausreichende interne Validität, so dass die Ergebnisse auch auf vergleichbare Projekte übertragen werden können.

Das Interesse war nicht auf Arbeitsbelastungen im Allgemeinen gerichtet, vielmehr konzentrierten wir uns auf burnoutrelevante Formen von Arbeitsbelastungen; diese wurden aus einer größeren Zahl theoriegeleiteter Stressoren ausgewählt, wenn sie sich als gute und stabile Prädiktoren für Emotionale Erschöpfung und Depersonalisation erwiesen. Diese beiden Facetten von Burnout werden im Kontext der Forschung zur Emotionalen Arbeit diskutiert. In ihrem Review und Modell zur Emotionalen Arbeit wird Emotionale Erschöpfung von Morris und Feldman (1996) als hauptsächliche Wirkung von Emotionaler Arbeit betrachtet. Einige Studien stellen heraus, dass Emotionale Erschöpfung von großer Bedeutung für emotional fordernde Arbeitsrollen ist, und dass Dienstleister wie etwa Pflegekräfte mit größerer Wahrscheinlichkeit an emotionaler Erschöpfung leiden, weil in ihrer Arbeit häufig ein intensiver Gefühlsausdruck gefordert wird (z.B. Kahn, 1993; Maslach & Leiter, 1997).

Während die Ergebnisse unserer Studie belegen, dass im Zuge der Reorganisation ein Abbau solcher burnoutrelevanten Arbeitsbelastungen stattfand, die nicht direkt auf die Interaktion mit den Patienten bezogen sind, so zeigen sie zugleich, dass soziale Stressoren durch Ärzte nicht in gleichem Maße abgebaut wurden, und dass insbesondere soziale Stressoren durch Kollegen und Patienten nahezu unverändert auf dem Ausgangsniveau verblieben. Soziale Stressoren durch Patienten haben sehr viel Ähnlichkeit zu dem, was Badura (1990) als Interaktionsstress bezeichnet hat, und was Teil eines breiter angelegten Konzepts der Emotionalen Arbeit respektive der Interaktionsarbeit ist (vgl. dazu Büssing & Glaser, in diesem Band). Wir mussten feststellen, dass die Reorganisation von einem funktionalen zu einem ganzheitlichen Pflegesystem hinsichtlich der Reduktion von Burnout nicht erfolgreich war. Die detaillierteren qualitativen Analysen haben deutlich gemacht, dass gerade die sozialen Stressoren durch Patienten einen negativen Einfluss auf Emotionale Erschöpfung und Depersonalisation haben, und dass sie – zumindest in einem gewissen Umfang – verantwortlich für den Anstieg dieser Burnout-Facetten sein können. Diese Schlussfolgerung ist nicht nur im Einklang mit den quantitativen Ergebnissen (signifikanter Zuwachs an Burnout zwischen T1 und T2), sie wird durch die Erfahrungen und Aussagen aus den Gruppeninterviews mit den Pflegekräften untermauert.

Darüber hinaus weisen die qualitativen Ergebnisse auch auf Änderungen im Inhalt der Arbeitsbelastungen im Zuge der Reorganisation hin. Insbesondere die Interaktion mit den Patienten scheint eine veränderte Bedeutung für die Pflegekräfte der Modellstationen gewonnen zu haben, indem die Interaktion zwischen ihnen und den Patienten nicht nur häufiger, sondern auch intensiver, vertrauter und für einige Pflegekräfte sogar zur Überforderung wurde.

Bedeutet dies, dass die Reorganisation des Pflegesystems zur Intensivierung von Arbeit und infolge zu Interaktionsstress führte? Zwei interessante Aspekte können als Beleg für eine Zunahme an Interaktionsstress dienen. Der erste Aspekt ist mit den sozialen Stressoren im Modellkrankenhaus verbunden. Während der Grad der sozialen Stressoren durch Ärzte im Verlauf der Reorganisation – wenn auch nicht signifikant – abnahm, blieben die sozialen Stressoren durch Patienten konstant. Ein zweiter Aspekt hängt mit der bereits erwähnten Zunahme von Burnout zusammen. Es erscheint plausibel einen Zusammenhang zwischen diesen beiden Ergebnissen in dem Sinn herzustellen, dass die Veränderung von einer „funktionsorientierten Gruppenpflege" zu einer „ganzheitlichen Bereichspflege" den Kontakt zwischen Pflegekräften und Patienten steigert und intensiviert. Von den qualitativen Ergebnissen wissen wir, dass die Veränderungen im Kontakt mit einer Zunahme der Häufigkeit und der Verschiedenartigkeit von Emotionen der Pflegekräfte einhergegangen ist; daher ist die Interaktion auch anfällig, soziale Stressoren durch Patienten zu produzieren – wie etwa „Bei seiner Arbeit auf dieser Station wird man von den Patienten wegen jeder Kleinigkeit gleich kritisiert" oder „Man wird bei seiner Arbeit auf dieser Station von den Patienten wegen jeder Kleinigkeit gerufen" –, die ihrerseits für steigendes Burnout verantwortlich sind. Einige Ergebnisse auf Grundlage der quantitativen und qualitativen Daten weisen also auf einen Anstieg von Interaktionsstress hin, jedoch wurde der Interaktionsstress hier nicht direkt gemessen.

Neuartige Arbeitsbelastungen im Zuge von Organisationsentwicklungen sind aus anderen Arbeitsfeldern wohlbekannt, wurden im Gesundheitswesen bislang jedoch wenig zur Kenntnis genommen. Die systemische Reintegration von Arbeitsfunktionen im Kontext der Reorganisation von einer funktionalen zu einer ganzheitlichen Pflege scheint neue Konstellationen von Anforderungen und Belastungen hervorzurufen. Nischen für die Erholung und Bewältigung werden dadurch zweifellos beseitigt, und es wird neuen Syndromen wie etwa dem „just-in-time-Syndrom", dem „Flexibilitäts-Syndrom" und dem „Qualitätssyndrom" Vorschub geleistet (vgl. Moldaschl, 1997). Darüber hinaus kann mit Bezug auf Hochschild (1979) angenommen werden, dass funktionale Pflege in stärkerem Maße Strategien des „surface acting" (d.h. Vorspielen von Gefühlen) mit sich bringt, während ganzheitliche Pflege vielmehr eine Entwicklung von Strategien des „deep acting" (d.h. der Veränderung eigener Gefühle) erfordert und fördert. Daher laufen Konzepte einer ganzheitlichen Pflege Gefahr, dass sie die soziale Kompetenz der Pflegekräfte überfordern, zumal die theoretische und praktische Ausbildung in Deutschland dem Bedarf nach einer Qualifizierung für die soziale Interaktion nicht genügend gerecht wird.

Welchen Stellenwert haben diese neuen Konstellationen von Arbeitsbelastungen in Folge von Reorganisation und Arbeitsgestaltung? Handelt es sich um unbeabsichtigte Nebeneffekte oder sollten sie als Ergebnisse betrachtet werden, die bei soziotechnischen Veränderungen in Organisationen zu erwarten sind? Antworten auf diese Fragen sind selbstverständlich eng mit der jeweiligen Perspektive verbunden. Wenn ein rationalistisches Konzept von Arbeit und Organisation durch Arbeitsgestaltung realisiert werden soll, dann werden neue Konstellationen von Arbeitsbelastungen vermutlich als unbeabsichtigte Nebeneffekte beurteilt. Wenn hingegen Interaktionsarbeit bzw. spezifischer Emotionale Arbeit als immanenter Bestandteil von personenbezogenen Dienstleistungen wie der Pflege verstanden wird, dann hängt der Prozess der Umgestaltung von Arbeit maßgeblich von einem subjektivierenden Handeln ab. In diesem Sinne muss die Vorstellung einer rational geplanten Reorganisation von pflegerischen Arbeitsprozessen erweitert werden um Aspekte der begrenzten Rationalität, der eingeschränkten Freiheitsgrade für die Planung, der begrenzten Kontrollierbarkeit und der nicht exakt definierten Information in der dialogisch-interaktiven Pflege, die in hohen Maße von der subjektiven Wahrnehmung und Interpretation abhängen. Subjektive Faktoren wie Fühlen, sinnliche Wahrnehmung und Gespür für Situationen von Interaktionsarbeit stehen daher nicht im Widerspruch zur Arbeit nach Qualitäts- und Effizienzstandards; im Gegenteil werden die wohlbekannten Risiken, Unsicherheiten und Unwägbarkeiten zu anerkannten Wirklichkeiten (vgl. Böhle, Brater & Maurus, 1997; Böhle & Weishaupt, in diesem Band). Die Ergebnisse unserer Studie liefern einige Anhaltspunkte, dass der rational geplante und umfassend gesteuerte Reorganisationsprozess ein irreführender Mythos ist (zu Mythos in der Organisationsgestaltung vgl. Kieser, 1997).

Welche Implikationen und Schlussfolgerungen können aus unserer Studie gezogen werden? Trotz ernstzunehmender Nachteile muss eingeräumt werden, dass funktionale Pflegesysteme mehr Gelegenheiten bieten, sich von bestimmten Patienten im Falle der emotionalen Überforderung zurückzuziehen; unter funktionaler Pflege sind mehr verschiedene Patienten von einer Pflegekraft zu betreuen, und deshalb sind die Interaktionsepisoden mit dem einzelnen Patienten kürzer und flüchtiger. In ganzheitlichen Pflegesystemen besteht die einzige Gelegenheit, sich von fordernden, schwierigen und bisweilen aggressiven Patienten zurückzuziehen darin, die Verantwortung für einen bestimmten Pflegebereich zu tauschen, sofern Kollegen dazu befugt und bereit sind. Aus arbeitspsychologischer Perspektive ist es demnach notwendig, das sogenannte „Prinzip der differenziellen Arbeitsgestaltung" zu berücksichtigen (vgl. Ulich, 2001). So sollten Pflegekräfte, die (etwa aus Altersgründen) nicht mehr in der Lage oder willens sind, sich auf höhere Anforderungen der ganzheitlichen Pflege im Sinne von Verantwortung, Entscheidungs- und Kommunikationserfordernissen etc. einzustellen, die Gelegenheit erhalten, in Aufgabenbereiche zu wechseln, die eine geeignete Passung zwischen individuellen Fähigkeiten, Fertigkeiten und Kenntnissen einerseits und Aufgabenanforderungen und -strukturen anderseits bieten. Darüber hinaus sollten Pflegekräfte für ganzheitliche Pflege vorbereitet und trainiert werden. Denn unter ganzheitlicher Pflege haben Defizite im Management des Arbeitsflusses, der Arbeitszeit und der Kooperation einen größeren Einfluss, und ein Mangel an sozialer Kompetenz muss sehr ernst genommen werden.

Zusammenfassend und vor dem Hintergrund der anhaltenden und tiefgreifenden strukturellen Veränderungen im deutschen Gesundheitswesen gibt es – trotz mancher ambivalenter Ergebnisse der Studie – keine Alternative zu einer Reorganisation der Pflege und des Krankenhaussystems im Sinne der gemeinsamen Verbesserung der

Qualität der Dienstleistung und der Qualität des Arbeitslebens. Ganzheitliche Pflegesysteme sind geeignete strategische Ausgangspunkte für Reorganisationsprozesse im Krankenhaus, da sie eine integrierte Verbesserung der Patienten- und der Mitarbeiterorientierung ermöglichen. Jedoch ist die Einführung eines ganzheitlichen Pflegesystems – ähnlich wie andere Prozesse der Organisationsentwicklung – kein geradliniges Voranschreiten von mehr oder weniger fragmentierten Arbeitsfunktionen in der funktionalen Pflege hin zu einem patientenorientierten und persönlichkeitsfördernden Arbeitssystem. Es handelt sich um einen Prozess, der sowohl Chancen wie auch spezifische Risiken mit sich bringt. Die Ergebnisse unserer Studie widersprechen der Vorstellung, dass ganzheitliche Pflege, sobald sie einmal eingeführt ist, eine Lösung für alle Probleme in der Pflege bietet; die Ergebnisse zeigen vielmehr, dass die prozessorientierte Reorganisation im Allgemeinen nicht ohne neue Risiken und Unsicherheiten erreicht werden kann.

Begleitend zu der voranschreitenden Dezentralisierung von Zuständigkeiten und Entscheidungsbefugnissen muss die einzelne Pflegekraft zukünftig eine größere Verantwortung, mehr Arbeitsfunktionen und Pflichten übernehmen. Dies geht selbstverständlich mit einer Intensivierung von Arbeit und mit einer Beseitigung von „ökologischen Nischen" und anforderungsarmen Aufgaben einher. In personenbezogenen Dienstleistungen wie der Gesundheitsdienstleistung dürfte dies zu einer Verdichtung von Anforderungen und Belastungen in der Interaktion mit den Leistungsempfängern führen. Bislang wurde die Interaktion zwischen Dienstleistern und Klienten in der Pflege, die mit Emotionaler Arbeit und Gefühlsregulierung auf Seiten des Dienstleisters einhergeht, nicht ernsthaft als wichtiger professioneller Aspekt der Arbeit angesehen. Vielmehr wurde sie als ein eigentümliches und irrationales Moment der professionellen Arbeit verstanden. Dementsprechend finden wir bislang nicht besonders viel Forschung und Befunde zu den Vorausbedingungen, den Determinanten und Folgen von Interaktionsarbeit und ihren Beziehungen zur Qualität der Dienstleistung wie auch zur Qualität des Arbeitslebens der Pflegekräfte. Der zum Teil anekdotische Charakter, welcher der Forschung zur Emotionalen Arbeit im Feld der Arbeits- und Organisationspsychologie und des „Organisational Behaviour" anhaftet, sollte durch theoriegeleitete Methoden und Instrumente ersetzt werden, so dass die dialogisch-interaktive und emotionale Arbeit in personenbezogenen Dienstleistungen wie der Pflege auch in der Forschung denjenigen zentralen Platz einnehmen kann, der ihr im Alltag der Pflege bereits zukommt.

Literatur

Badura, B. (1990). Interaktionsstreß. Zum Problem der Gefühlsregulierung in der modernen Gesellschaft. *Zeitschrift für Soziologie, 19* (5), 317-328.

Beck, U., Giddens, A. & Lash, C. (1996). *Reflexive Modernisierung. Eine Kontroverse.* Frankfurt/M.: Suhrkamp.

Böhle, F., Brater, M. & Maurus, A. (1997). Pflegearbeit als situatives Handeln – ein realistisches Konzept zur Sicherung von Qualität und Effizienz der Altenpflege. *Pflege, 10,* 18-22.

Büssing, A. (1992). *Organisationsstruktur, Tätigkeit und Individuum. Untersuchungen am Beispiel der Pflegetätigkeit.* Bern: Huber.

Büssing, A. (1996). Burnout at modern workplaces: Current state and future directions. In Bundesanstalt für Arbeitsmedizin Berlin (Ed.), *Occupational Health and Safety Aspects of Stress at Modern Workplaces* (pp. 47-61). Bremerhaven: Verlag für neue Wissenschaft GmbH.

Büssing, A. (Ed.). (1997). *Von der funktionalen zur ganzheitlichen Pflege. Reorganisation von Dienstleistungsprozessen im Krankenhaus.* Göttingen: Verlag für Angewandte Psychologie.

Büssing, A. (1999). Psychopathologie der Arbeit. In D. Frey & C. Graf Hoyos (Hrsg.), *Arbeits- und Organisationspsychologie. Ein Lehrbuch* (S. 200-211). Weinheim: Psychologie Verlags Union.

Büssing, A. (2000). Theoretische Grundlagen der Implementierung neuer psychosozialer Dienstleistungen im Krankenhaus. In U. Koch & M. Härter (Hrsg.), *Psychosoziale Dienste im Krankenhaus* (S. 29-63). Göttingen: Verlag für Angewandte Psychologie.

Büssing, A., Barkhausen, M., Glaser, J. & Schmitt, S. (1998). Die arbeits- und organisationspsychologische Begleitforschung der Implementation eines ganzheitlichen Pflegesystems – Evaluationsmethoden und Ergebnisse. In Prognos (Hrsg.), *Patientenorientierung – eine Utopie?* (S. 257-304). Stuttgart: Gustav Fischer.

Büssing, A. & Glaser, J. (1999a). Das Tätigkeits- und Arbeitsanalyseverfahren für das Krankenhaus (TAA-KH). In H. Dunckel (Hrsg.), *Handbuch Psychologischer Arbeitsanalyseverfahren* (S. 465-494). Zürich: vdf.

Büssing, A. & Glaser, J. (1999b). Interaktionsarbeit: Konzept und Methode der Erfassung im Krankenhaus. *Zeitschrift für Arbeitswissenschaft, 53,* 164-173.

Büssing, A. & Glaser, J. (1999c). Work stressors in nursing in the course of redesign: Implications for burnout and interactional stress. *European Journal of Work and Organizational Psychology (Special issue on „Emotions at work"), 8,* 401-426.

Büssing, A. & Glaser, J. (2000). The „four-stage process model of core factors of burnout". The role of work stressors and work-related resources. *Work & Stress, 14,* 329-346.

Büssing, A. & Glaser, J. (2002). *Das Tätigkeits- und Arbeitsanalyseverfahren für das Krankenhaus - Selbstbeobachtungsversion (TAA-KH-S).* Göttingen: Hogrefe.

Büssing, A. & Perrar, K.-M. (1989). Burnout – ein neues Phänomen der psychosozialen Arbeitswelt? In W. Schönpflug (Hrsg.), *Bericht über den 36. Kongreß der Deutschen Gesellschaft für Psychologie, Band 2* (S. 165-176). Göttingen: Hogrefe.

Büssing, A. & Perrar, K.M. (1992). Die Messung von Burnout. Untersuchung einer Deutschen Fassung des Maslach Burnout Inventory (MBI-D). *Diagnostica, 38*, 328-353.

Büssing, A. & Schmitt, S. (1998). Arbeitsbelastungen als Bedingungen von Emotionaler Erschöpfung und Depersonalisation im Burnoutprozeß. *Zeitschrift für Arbeits- und Organisationspsychologie, 42*, 76-88.

Cordes, C.L. & Dougherty, T.W. (1993). A review and integration of research on job burnout. *Academy of Management Review, 18*, 621-656.

Edwards, J.R. (1996). An examination of competing versions of the person-environment-fit approach to stress. *Academy of Management Journal, 39*, 292-338.

Elkeles, T. (1997). Kritik an der Funktionspflege. In A. Büssing (Hrsg.), *Von der funktionalen zur ganzheitlichen Pflege. Reorganisation von Dienstleistungsprozessen im Krankenhaus* (S. 49-64). Göttingen: Verlag für Angewandte Psychologie.

Fiechter, V. & Meier, M. (1998). *Pflegeplanung. Eine Anleitung für die Anwendung und Dokumentation des Pflegeprozesses in der Praxis* (10. Aufl.). Basel: Recom.

Glaser, J. & Büssing, A. (1996). Ganzheitliche Pflege: Präzisierung und Umsetzungschancen. *Pflege, 9*, 221-232.

Hacker, W. (1998). *Allgemeine Arbeitspsychologie. Psychische Regulation von Arbeitstätigkeiten*. Bern: Huber.

Hochschild, A.R. (1979). Emotion work, feeling rules, and social structure. *American Journal of Sociology, 85*, 551-575.

Houkes, I. & Janssen, P.P.M. (1999). A test of Leiter's process model of burnout. *Journal of Health and Human Services Administration, 21*, 533-559.

Jick, T. (1983). Mixing qualitative and quantitative methods: Triangulation in action. In J. Van Maanen (Ed.), *Quantitative methodology* (pp. 135-148). London: Sage.

Kahn, W.A. (1993). Caring for the caregivers: Patterns of organizational caregiving. *Administrative Science Quarterly, 38*, 539-563.

Kieser, A. (1997). Rhetoric and myth in management fashion. *Organization, 4*, 49-74.

Lazarus, R.S. & Folkman, S. (1984). *Stress, appraisal, and coping*. New York: Springer.

Lee, R.T. & Ashforth, B.E. (1993). A longitudinal study of burnout among supervisors and managers: Comparisons between Leiter and Maslach (1988) and Golembiewski et al. (1986) models. *Organizational Behaviour and Human Decision Processes, 54*, 369-398.

Lee, R.T. & Ashforth, B.E. (1996). A meta-analytic examination of the correlates of the three dimensions of job burnout. *Journal of Applied Psychology*, 81, 123-133.

Leiter, M.P. (1991). Coping patterns as predictors of burnout. *Journal of Organisational Behaviour, 12*, 123-144.

Leiter, M.P. (1993). Burnout as a developmental process: Consideration of models. In W.B. Schaufeli, C. Maslach, & T. Marek (Eds.), *Professional burnout: Recent developments in theory and research* (pp. 237-250). New York: Taylor & Francis.

Leitner, K., Lüders, E., Greiner, B., Ducki, A., Niedermeier, R. & Volpert, W. (1993). *Analyse psychischer Anforderungen und Belastungen in der Büroarbeit: Das RHIA/VERA-Büro-Verfahren. Handbuch.* Göttingen: Hogrefe.

Maslach, C. & Jackson, S.E. (1982). Burnout in health professions: A social psychological analysis. In G. Sanders & J. Suls (Eds.), *Social psychology of health and illness.* Hillsdale: Erlbaum.

Maslach, C. & Jackson, S.E. (1984). Burnout in organisational settings. In S. Oskamp (Ed.), *Applied Social Psychology Annual*, Vol. 5 (pp. 133-153). Beverly Hills: Sage.

Maslach, C. & Leiter, M.P. (1997). *The truth about burnout.* San Francisco: Jossey-Bass.

Mörgelin, K. & Schwochert, B. (1995). *Pflege in Europa von A-Z.* Eschborn: Deutscher Berufsverband für Pflegeberufe.

Moldaschl, M. (1997). Betriebliche Rationalisierungsstrategien und ihre Auswirkungen auf den Arbeitsprozeß. In H. Luczak & W. Volpert (Eds.), *Handbuch Arbeitswissenschaft* (pp. 685-691). Stuttgart: Schaeffer-Poeschel.

Morris, J.A. & Feldman, D.C. (1996). The dimensions, antecedents, and consequences of emotional labor. *Academy of Management Review, 21* (4), 986-1010.

Prognos (Hrsg.). (1998). Patientenorientierung – eine Utopie? Stuttgart: Gustav Fischer.

Schaufeli, W.B. & Enzmann (1998). *The burnout companion to study & practice: A critical essay.* New York: Taylor & Francis.

Schaufeli, W.B., Maslach, C. & Marek, T. (Eds.). (1993). *Professional burnout: Recent developments in theory and research.* New York: Taylor & Francis.

Shirom, A. (1989). Burnout in work organizations. In C.L. Cooper & I. Robertson (Eds.), *International Review of Industrial and Organizational Psychology 1989* (pp. 25-48). New York: Wiley.

Ulich, E. (2001). *Arbeitspsychologie* (5. Aufl.). Zürich: vdf.

Interaktionsarbeit in der personenbezogenen Dienstleistung

André Büssing und Jürgen Glaser

Zusammenfassung

In dem Beitrag wird das Konzept der Interaktionsarbeit vorgestellt, mit dem eine Integration der Forschung zur emotionalen Arbeit und zur Gefühlsarbeit vorgenommen wird. Mit dem Konzept werden sowohl Voraussetzungen, Bedingungen und Komponenten als auch Wirkungen und Folgen von Interaktionsarbeit berücksichtigt. Eingangs wird in dem Beitrag auf die Bedeutung und die spezifischen Besonderheiten personenbezogener Dienstleistungen eingegangen. Das Kernstück bildet im zweiten Abschnitt eine Beschreibung der konzeptuellen Bestandteile und der psychischen Wirkmechanismen von Interaktionsarbeit. Dabei werden Aspekte der emotionalen Arbeit ebenso dargelegt wie die Bedeutung der bislang wenig beachteten Forschung zur Gefühlsarbeit und des Konzepts des subjektivierenden Arbeitshandelns. Weiterhin werden empirische Arbeiten im Rahmen eines laufenden Verbundvorhabens zur Interaktionsarbeit berichtet. In dem Verbundprojekt wurden arbeitspsychologische Methoden zur Analyse und Bewertung des Konzepts der Interaktionsarbeit entwickelt und in verschiedenen Dienstleistungsberufen erfolgreich erprobt. Schließlich wird ein Ausblick auf die Ansätze zur Gestaltung von Interaktionsarbeit im Rahmen des Verbundes gegeben. Diese Arbeiten dienen der Generalisierung von Methoden und Ergebnissen und sollen Grundlagen für eine Analyse, Bewertung und Gestaltung von Interaktionsarbeit in verschiedenen Feldern der personenbezogenen Dienstleistung legen.

1 Interaktionsarbeit – Kernaufgabe in der personenbezogenen Dienstleistung[1]

Die Erforschung der Interaktion in der personenbezogenen Dienstleistung (pD), die Erklärung ihrer Bedingungen, Wirkungen und Folgen für Dienstleister wie auch für

---

[1] Der Beitrag entstand im Verbundprojekt *„Interaktionsarbeit" als ein zukunftsweisender Ansatz zur qualitätsorientierten Organisation von Dienstleistungsprozessen* (Int*Akt*) (Sprecher: Univ-Prof. Dr. Büssing). Das Projekt wird vom Bundesministerium für Bildung und Forschung (BMBF) im Rahmen des Förderkonzeptes „Dienstleistungen für das 21. Jahrhundert" unter 01HR9926-01HR9928 sowie 01HR0015 gefördert. Wir danken Dipl.-Psych. Björn Giesenbauer und Dr. Thomas Höge für die Zusammenarbeit in diesem Projekt.

die Leistungsempfänger spielte in der deutschsprachigen wissenschaftlichen Forschung bis Mitte der 1990er Jahre eine untergeordnete Rolle. Dies stand und steht in einem bemerkenswerten Gegensatz zu der Tatsache, dass die pD nicht nur „Arbeit der Zukunft" sondern bereits „Arbeit der Gegenwart" in Deutschland war und in zunehmendem Maße auch zukünftig sein wird. Folgt man den Arbeitsmarktstatistiken, so lässt sich in den 1990er Jahren eine kontinuierliche Ausweitung von Dienstleistungsarbeit sowohl im Bereich der unternehmensbezogenen Dienstleistungen (z.B. Beratung) wie auch in den gesundheitsbezogenen Dienstleistungen (z.B. Pflege) konstatieren (vgl. Büssing, 1999 sowie den Einleitungsbeitrag von Büssing & Glaser, in diesem Band).

Wie unterscheidet sich die Arbeit in der pD von der Arbeit in der industriellen Produktion, in Büro und Verwaltung? Welche Erkenntnisse lassen sich aus anderen Berufsfeldern auf die Arbeit in der pD übertragen? Und welche Besonderheiten und (neuartigen) Merkmale von Dienstleistungsarbeit gilt es näher zu betrachten?

Ein entscheidendes Bestimmungsstück der pD ist naheliegenderweise der Umgang mit Menschen. Während in der industriellen Produktion wie auch in der Arbeit in Büro und Verwaltung die Bearbeitung sächlicher Gegenstände und Informationen im Vordergrund stehen, liegt der Fokus bei der pD bei der Kommunikation und Kooperation im direkten Umgang zwischen Dienstleistern und Klienten (vgl. Nerdinger, 1994). Folgt man dem in der Arbeitspsychologie verbreiteten Systemgedanken mit der Unterscheidung in primäre und sekundäre Aufgaben eines soziotechnischen Systems, so zählt die Interaktion mit Klienten zweifellos zu den Primäraufgaben der pD, während sich sächliche Leistungen ebenso wie der Erhalt des Arbeitssystems als Sekundäraufgaben darstellen. Interaktionsarbeit lässt sich somit als Kernaufgabe in der pD identifizieren.

Bezogen auf das Krankenhaussystem lässt sich diese Kernaufgabe näher als „Wiederherstellung, Erhalt und Förderung der Gesundheit des Patienten" beschreiben. Es handelt sich wie bei anderen pD um eine Form der Leistungserbringung, bei der Prozess und Produkt untrennbar miteinander verbunden sind. Die menschliche Arbeit ist hier – und im Unterschied zu anderen Berufsfeldern – nicht nur ein Kostenfaktor, sondern selbst ein immanenter Bestandteil des Produktes. Denn die Dienstleistung kann nur dann erbracht werden, wenn Produzent und Konsument gleichzeitig anwesend sind, wenn also Produktion und Konsumtion räumlich und zeitlich zusammenfallen („uno-actu-Prinzip" nach Herder-Dorneich & Kötz, 1972).

In der pD nimmt die situativ geprägte Interaktion zwischen Leistungserbringer und -empfänger einen direkten und ganz maßgeblichen Einfluss auf die Qualität der

Arbeit wie auch auf die Qualität des Arbeitslebens der Dienstleister. Wie im vorangegangenen Beitrag (Büssing & Glaser, in diesem Band) ausgeführt, kann die Gesundheitsdienstleistung neuartige Formen der Belastung für die Dienstleister mit sich bringen – so etwa in Form von Interaktionsstress (vgl. Badura, 1990). Es wurde in diesem Zusammenhang auch beschrieben, wie sich veränderte Formen der Arbeitsorganisation – etwa in Form ganzheitlicher Aufgabenstrukturen in der Pflege – auf Prozesse der Interaktion zwischen Dienstleistern und Klienten (z.B. Pflegekräfte und Patienten) auswirken können. Dabei steht außer Frage, dass sich für die pD spezifische Qualifizierungsbedarfe etwa hinsichtlich der sozialen Kompetenz der Dienstleister geltend machen lassen. Potenzielle Wirkungen und Folgen solcher Interaktionsprozesse konnten am Beispiel der emotionalen Erschöpfung gezeigt werden.

Die Interaktion zwischen Dienstleister und Klient ist jedoch keineswegs als einseitig zu betrachten. Die Klienten sollten als mehr oder weniger eigenständig handelnde Subjekte und nicht als „Objekte" der Dienstleistungsarbeit missverstanden werden – eine Gefahr, die bei einer Übertragung wissenschaftlicher Erkenntnisse aus anderen Branchen und Berufsfeldern besteht. Folgt man der sogenannten „Ko-Produktionsthese" (vgl. Badura, 1995), so ist der Klient nicht einfach nur ein Konsument von Dienstleistungen, sondern er ist Ko-Akteur in einer komplexen Beziehung, und seine Rolle ist in Bezug auf Qualität und Erfolg ebenso wichtig wie die des Dienstleisters selbst. Im Lichte der Ko-Produktionsthese benötigen Klienten nicht nur Hilfe, sondern sie benötigen die Interaktion für Motivation, Zielsetzung und das Erlernen von Kompetenzen, um entsprechend selbst handeln und ihre gesundheitsbezogenen Ziele erreichen zu können. Eine inadäquate Interaktion zwischen Dienstleistungserbringer und Klient birgt demnach Risiken für Qualität und Gesundheit. Im Unterschied zur Produktion materieller Güter und Informationen ist die Interaktion und sind insbesondere die Emotionen der Dienstleister von unmittelbarer Bedeutung für den Erfolg der Ko-Produktion.

Im folgenden Abschnitt soll das Konzept der Interaktionsarbeit vorgestellt und begründet werden. Mit dem Konzept der Interaktionsarbeit wird auf Voraussetzungen, Bedingungen und Komponenten ebenso wie auf Wirkungen und Folgen von Interaktionsarbeit Bezug genommen. Es soll weiterhin gezeigt werden, dass sich die verschiedenen Facetten von Interaktionsarbeit mit geeigneten Methoden analysieren und bewerten lassen. Dazu wird auf eigene Untersuchungen im Rahmen eines Verbundvorhabens in verschiedenen Berufsfeldern der pD (Altenpflege und Lehrertätigkeit) Bezug genommen (Abschnitt 3). Schließlich werden Ansätze zur Gestaltung und Förderung von Interaktionsarbeit in verschiedenen Feldern der pD skizziert.

2 Interaktionsarbeit aus arbeitspsychologischer Sicht

Interaktionsarbeit bezieht sich auf die Arbeit in der pD und kann dort als Kernaufgabe gelten. Interaktionsarbeit richtet sich demnach auf die besonderen Merkmale im arbeitsbezogenen Umgang mit Menschen. Im Rahmen von pD findet jedoch nicht nur Interaktionsarbeit statt. So wird etwa in der Gesundheitsdienstleistung im Krankenhaus ein beträchtlicher Anteil an nicht-interaktiven Arbeitsaufgaben verrichtet, wie zum Beispiel die Dokumentation von Pflege und Behandlung oder andere administrative sowie technisch-organisatorische Tätigkeiten. Demnach lassen sich in weiten Teilen auch die aus der Arbeitspsychologie bekannten Wirkmechanismen der Handlungsregulation im Sinne von Arbeitsanforderungen, Arbeitsbelastungen und arbeitsbezogenen Ressourcen sowie Wirkungen und Folgen von Arbeit im Sinne von Gesundheitsbeeinträchtigung bzw. Gesundheitsförderung auf die pD übertragen. Interaktionsarbeit ist jedoch ein konstitutives Element, wodurch sich – wie bereits erwähnt – pD von anderen Formen der Arbeit zum Beispiel in der Produktion und Verwaltung unterscheiden lassen.

Auch wenn Begriff und Konzept der Interaktionsarbeit neueren Datums sind (Büssing & Glaser, 1999), so reichen die Wurzeln der hierzu einschlägigen Forschung bis in die 1970er Jahre und zum Teil weiter zurück. Es lassen sich zwei maßgebliche Stränge unterscheiden, die im Folgenden mit emotionaler Arbeit und Gefühlsarbeit beschrieben werden.

2.1 Emotionale Arbeit

Interaktionen und Emotionen in der Arbeit wurden zunächst nicht in der Arbeitspsychologie sondern in der Mikrosoziologie (v.a. Goffman, 1959; Hochschild, 1979) untersucht. Dabei standen die Akteure der emotionalen Arbeit, d.h. die Dienstleister im Mittelpunkt. So wurde etwa in den Untersuchungen von Hochschild (1979, 1983) emotionale Arbeit („emotion work") als die eigentliche Aufgabe von Flugbegleitern ausgemacht. Aus mikrosoziologischer Perspektive richtete sich das Augenmerk auf das Management von Gefühlen der Akteure und insbesondere auf die Bewältigung der emotionalen Dissonanz. Emotionale Dissonanz stellt sich dann ein, wenn eigene Emotionen nicht mit den Regeln des Berufs oder der Organisation in Einklang stehen.

Durch das Management der eigenen Gefühle regulieren Dienstleister die Diskrepanz zwischen ihren tatsächlichen, authentischen Gefühlen und den auf sogenannten Gefühlsregeln der Organisation basierenden erwarteten Gefühlen. Hierbei lassen sich zwei grundlegende Strategien unterscheiden, die Hochschild (1983) als „surface acting" und „deep acting" bezeichnet. Beim „surface acting" handelt es sich um die Regulierung äußerer (dargebotener) Gefühle („impression management"; vgl. Ekman, 1973; Goffman, 1971), beim „deep acting" geht es um die Regulierung innerer (authentisch empfundener) Gefühle (ausführlicher Nerdinger, in diesem Band). Die emotionale Arbeit der Dienstleister besteht folglich sowohl darin, den eigenen Gefühlsausdruck an die situativen Anforderungen der Interaktion mit den Klienten anzupassen (z.B. Freundlichkeit zu zeigen), wie auch darin, die tatsächlich empfundenen Gefühle aktiv zu beeinflussen (z.B. das Erleben von Ekelgefühlen in der Pflege abzubauen).

Emotionale Arbeit lässt sich auf unterschiedliche Parameter zurückführen. Zum einen sind es die sogenannten Gefühlsregeln, die eine wichtige Rolle spielen. Solche Regeln, die sich in Empfindensregeln und in Ausdrucksregeln differenzieren lassen (vgl. Rafaeli & Sutton, 1987), können in gesellschaftlichen, beruflichen oder professionellen Normen, in organisationalen Leitlinien und nicht zuletzt auch in individuellen Standards begründet sein. Sich freundlich gegenüber Klienten zu zeigen ist eine weit verbreitete Ausdrucksregel, die sich auf allen Ebenen widerspiegelt – so auch in Unternehmensleitbildern vieler Dienstleistungsorganisationen. Aussagen wie zum Beispiel „Jungen weinen nicht" spiegeln mehr oder weniger stereotype Ausdrucksregeln auf gesellschaftlicher Ebene wider, nichtsdestotrotz können solch allgemeine soziale „Regeln" nachhaltigen Einfluss auf die Interaktion in der Dienstleistung haben. Im Servicebereich (z.B. Gastronomie, Kreditwirtschaft, Vertrieb) werden Dienstleister nicht selten speziell für die Interaktion mit Klienten geschult. Sie bekommen dort weitere organisationale Ausdrucksregeln vermittelt, die dazu dienen sollen, die Interaktion mit den Klienten zu beeinflussen oder gar zu steuern (z.B. höfliche Zurückhaltung zeigen, wenn Warteschlangen am Schalter zu lang werden).

Jedoch nicht Gefühlsregeln per se führen zu emotionaler Arbeit, denn Gefühlsregeln können zugleich als Grundlage und Hilfestellung für die zu leistende Gefühlsarbeit in der Interaktion mit den Klienten fungieren (vgl. Abschnitt 2.2). Erst die von den Dienstleistern wahrgenommene Stärke der Diskrepanz zwischen solchen Regeln und den situativ erlebten eigenen Gefühlen bzw. die Diskrepanz zwischen Regeln und dem individuellen Gefühlsausdruck führen zu individuell und situativ unterschiedlichen Konstellationen von emotionaler Arbeit.

Von Rafaeli und Sutton (1987) wird emotionale Arbeit als emotionale Transaktion, also eine Darbietung von Gefühlen auf der einen und der emotionalen Reaktion und Anpassung auf der anderen Seite beschrieben. Im Mittelpunkt dieser emotionalen Transaktionen steht das Verhältnis zwischen empfundenen Gefühlen und den Erwartungen an eine Darbietung von Gefühlen: „Expressed feelings may match well or poorly with: (a) experienced feelings, especially 'true' feelings about the target of emotional expression; (b) external feeling rules; and (c) internalised feeling rules" (Rafaeli & Sutton, 1987, S. 133).

Im Einklang mit früheren Studien (Hochschild, 1979, 1983; Thoits, 1984) gehen Rafaeli und Sutton (1987) davon aus, dass die Passung bzw. Nicht-Passung zwischen dargebotenen Gefühlen und Anforderungen an einen angemessenen Gefühlsausdruck zu verschiedenen emotionalen Konstellationen führt, die sie als emotionale Harmonie, emotionale Dissonanz und emotionale Devianz bezeichnen. *Emotionale Harmonie* tritt demzufolge immer dann auf, wenn der Gefühlsausdruck mit den empfundenen Gefühlen, den Gefühlsregeln und den eigenen Erwartungen an den Gefühlsausdruck kongruent ist. *Emotionale Dissonanz* hingegen resultiert, wenn der Gefühlsausdruck zwar mit den Gefühlsregeln konform geht, jedoch im Widerspruch zu den tatsächlichen „inneren" Gefühlen steht.

Zwei spezifische Formen der emotionalen Dissonanz sind zu unterscheiden: Einerseits *„faking in bad faith"* als das Vorspielen bzw. Vortäuschen von Gefühlen in „schlechter" Absicht. Dies ist dann der Fall, wenn Dienstleister der Überzeugung sind, dass der gezeigte Gefühlsausdruck kein Bestandteil ihrer Arbeit sein sollte, und sie nur dann mit den Gefühlsregeln konform gehen, wenn sie sich gezwungen bzw. überwacht sehen. Andererseits bezeichnet *„faking in good faith"* eine Situation, in der die Dienstleister Gefühle vortäuschen, die sie zwar nicht tatsächlich empfinden, dabei aber durchaus im guten Glauben handeln, dass diese Gefühle Bestandteil ihrer Arbeit sein sollten. *Emotionale Devianz* kennzeichnet schließlich den Sachverhalt, dass sich eine Person ihren tatsächlichen, organisational unerwünschten Gefühlen hingibt und sich mit ihrem Gefühlsausdruck über Normen hinwegsetzt. Emotionale Devianz ebenso wie emotionale Harmonie können daher in einem Gegensatz zur emotionalen Dissonanz gesehen werden: Denn im Unterschied zum Vortäuschen erwarteter Gefühle im Falle der emotionalen Dissonanz bringt der Dienstleister mit der emotionalen Devianz unter Missachtung der organisationalen und beruflichen Gefühlsregeln seine tatsächlichen Gefühle zum Ausdruck, und im Idealfall der emotionalen Harmonie bestehen keine Diskrepanzen zwischen Gefühlsregeln, empfundenen Gefühlen und Gefühlsausdruck.

2.2 Gefühlsarbeit und subjektivierendes Arbeitshandeln

Ein zweiter Forschungsstrang, der ursprünglich ebenfalls in der Soziologie angesiedelt ist, befasst sich mit der sogenannten Gefühlsarbeit von Dienstleistern. Dieser Ansatz geht zurück auf die Arbeiten der Gruppe um Strauss, die im Kontext des Krankenhauses und insbesondere am Beispiel der Krankenpflege verschiedene Typen von Gefühlsarbeit identifizierten. Strauss, Fagerhaugh, Suczek und Wiener (1980, 1982, 1985) definieren *Gefühlsarbeit* („sentimental work") als Beeinflussung fremder Gefühle (der Klienten) zur Erfüllung der Arbeitsaufgabe bzw. im Dienste des Hauptarbeitsverlaufs. Beispiele für solche unterschiedlichen *Typen von Gefühlsarbeit* sind etwa die Vertrauensarbeit, bei der durch Vermitteln von Kompetenz und Kümmern beim Klienten Vertrauen erzeugt wird, oder die biografische Arbeit, bei der das (gegenseitige) Kennenlernen zum Beispiel Pflegekräften die Arbeit am Krankheitsverlauf von Patienten erleichtert und geeignete Maßnahmen erst ermöglicht (ausführlicher Dunkel & Rieder, in diesem Band).

In diesem Zusammenhang ist ein weiterer Ansatz von Bedeutung, der sich ebenfalls auf Bedingungen der Interaktion mit den Klienten richtet – das *subjektivierende Arbeitshandeln*. In dem von Böhle und Mitarbeitern im Bereich der industriellen Fertigung entwickelten Konzept (Böhle & Milkau, 1988; Böhle & Schulze, 1997), das in späteren Arbeiten auf die Pflege (Böhle, 1999; Böhle, Brater & Maurus, 1997; Böhle & Weishaupt, in diesem Band) und neuerdings auch auf andere Bereiche der Dienstleistung übertragen wurde, werden Gefühle insbesondere als „Gespür" verstanden, und es werden wichtige *Funktionen des Gespürs* als Arbeitsmittel bzw. als „Instrumente" des Wahrnehmens, Erfassens und Verstehens beschrieben. Ausgangspunkt für das Konzept des subjektivierenden Arbeitshandelns in der Dienstleistung war die Überlegung, dass gerade in der pD die Planbarkeit von Arbeitsabläufen rasch an Grenzen stößt und das Leitbild eines planmäßigen zweckrationalen Handelns nur eingeschränkt angewendet werden kann. Als charakteristisch für subjektivierendes Arbeitshandeln bezeichnen die Autoren folgende Aspekte (ausführlicher Böhle & Weishaupt, in diesem Band): Umgang mir nur begrenzt planbaren und kontrollierbaren Anforderungen, Wahrnehmung und Interpretation von Informationen, die sich nicht exakt definieren und objektivieren lassen, Denken in bildhaft-assoziativen mentalen Prozessen sowie ein dialogisch-interaktives Vorgehen und das subjektive Nachvollziehen (Empathie).

Mit der Gefühlsarbeit und dem subjektivierenden Arbeitshandeln wird eine zweite Perspektive auf die Interaktion mit Klienten eingenommen, die als komplementär zur Perspektive der emotionalen Arbeit erachtet werden kann. Während es bei der emotionalen Arbeit um die Gefühle der Dienstleister und deren Regulierung geht, stehen bei der Gefühlsarbeit wie auch beim subjektivierenden Arbeitshandeln die Gefühle der Klienten und die Art und Weise der Beeinflussung dieser Gefühle durch den Dienstleister im Vordergrund. Vor allem aus arbeitspsychologischer Sicht sind die Gefühlsarbeit und das subjektivierende Arbeitshandeln in Ergänzung zur emotionalen Arbeit von großer Bedeutung, wird hier doch der Blick auf die Bedingungen der Arbeit gerichtet und die Beeinflussung der Gefühle von Klienten als ein immanenter Bestandteil der Arbeitsaufgaben von Dienstleistern verstanden.

Die Forschung zur Gefühlsarbeit hat bislang weitaus weniger Beachtung erfahren als die Forschung zur emotionalen Arbeit. Letztere erfreut sich insbesondere in der angloamerikanischen Forschung eines regelrechten Booms, nicht zuletzt in der empirischen Forschung (zum Überblick Ashkanasy, Haertel & Zerbe, 2000; Zapf, 2002). Die Perspektive der Gefühlsarbeit fristet hingegen ein eher „stiefmütterliches Dasein", was besonders mit Blick auf ihre arbeitsgestalterischen Möglichkeiten ein Defizit bei der Betrachtung der pD darstellen dürfte. Umso wichtiger erscheint es, beide Perspektiven im Konzept der Interaktionsarbeit miteinander zu verbinden (vgl. Büssing & Glaser, 1999), ihre wechselseitigen Bezüge zu untersuchen, und nicht zuletzt ihre jeweiligen Voraussetzungen, Wirkungen und Folgen mit in die Analyse von Interaktionsarbeit einzubeziehen.

2.3 Voraussetzungen, Wirkungen und Folgen von Interaktionsarbeit

Die Arbeit in der Interaktion mit Klienten wird von verschiedenen Faktoren beeinflusst. In einem Review von Morris und Feldman (1996) werden Voraussetzungen, Komponenten und Konsequenzen der Interaktion mit Klienten vor dem Hintergrund empirischer Forschungsergebnisse beleuchtet. Als Bestimmungsstücke bzw. Komponenten der von den Autoren so bezeichneten „emotional labour" benennen Morris und Feldman (1996) unter anderem die folgenden Komponenten: Häufigkeit (frequency) des angemessenen Gefühlsausdrucks, Aufmerksamkeit (attentiveness) gegenüber Gefühlsregeln, Variantenreichtum (variety) des Gefühlsausdrucks sowie emotionale Dissonanz (ausführlicher Nerdinger, in diesem Band).

Mit diesen Komponenten wird Bezug auf die Forschung zur emotionalen Arbeit genommen. Es wurde mit dem Überblick von Morris und Feldman (1996) deutlich, dass bedingungsbezogene Momente von emotionaler Arbeit im Hintergrund stehen, und dass sich die Mehrzahl der Studien zur emotionalen Arbeit – ganz in der Tradition von Goffman's „face-work" (1959) – auf das Gefühlsmanagement beziehen und daher einer personenbezogenen Perspektive zuzuordnen sind. Morris und Feldman (1996) fassen die Forschungslage in Form von Hypothesen über Ursachen und Wirkungen der zuvor genannten vier Kernkomponenten von emotionaler Arbeit zusammen. Als Ursachen stehen dabei organisationale und aufgabenbezogene Bedingungen und als Wirkungen Arbeitszufriedenheit und emotionale Erschöpfung im Mittelpunkt.

Mit Blick auf weitere potenzielle Ursachen bzw. allgemeinere Voraussetzungen von Interaktionsarbeit haben wir diese Systematik erweitert, und sowohl strukturelle wie auch organisatorische und individuelle Voraussetzungen und Bedingungen in das Konzept der Interaktionsarbeit einfließen lassen.

Zu den *strukturellen Voraussetzungen* lassen sich vor allem rechtliche, ökonomische und gesellschaftliche Rahmenbedingungen zählen. Gerade in der stationären und ambulanten Pflege spielen Aspekte, wie zum Beispiel die finanzielle Abrechnungsfähigkeit pflegerischer Leistungen, eine wichtige Rolle für die alltägliche Interaktion mit den Patienten – nicht zuletzt deshalb, weil sie sich häufig als hemmende Faktoren für Interaktionsarbeit erweisen (z.B. personelle Engpässe, die ausführlichere Gespräche mit Patienten verhindern).

Arbeitsbedingungen, die mit unterschiedlichen Formen der Arbeitsteilung und der Arbeitsorganisation festgelegt sind und die sich aus arbeitspsychologischer Sicht in Anforderungen, Belastungen und Ressourcen durch die Arbeitsaufgaben manifestieren, stellen weitere Rahmenbedingungen und Voraussetzungen für Interaktionsarbeit dar. Am Beispiel der Einführung eines ganzheitlichen Pflegesystems konnte exemplarisch gezeigt werden, wie sich die Arbeitsorganisation auf die Interaktion zwischen Pflegekräften und Patienten auswirkt (vgl. Beitrag zu Interaktionsstress von Büssing & Glaser, in diesem Band). Und nicht zuletzt können auch individuelle Faktoren als Voraussetzungen für Interaktionsarbeit geltend gemacht werden, wie zum Beispiel Persönlichkeitsmerkmale, Einstellungen und Kompetenzen der Dienstleister ebenso wie der Leistungsempfänger, welche in die Interaktionsprozesse eingebracht werden.

Mit Blick auf die *Wirkungen von Interaktionsarbeit* standen bislang Arbeitszufriedenheit und emotionale Erschöpfung der Dienstleister im Mittelpunkt des Interesses (vgl. Morris & Feldman, 1996). Zahlreiche empirische Studien haben sich insbesondere mit Zusammenhängen zwischen emotionaler Arbeit und Burnout befasst (z.B. Nerdinger & Röper, 1999; Zapf, Vogt, Seifert, Mertini & Isic, 1999). In diesen Studien wird zumeist auf das Konzept von Rafaeli und Sutton (1987) Bezug genommen, und es werden Zusammenhänge zwischen den Konstellationen emotionaler Arbeit und verschiedenen Facetten des Burnout untersucht. Die Ergebnisse zeigen in der Regel deutliche Zusammenhänge zwischen emotionaler Dissonanz und emotionaler Erschöpfung sowie Depersonalisation der Dienstleister. Andere potenzielle Wirkungen und insbesondere darüber hinausgehende Folgen für Dienstleister und Klienten (z.B. Absentismus, Qualität der Behandlung) sind hingegen kaum untersucht worden.

Im Konzept der Interaktionsarbeit wurden die potenziellen Wirkungen und Folgen von Interaktionsarbeit breiter gefasst und in zwei Bündel von Indikatoren unterteilt: Zum einen lassen sich bewährte Kriterien für die *Qualität des Arbeitslebens der Dienstleister* (z.B. Arbeitszufriedenheit, psycho-physische Beanspruchung, Absentismus), zum anderen auch Kriterien für die *Qualität der Dienstleistung* aus Sicht der Klienten (z.B. Patientenzufriedenheit, Lebensqualität, Qualität der Behandlung und Versorgung) als Indikatoren heranziehen.

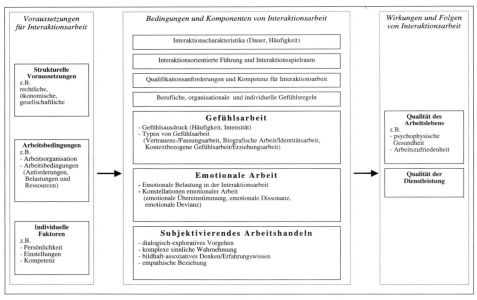

Abbildung 1: Konzept der Interaktionsarbeit[2]

Einen zusammenfassenden Überblick über das Konzept der Interaktionsarbeit gibt Abbildung 1. Dabei handelt es sich um einen konzeptuellen Rahmen, der mit empiri-

---

[2] Abbildung aus Büssing, Giesenbauer, Glaser & Höge (2002).

schen Untersuchungen in unterschiedlichen Feldern der pD in Bezug auf alle Bestandteile analysiert und bewertet werden soll. Ein erstes Ziel dieser empirischen Untersuchungen besteht darin, das Konzept der Interaktionsarbeit mit geeigneten Analyseinstrumenten zu operationalisieren und das Konzept dann in einem zweiten Schritt auf Grundlage empirischer Befunde zu einem Modell weiter zu entwickeln, das über Ursache-Wirkungs-Gefüge zwischen den Modellvariablen Auskunft geben soll.

3 Analyse, Bewertung und Gestaltung von Interaktionsarbeit im Rahmen eines Verbundprojekts

Hintergrund der Entwicklung des hier vorgestellten Konzepts zur Interaktionsarbeit und der damit verbundenen empirischen Arbeiten ist das Verbundprojekt „Interaktionsarbeit als ein zukunftsweisender Ansatz zur qualitätsorientierten Organisation von Dienstleistungsprozessen (Int*Akt*)", das vom Bundesministerium für Bildung und Forschung (BMBF) im Rahmen des Forschungsprogramms „Dienstleistungen für das 21. Jahrhundert" gefördert wird.

Übergeordnetes Ziel des Projekts ist die Entwicklung von spezifischen Konzepten, Analysemethoden und arbeitsorganisatorischen Gestaltungsempfehlungen für das Feld der pD. Der Verbund, an dem neben einem arbeitspsychologischen und einem arbeitssoziologischen wissenschaftlichen Projekt zwei betriebliche Projekte im Bereich der Altenpflege und der Softwareentwicklung beteiligt sind, hat Mitte 2000 seine Arbeit aufgenommen und wird sich bis Ende 2003 mit der Interaktionsarbeit befassen. Neben den bereits dargestellten wissenschaftlichen Entwicklungen geht es im Verbundprojekt Int*Akt* auf einer anwendungsbezogenen Ebene auch um eine Identifizierung von hemmenden und fördernden Faktoren für die Realisierung von qualitätsorientierter Interaktionsarbeit. Zu diesem Zweck werden in den zwei betrieblichen Projekten konkrete arbeitsorganisatorische Maßnahmen zur Förderung von Interaktionsarbeit erprobt, die von den zwei wissenschaftlichen Projekten begleitend evaluiert werden.

Im Folgenden werden zunächst – mit Blick auf das arbeitspsychologische Projekt im Verbund – die bisherigen empirischen Arbeiten mit exemplarischen Befunden zur Analyse und Bewertung von Interaktionsarbeit vorgestellt. Im Weiteren wird die Vorgehensweise im Verbund in Bezug auf die Gestaltung von Interaktionsarbeit beschrieben.

3.1 Analyse und Bewertung von Interaktionsarbeit

Das arbeitspsychologische Projekt befasst sich im Schwerpunkt mit der stationären Altenpflege. Zu Beginn des Vorhabens wurden strukturelle Rahmenbedingungen der Altenpflege untersucht, um die konkreten Prozesse der Interaktionsarbeit angemessen etwa auch im Kontext rechtlicher und ökonomischer Voraussetzungen analysieren zu können. Neben Literaturanalysen zu den gesetzlichen Bestimmungen wurde eine Vorstudie in Form einer schriftlichen Befragung der Altenpflegeeinrichtungen in Bayern durchgeführt, in der die organisationalen Strukturen, die personellen und materiellen Voraussetzungen sowie das Leistungsspektrum der Organisationen ermittelt wurden (Büssing, Giesenbauer, Glaser & Höge, 2001c).

Mit dieser Vorstudie konnten strukturelle Faktoren identifiziert werden, die sich ungünstig bzw. hemmend auf Interaktionsarbeit auswirken. So hat sich etwa mit Blick auf die rechtlichen Rahmenbedingungen gezeigt, dass in der Bemessung des Pflegebedarfs nach dem Pflegeversicherungsgesetz die sozialen Bedürfnisse von Bewohnern in Altenpflegeheimen wenig Berücksichtigung finden. Zwar wird eine soziale Betreuung als Leistung erstattet, jedoch lassen die Vergütungsrichtlinien und das Prinzip der Kostendeckelung nur geringe Spielräume, weshalb Bemühungen um eine Verbesserung der Interaktionsarbeit nicht selten unentgeltliche Leistungen darstellen. Ein weiteres Manko besteht mit der Fachkraftquote: Zwar wird mit dem Heimgesetz eine Fachkraftquote von mindestens 50% rechtlich festgeschrieben; diese lässt sich jedoch angesichts personeller Unterkapazitäten in Altenpflegeheimen kaum durchgängig einhalten. Es bleibt zu hoffen, dass mit dem neuen Altenpflegegesetz und der Etablierung von Altenpflege als eigenständigem Beruf, nicht nur das Berufsbild attraktiver, sondern auch die Berufsausbildung etwa im Sinne einer Förderung sozialer Kompetenzen weiter an Qualität gewinnt. Neben rechtlichen und berufspädagogischen Aspekten konnten in der Vorstudie arbeitsorganisatorische Faktoren ermittelt werden, welche die Interaktionsarbeit beeinträchtigen. So zum Beispiel ungünstige Betreuungsrelationen mit übermäßigen Tätigkeitsanteilen der Grundpflege, problematische Arbeitszeit- und Pflegesysteme (geteilter Dienst, funktionale Pflegeorganisation), die den Aufbau vertrauensvoller, individualisierter Dienstleistungsbeziehungen behindern können.

Parallel zu dieser Vorstudie wurden Methoden zur Erfassung von Voraussetzungen, Bedingungen und Komponenten von Interaktionsarbeit auf Basis des Konzepts der Interaktionsarbeit (vgl. Abbildung 1) entwickelt. Für den Bereich der Arbeitsbedingungen konnte auf bewährte Arbeitsanalyseverfahren der Autoren zurückgegriffen werden (TAA-KH-S von Büssing & Glaser, 2002), die für die Altenpflege adaptiert wurden. Zur Analyse von Interaktionsarbeit lagen ebenfalls erste Instrumente vor (vgl. Büssing & Glaser, 1999), die um weitere Verfahrensentwicklungen ergänzt und auf das Feld der Altenpflege angepasst wurden. Mit Abschluss dieser Entwicklungsarbeiten liegt ein Instrumentarium vor, das es ermöglicht, alle Bestandteile des Konzepts (vgl. Abbildung 1) mittels standardisierter Fragebogenverfahren zu untersuchen.

In einer Pilotstudie in fünf Altenpflegeheimen wurden diese Fragebogenverfahren eingesetzt. Dabei kamen auch bewährte Methoden zur Diagnose der potenziellen Wirkungen und Folgen von Interaktionsarbeit im Bereich der Altenpflege zum Einsatz. Die Instrumente haben sich mit ganz wenigen Ausnahmen als reliabel erwiesen und konnten mithilfe ergänzender Schichtbeobachtungen und Gruppendiskussionen auch im Hinblick auf ihre Validität in der Altenpflege bestätigt werden. In der Pilotstudie konnten erste Ergebnisse zur Interaktionsarbeit in der stationären Altenpflege und ihren Bedingungen ermittelt werden, die im Unterschied zu dem immer wieder in den Medien vermittelten, negativ getönten Bild der Altenpflege einige positive Ergebnisse aufzeigten. So sind die Anforderungen in der Altenpflege aus arbeitspsychologischer Sicht insgesamt durchaus günstig zu bewerten, und die Arbeitsbelastungen erreichen häufig nicht das aus der stationären Krankenpflege bekannte hohe Niveau, das dort etwa mit häufigen Unterbrechungen von Arbeitsverläufen und vielfältigen soziale Stressoren anzutreffen ist.

Zudem konnte im Rahmen dieser empirischen Pilotstudie der Ansatz der Mitarbeiter- und Klientenorientierung (vgl. Büssing & Glaser, in diesem Band) erfolgreich in der Altenpflege erprobt werden. Dabei wurden Pflegekräfte, Bewohner und ihre Angehörige hinsichtlich der Behandlung und Versorgung mit vergleichbaren Instrumenten befragt und ihre Urteile verglichen. Mit den Ergebnissen liegen Befunde zur Qualität der Dienstleistung als potenzielle Folge von Interaktionsarbeit vor. Die Ergebnisse zeigen, dass die Dienstleistungsqualität in den untersuchten Altenpflegeheimen überwiegend positiv von allen Akteuren (Bewohner, Mitarbeiter, Angehörige) beurteilt wird. Zudem fällt die Lebensqualität der Bewohner in den untersuchten Altenpflegeheimen deutlich günstiger aus als in der altersgemäßen deutschen Normstichprobe (über weitere Ergebnisse aus diesen Untersuchungen berichten Büssing, Giesenbauer, Glaser & Höge, 2001a).

Nachdem sich sowohl die Konzepte wie auch die eingesetzten Analysemethoden in der Pilotstudie weitgehend bewährt hatten, wurde eine Analyse der Interaktionsarbeit im Altenpflegeheim des betrieblichen Projekts durchgeführt. Zu diesem Zweck wurden zum einen die Arbeitsbedingungen der Altenpflegekräfte im Hinblick auf

Anforderungen, Ressourcen und Belastungen hin systematisch untersucht. Zum anderen wurde eine Bestandsaufnahme der Kernkomponenten von Interaktionsarbeit (emotionale Arbeit, Gefühlsarbeit) durchgeführt. Neben den Fragebogeninstrumenten kamen auf allen Stationen auch Beobachtungsmethoden (Ganzschichtbeobachtungen mit anschließenden Interviews) zum Einsatz, und es wurde eine Analyse der Dienstleistungsqualität aus Sicht von Mitarbeitern, Bewohnern und ihren Angehörigen durchgeführt.

Mit den Ergebnissen zeigen sich neben positiven Befunden wie etwa einem hohen, positiv zu bewertenden Anforderungsgehalt in der Altenpflege und einem im Vergleich zur stationären Pflege geringeren Spektrum an ausgeprägten Arbeitsbelastungen auch spezifische Schwachstellen und Verbesserungspotenziale. So sind arbeitsbezogene Ressourcen (v.a. Tätigkeitsspielräume, Partizipationsmöglichkeiten) zum Teil nur moderat ausgeprägt, es finden sich Diskrepanzen zwischen hohen Qualifikationsanforderungen und Kompetenzen für Interaktionsarbeit, es zeigen sich arbeitsorganisatorische Schwachstellen bei der Umsetzung ganzheitlicher Pflege und individualisierter Pflegeprozesse, und es konnten Nachweise für emotionale Dissonanzen der Altenpflegekräfte ebenso wie für die Relevanz verschiedener Typen von Gefühlsarbeit in der Altenpflege empirisch belegt werden. Mit dieser Ist-Analyse (weitere Ergebnisse bei Büssing, Giesenbauer, Glaser & Höge, 2001b) war die Absicht verbunden, die Ausgangssituation im Altenpflegeheim detailliert zu beschreiben, um vor diesem Hintergrund die Maßnahmen zur Förderung von Interaktionsarbeit im betrieblichen Projekt kontinuierlich zu evaluieren (vgl. Abschnitt 3.2).

Um die Verallgemeinerbarkeit des Konzepts der Interaktionsarbeit über die Altenpflege hinaus zu überprüfen, wurde im arbeitspsychologischen Projekt des Verbundes eine Studie zur Interaktionsarbeit bei Lehrern durchgeführt. Dazu wurden die Fragebogeninstrumente nach Expertengesprächen mit Lehrern auf die Belange des Lehrerberufs – bei größtmöglicher Vergleichbarkeit zur Altenpflege – angepasst und eine Fragebogenstudie bei 176 Lehrern (Referendaren) durchgeführt. Die Ergebnisse belegen die Güte (Reliabilität und Validität) der Konzepte und der eingesetzten Erhebungsmethoden auch im Berufsfeld von Lehrern. Ein Vergleich der Voraussetzungen, Bedingungen und Komponenten ebenso wie der Wirkungen und Folgen von Interaktionsarbeit zwischen Altenpflegekräften und Lehrern zeigt, dass in der Altenpflege vergleichsweise mehr arbeitsbezogene Ressourcen verfügbar sind. So ist die Transparenz der Organisation und der Arbeitsaufgaben in den untersuchten Schulen deutlich geringer und die Lehrer verfügen – zumindest als Berufsanfänger – über geringere Partizipationsmöglichkeiten. Bei den Arbeitsbelastungen finden sich hingegen vergleichbare Profile, wonach bei beiden Berufsgruppen, Altenpflegekräften und Lehrern, Zeitdruck die größte Belastung darstellt. Mit Blick auf die Komponenten von Interaktionsarbeit zeigt sich, dass Altenpflegekräfte zwar eine engere emotionale Beziehung zu den Bewohnern haben, die umgekehrt jedoch auch mehr emotionale Belastungen mit sich bringt als die Interaktion zwischen Lehrern und Schülern. In beiden Berufsgruppen finden sich hohe Interaktionsanforderungen sowie vergleichbare emotionale Dissonanzen, wobei den Lehrern mehr Interaktionsspielräume zur Verfügung stehen, um die Interaktionsanforderungen zu bewältigen (weitere Ergebnisse bei Büssing, Giesenbauer, Glaser & Höge, 2002).

3.2 Gestaltung von Interaktionsarbeit

Mit dem Verbundvorhaben Int*Akt* wird nicht zuletzt die Absicht verfolgt, arbeitsorganisatorische Maßnahmen zur Förderung von Interaktionsarbeit in den beteiligten Unternehmen exemplarisch zu erproben. Zu diesem Zweck wird auf einer Modellstation in einem Altenpflegeheim ein ganzheitliches Pflegesystem implementiert, und es werden weitere begleitende Maßnahmen zur Förderung von Interaktionsarbeit sowohl im Sinne der Arbeitsgestaltung wie auch hinsichtlich der Personalentwicklung umgesetzt. Die Ist-Analyse beim betrieblichen Partner (vgl. Abschnitt 3.1) dient als Ausgangsbasis für die spätere Evaluation der Veränderungen und zur Erfolgsüberprüfung dieser betrieblichen Maßnahmen. Im Vergleich zwischen einer Modellstation und einer Kontrollstation sowie im Vergleich mit den weiteren sechs Stationen des Hauses werden die Veränderungen zu insgesamt drei Messzeitpunkten über den gesamten zeitlichen Verlauf des Vorhabens im Detail verfolgt. Derzeit wird eine sogenannte Prozessanalyse als zweiter Messzeitpunkt durchgeführt, mit der sich erste Veränderungen im Längsschnitt nachzeichnen lassen.

Die Ergebnisse beim betrieblichen Partner haben verschiedene hemmende Faktoren für Interaktionsarbeit aufgezeigt. Dabei handelt es sich zum einen um die wohlbekannten Probleme einer schwierigen Personalsituation und dem damit verbundenen Zeitdruck der Pflegekräfte. Gerade die unzureichende Fachkraftquote, d.h. eine Unterbesetzung mit hoch qualifiziertem pflegerischen Personal, behindert die Kontinuität in der Interaktion mit den Bewohnern. Hinzu kommen qualifikatorische Defizite der Pflegekräfte etwa im Umgang mit dementen Bewohnern, Unterbrechungen in den Arbeitsabläufen, unzureichende aufgabenbezogene Ressourcen, insbesondere begrenzte Tätigkeitsspielräume und Partizipationsmöglichkeiten, sowie Verbesserungsmöglichkeiten beim sozialen Klima im Team.

Die verschiedenen Maßnahmen, die im betrieblichen Projekt erprobt werden, wie etwa die Reorganisation von Zuständigkeitsbereichen und Arbeitsabläufen, eine Qualifizierung für Interaktionsarbeit und subjektivierendes Arbeitshandeln in der Pflege, eine verbesserte Informationstransparenz in Form eines Stationshandbuchs und von Einarbeitungsrichtlinien, Maßnahmen zur Verbesserung der Führungssituation und zur Förderung des Teamklimas, eine noch stärkere Einbindung der Angehörigen, eine verstärkte Umsetzung des Pflegeprozessmodells und im Detail vieles mehr, verlangen von den auf der Station tätigen Pflegekräften und den verantwortlichen Führungskräften ein hohes Maß an Engagement. Es wird sich vor diesem Hintergrund zeigen müssen, ob die eingeleiteten Veränderungen nachhaltige Wirkungen entfalten können.

In dem zweiten betrieblichen Projekt des Verbundes, das in einem Unternehmen der Softwareentwicklung stattfindet, wird an einer Neuorganisation der Schnittstelle zwischen Softwareentwicklern und Kunden gearbeitet. Hier soll eine sogenannte „Brückenfunktion" implementiert werden, welche die Interaktionsarbeit zwischen Dienstleistern und Kunden verbessern soll. Gerade im Vergleich zwischen den beiden heterogenen Feldern der pD – Altenpflege und Softwareentwicklung bzw. Softwareberatung – sowie durch Untersuchungen der Verbundpartner in anderen Dienstleistungsbereichen (u.a. Lehrer, Friseure) erwarten wir weitere relevante Hinweise auf Unterschiede und Gemeinsamkeiten von Interaktionsarbeit in verschiedenen Berufsfeldern, die in Form von Grundsätzen zur Förderung von Interaktionsarbeit und als Gestaltungsempfehlungen der Öffentlichkeit zur Verfügung gestellt werden und von denen wir erwarten, dass sie zur Verbesserung der Lage der Dienstleistung beitragen.

Literatur

Ashkanasy, N.M., Haertel, C.E.J. & Zerbe, W.J. (Eds.). (2000). *Emotions in the workplace - research, theory and practice*. Westport: Quorum.

Badura, B. (1990). Interaktionsstreß. Zum Problem der Gefühlsregulierung in der modernen Gesellschaft. *Zeitschrift für Soziologie, 19*, 317-328.

Badura, B. (1995). Gesundheitsdienstleistungen im Wandel. In H.-J. Bullinger (Hrsg.), *Dienstleistung der Zukunft. Märkte, Unternehmen und Infrastruktur im Wandel* (S. 183-190). Wiesbaden: Gabler.

Böhle, F. (1999). Nicht nur mehr Qualität, sondern auch höhere Effizienz – Subjektivierendes Handeln in der Altenpflege. *Zeitschrift für Arbeitswissenschaft (Themenheft: Personenbezogene Dienstleistung – Arbeit der Zukunft), 53*, 174-181.

Böhle, F., Brater, M. & Maurus, A. (1997). Pflegearbeit als situatives Handeln. Ein realistisches Konzept zur Sicherung von Qualität und Effizienz der Altenpflege. *Pflege, 10*, 18-22.
Böhle, F. & Milkau, B. (1988). *Vom Handrad zum Bildschirm. Eine Untersuchung zur sinnlichen Erfahrung im Arbeitsprozeß*. Frankfurt/M.: Campus.
Böhle, F. & Schulze, H. (1997). Subjektivierendes Arbeitshandeln. Zur Überwindung einer gespaltenen Subjektivität. In C. Schachtner (Hrsg.), *Technik und Subjektivität. Das Wechselverhältnis zwischen Mensch und Computer aus interdisziplinärer Sicht* (S. 26-46). Frankfurt/M.: Suhrkamp.
Büssing, A. (Hrsg.). (1999). Personenbezogene Dienstleistung – Arbeit der Zukunft. *Themenheft der Zeitschrift für Arbeitswissenschaft, 53*, 161-224.
Büssing, A., Giesenbauer, B., Glaser, J. & Höge, T. (2001a). *Arbeitsbedingungen, Interaktionsarbeit und Qualität der Arbeit in der stationären Altenpflege* (Bericht Nr. 58 aus dem Lehrstuhl für Psychologie). München: Technische Universität, Lehrstuhl für Psychologie.
Büssing, A., Giesenbauer, B., Glaser, J. & Höge, T. (2001b). *Erfassung von Interaktionsarbeit in der Altenpflege. Ergebnisse der Ist-Analyse einer Längsschnittstudie in einem Altenpflegeheim*. (Bericht Nr. 60 aus dem Lehrstuhl für Psychologie). München: Technische Universität, Lehrstuhl für Psychologie.
Büssing, A., Giesenbauer, B., Glaser, J. & Höge, T. (2001c). *Rahmenbedingungen der Arbeit in der stationären Altenpflege: Eine empirische Studie in bayerischen Altenpflegeheimen* (Bericht Nr. 57 aus dem Lehrstuhl für Psychologie). München: Technische Universität, Lehrstuhl für Psychologie.
Büssing, A., Giesenbauer, B., Glaser, J. & Höge, T. (2002). *Interaktionsarbeit im Altenpflegeheim und in der Schule. Ergebnisse einer vergleichenden Untersuchung bei Altenpflegekräften und Referendaren in berufsbildenden Schulen* (Bericht Nr. 64 aus dem Lehrstuhl für Psychologie). München: Technische Universität, Lehrstuhl für Psychologie.
Büssing, A. & Glaser, J. (1999). Interaktionsarbeit. Konzept und Methode der Erfassung im Krankenhaus. *Zeitschrift für Arbeitswissenschaft, 53*, 164-173.
Büssing, A. & Glaser, J. (2001). Interaction work: Concept, measurement, and results from nursing. In J. de Jonge, P. Vlerick, A. Büssing & W. B. Schaufeli (Eds.), *Organizational Psychology and Health Care at the Start of a New Millenium* (pp. 175-196). München: Hampp.
Büssing, A. & Glaser, B. (2002*). Das Tätigkeits- und Arbeitsanalyseverfahren für das Krankenhaus - Selbstbeobachtungsversion (TAA-KH-S)*. Göttingen: Hogrefe.
Ekman, P. (1973). Cross culture studies of facial expression. In P. Ekman (Ed.), *Darwin and facial expression: a century of research in review* (pp. 169-222). New York: Academic Press.
Goffman, E. (1959). *The presentation of self in everyday life*. New York: Doubleday Anchor.
Goffman, E. (1971). *Interaktionsrituale*. Frankfurt/M.: Suhrkamp.
Herder-Dorneich, P. & Kötz, W. (1972). *Zur Dienstleistungsökonomie. Systemanalyse und Systempolitik der Krankenhauspflegedienste*. Berlin: Duncker & Humblot.

Hochschild, A.R. (1979). Emotion work, feeling rules, and social structure. *American Journal of Sociology, 85*, 551-575.

Hochschild, A.R. (1983). *The managed heart: Commercialisation of human feeling.* Berkeley: University of California Press.

Morris, J. A. & Feldman, D. C. (1996). The dimensions, antecedents, and consequences of emotional labor. *Academy of Management Review, 21*, 986-1010.

Nerdinger, F.W. & Röper, M. (1999). Emotionale Dissonanz und Burnout. Eine empirische Untersuchung im Pflegebereich eines Universitätskrankenhauses. *Zeitschrift für Arbeitswissenschaft, 53*, 187-193.

Nerdinger, F.W. (1994). *Zur Psychologie der Dienstleistung.* Stuttgart: Schäffer-Poeschel.

Rafaeli, A. & Sutton, R.I. (1987). Expression of emotion as part of the work role. *Academy of Management Review, 12*, 23-37.

Strauss, A., Fagerhaugh, S., Suczek, B. & Wiener, C. (1980). Gefühlsarbeit. Ein Beitrag zur Arbeits- und Berufssoziologie. *Kölner Zeitschrift für Soziologie und Sozialpsychologie, 32*, 629-651.

Strauss, A., Fagerhaugh, S., Suczek, B. & Wiener, C. (1982). Sentimental work in the technologized hospital. *Sociology of Health & Illness, 4*, 254-278.

Strauss, A., Fagerhaugh, S., Suczek, B. & Wiener, C. (1985). *Social Organization of Medical Work.* Chicago: The University of Chicago Press.

Thoits, P.A. (1984). Coping, social support, and psychological outcomes. The central role of emotion. In P. Shaver (Ed.), *Review of Personality and Social Psychology, Vol.5* (pp. 219-238). Beverly Hills: Sage.

Zapf, D. (2002). Emotion work and psychological well-being. A review of the literature and some conceptual considerations. *Human Resource Management Review, 12*, 237-268.

Zapf, D., Vogt, C., Seifert, C., Mertini, H. & Isic, A. (1999). Emotion work as a source of stress: The concept and development of an instrument. *European Journal of Work and Organizational Psychology, 8*, 371-400.

Unwägbarkeiten als Normalität – die Bewältigung nichtstandardisierbarer Anforderungen in der Pflege durch subjektivierendes Handeln

Fritz Böhle und Sabine Weishaupt

Zusammenfassung

Grenzen der Planbarkeit und Unwägbarkeiten sind grundlegende Merkmale der Arbeit bei der Pflege älterer Menschen. Nicht nur in der Praxis, sondern auch in der wissenschaftlichen Analyse sind daher Konzepte des Arbeitshandelns notwendig, die sich nicht nur am Leitbild eines planmäßig zweckrationalen Handelns orientieren. Das Konzept des „subjektivierenden Arbeitshandelns" richtet sich auf Formen des Arbeitshandelns, die einerseits von einem zweckrationalen Handeln abweichen, andererseits aber eine eigenständige systematische Struktur aufweisen und insbesondere zur Bewältigung von nichtstandardisierbaren Arbeitsanforderungen unverzichtbar wie auch effizient sind. Grundlegend hierfür sind ein dialogisch-interaktives Vorgehen, eine komplexe sinnliche Wahrnehmung verbunden mit subjektivem Empfinden, ein bildhaft-assoziatives Denken auf der Basis von Erfahrungswissen und eine persönliche Beziehung, die auf Empathie beruht. In dem Beitrag werden erste empirische Befunde zu konkreten Erscheinungsformen des subjektivierenden Arbeitshandelns in der Altenpflege dargestellt und Konsequenzen für die weitere wissenschaftliche und praktische Auseinandersetzung mit Pflegearbeit (insbesondere in Bezug auf Arbeitsorganisation und Technisierung, Ausbildung sowie Berufswahl und Arbeitspolitik) umrissen.

1 Unwägbarkeiten und Grenzen des vorherrschenden Verständnisses von Arbeit

Nach einem weit verbreiteten Verständnis gelten bei Pflegetätigkeiten menschliche Zuwendung, Zeit für Gespräche, emotionales Engagement und Ähnliches einerseits zwar als wünschenswert, andererseits aber in besonderem Maße als „Kostenfaktor" und – in der Tendenz – auch als Gefährdung der „Effizienz" pflegerischer Leistungen. Ganz ähnlich wie in anderen Arbeitsbereichen wird daher eine möglichst zweckrationale Organisation und Durchführung der Pflegearbeit als Mittel zur Einsparung von Kosten und Steigerung der Effizienz angesehen. Pflegearbeit nicht nur in Krankenhäusern und Altenheimen, sondern auch im ambulanten Bereich, ist demnach nicht nur – ähnlich wie die Arbeit in der industriellen Produktion – Erwerbsarbeit und unterliegt einer entsprechenden arbeits- und tarifrechtlichen Regelung; auch ihre konkrete Durchführung orientiert sich danach an einem „Modell" von Arbeit, wie es in modernen Gesellschaften mit der industriellen Produktion entstanden ist. Charakteristisch für ein solches zweckrationales Arbeitshandeln sind:

- ein planmäßiges Vorgehen, bei dem die Durchführung einzelner Arbeitsschritte soweit wie möglich vorab festgelegt (geplant) wird;
- Formen des Wissens und Denkens, die sich vor allem in logisch-schlussfolgernden Operationen und formalen Begriffen und Relationen vollziehen bzw. im Gedächtnis gespeichert sind (berufliches Fachwissen ist vor allem hierdurch geprägt);
- eine sinnliche Wahrnehmung, die sich darauf richtet (beschränkt), Eigenschaften der Umwelt möglichst exakt und objektiv zu registrieren und bei der dementsprechend die einzelnen Sinne wie „technische Instrumente" genutzt werden;
- eine möglichst sachliche, distanzierte Beziehung zu Arbeitsmitteln und Arbeitsgegenständen, bei der das „Gegenüber" als „Objekt" wahrgenommen wird.

Gefühle, subjektives Empfinden und Erleben sind dabei zwar für die Arbeitsmotivation und -zufriedenheit von Bedeutung, nicht aber für die sachgemäße und effiziente Bewältigung von Arbeitsanforderungen. Auch spielen sinnliche Wahrnehmungen und körperliche Tätigkeit nur eine eher untergeordnete Rolle; je weniger sie gefordert werden, umso erträglicher wie auch qualifizierter erscheint die Arbeit. Wird die Arbeit nicht (vorweg) geplant, erscheint das Arbeitshandeln als unstrukturiert und unterliegt dem Verdacht des bloßen oder chaotischen Hantierens. Ein solches Verständnis von Arbeit als zweckrationales Handeln ist ein Leitbild, an dem sich speziell in der neueren Entwicklung auch die Organisation von Pflegetätigkeiten orientiert. Auch die „Professionalisierung" der Pflegearbeit ist hierdurch beeinflusst. Ohne Zweifel wird damit das traditionelle Verständnis von Pflege als qualifikatorisch einfacher und primär auf sozialem Engagement und Selbstaufgabe (Opfer) beruhender Tätigkeit – wie es speziell durch kirchliche Institutionen lange repräsentiert wurde – überwunden. Doch werden damit zugleich wesentliche Besonderheiten der Pflegearbeit nicht berücksichtigt: Ausdrücklich betrifft dies die hier auftretenden Grenzen der Planbarkeit und Standardisierbarkeit der Arbeitsanforderungen, die sich aus dem Subjektcharakter des „Arbeitsgegenstandes" ergeben.

Unbestimmbarkeiten und Unwägbarkeiten gehören zu den grundlegenden Merkmalen der Arbeitsabläufe in der Versorgungs- und insbesondere Pflegearbeit älterer Menschen. Sie sind keine „Abweichungen" von der Normalität, sondern vielmehr integrale Bestandteile der Versorgungs- und Pflegearbeit. Sie resultieren aus dem einfachen Tatbestand, dass sich die Arbeit überwiegend auf Menschen richtet, deren

Verhalten ebenso wie die physische und psychische Verfassung – wenn überhaupt – nur sehr begrenzt standardisier- und kontrollierbar sind. Ausschlaggebend hierfür sind nicht nur allgemein menschliche Gegebenheiten, sondern zusätzlich altersspezifische Besonderheiten. Gerade mit fortschreitendem Alterungsprozess treten verstärkt unvorhersehbare und kaum vermeidbare Veränderungen in der physischen wie psychischen Verfassung auf; des Weiteren verringert sich auch die Fähigkeit der Betroffenen selbst, diese zu kontrollieren und vorgegebenen „Normalitätsstandards" anzupassen.

So ergibt sich zum Beispiel bei der sogenannten Morgenpflege eine jeweils höchst unterschiedliche Arbeitssituation, je nachdem, wie die zu Pflegenden die Nacht verbracht haben und in welchem physischen und psychischen Zustand sie sich befinden. Dabei geht es nicht nur um individuelle Gewohnheiten, die es zu berücksichtigen und gegebenenfalls einzuschränken gilt, sondern um grundlegende physisch-psychische Dispositionen, durch die die Durchführung der Pflege massiv beeinflusst wird. Treffend wird daher die Pflegearbeit als eine in hohem Maße „ereignis- und situationsabhängige Arbeit" definiert (Brater & Maurus, 1999). Ein zweckrationales Handeln begreift solche Unbestimmbarkeiten und Unwägbarkeiten als Störfaktor und richtet sich darauf, diese weitmöglichst zu eliminieren – und verfehlt damit genau den Kern der Pflegearbeit als personaler Dienstleistung. Werden diese Besonderheiten der Pflegearbeit nicht berücksichtigt, besteht die Gefahr einer undifferenzierten und letztlich kontraproduktiven Übertragung von Rationalisierungskonzepten aus der industriellen Produktion und Verwaltung (Taylorismus).

In neuerer Zeit sind Konzepte nicht-tayloristisch organisierter Arbeit (z.B. Gruppen-/Teamarbeit, ganzheitliche Aufgabenzuschnitte, Qualifizierung) für den Pflegebereich entwickelt und realisiert worden – ein wichtiger Schritt, um den Besonderheiten der Pflegearbeit Rechnung zu tragen (vgl. Badura, Feuerstein & Schott, 1993; Büssing, 1997; Elkeles, 1994). Jedoch können nach unseren Befunden die hiermit angestrebten positiven Effekte nur dann erreicht werden, wenn auch der (für die Pflegearbeit typische und notwendige) Umgang mit Unwägbarkeiten in die Struktur des Arbeitshandelns systematisch mit einbezogen wird.

2 Unwägbarkeiten und subjektivierendes Arbeitshandeln

Wie neuere arbeitssoziologische Untersuchungen zeigen (zum Überblick Böhle, 1998), sind sogar im Bereich industriell organisierter Arbeit im Umgang mit Maschinen und technischen Anlagen Fähigkeiten wie „Gespür", „Intuition", „Improvisieren", "subjektives Empfinden" usw. wichtige Arbeitskompetenzen. Ihre Bedeutung nimmt im Zuge fortschreitender Technisierung und wissenschaftlicher Durchdringung nicht ab, sondern eher zu. Die Ursache hierfür liegt in den Grenzen der wissenschaftlich-technischen Beherrschbarkeit auch materieller Produktionsprozesse und komplexer technischer Systeme. Eine wichtige Funktion menschlicher Arbeit besteht daher auch hier in der Bewältigung des nicht Planbaren und nicht technisch Beherrschbaren.

Mit dem Konzept subjektivierenden Arbeitshandelns wurde ergänzend zur zweckrationalen Ausrichtung von Arbeit eine eigenständige Form und Methode des Arbeitens aufgedeckt, die sich speziell auf die Bewältigung von ex ante nicht vollständig planbaren und kontrollierbaren Arbeitsanforderungen bezieht (vgl. Böhle & Milkau, 1988; Böhle & Rose, 1992; Böhle & Schulze, 1997; Bolte, 1993; Carus & Schulze, 1995). Subjektive Faktoren wie Gefühl, subjektives Erleben wie auch komplexe sinnlich-körperliche Erfahrungen sind hierbei nicht ausgegrenzt, sondern im Gegenteil wichtige Grundlagen. Dabei geht es nicht um die (bekannte) Ergänzung zweckrationalen Handelns durch subjektive Bedürfnisse, Ansprüche oder Deutungen (vgl. Schachtner, 1997), sondern ebenso wie beim zweckrationalen Handeln um eine sachgemäße und effiziente Bewältigung von Arbeitsanforderungen; es kommen hierbei jedoch andere kognitive wie handlungspraktische Strategien (Methoden) zur Anwendung. Vieles weist darauf hin (vgl. Abschnitt 3), dass ein subjektivierendes Handeln speziell bei Pflegetätigkeiten auch nicht nur eine „Ergänzung" zur Bewältigung „kritischer" Situationen ist, sondern vielmehr den substanziellen Kern darstellt.

Unter Bezug auf Pflegearbeit scheinen folgende Merkmale subjektivierenden Arbeitshandelns bedeutsam:

- Die *Vorgehensweise* im Rahmen eines subjektivierenden Arbeitshandelns ist primär *dialogisch und explorativ*. Die Reaktion dessen, worauf sich das Arbeitshandeln richtet, ist grundsätzlich für die Durchführung konkreter Arbeitsschritte entscheidend. Entsprechend werden die einzelnen Arbeitsvollzüge nicht konkret vorweg geplant, sondern schrittweise entwickelt: Erst im Austausch und in der Interaktion mit dem „Gegenüber" und in diesem Sinne mit ihm „gemeinsam" können die konkreten Arbeitsvollzüge festgelegt und durchgeführt werden. Gerade in dem Maße, wie es darauf ankommt, individuelle Besonderheiten zu berücksichtigen (und nicht auszuschalten!), ist ein solches Vorgehen unverzichtbar; und zwar sowohl auf der Ebene kommunikativ-sprachlicher Verständigung wie auch bei der physisch-materiellen „Bearbeitung".
- Die *sinnliche Wahrnehmung* ist vielseitig und komplex (Sehen, Hören, Fühlen usw.) und ist mit subjektivem Empfinden verbunden. Sie richtet sich nicht nur auf exakt und objektiv definierbare, sondern vor allem auch auf vielschichtige und qualitativ vielfältige Informationsquellen wie nicht exakt messbare Eigen-

schaften, Äußerungen und Ähnliches. Eine solche Wahrnehmung von Informationen spielt gerade auch im Rahmen sprachlicher und insbesondere sogenannter nonverbaler und körperlicher Kommunikation eine zentrale Rolle.
- *Wissen und Denken* sind in hohem Maße wahrnehmungs- und verhaltensnah. Charakteristisch hierfür ist ein anschaulich-bildhaftes sowie ein assoziatives, gegenstands- und erlebnisbezogenes Denken sowie ein Wissen, das auf praktischem Handeln und damit verbundenen eigenen Erfahrungen beruht.
- Der Arbeitsgegenstand wird grundsätzlich als bzw. wie ein „Subjekt" wahrgenommen und entsprechend „behandelt". Dies beinhaltet sowohl die Offenheit für ein nicht vollständig berechenbares Verhalten als auch eine emotionale *Beziehung*, die auch Grundlage für ein sich Einfühlen (Empathie) ist.

3 Subjektivierendes Arbeitshandeln in der Pflege – erste empirische Befunde

Im Folgenden sei anhand von Ergebnissen einer ersten explorativen Untersuchung näher illustriert, worin sich das subjektivierende Arbeitshandeln in der Altenpflege konkret zeigt[1] und worauf sich weitere systematische, konzeptuelle und empirische Analysen zu richten hätten. Weitergeführt werden damit Studien zur Pflegearbeit, die ebenfalls die Rolle sogenannter nicht-rationaler Aspekte des Arbeitshandelns sowie besondere Formen des Wissens thematisieren (vgl. Benner, 1994; Jensen, Bäck-Petterson & Segesten, 1995; Josefson, 1988; Kesselring, 1993).

Die Untersuchungen wurden in einem Altenheim durchgeführt, in dem zum Zeitpunkt der Untersuchung teambezogene Formen der Arbeitsorganisation entwickelt und erprobt wurden. Grundlegend hierfür war eine schon seit längerem angestrebte und weitgehend realisierte Organisation der Pflegetätigkeit nach den Prinzipien einer patientenorientierten und ganzheitlichen Pflege (vgl. Badura, 1996; Büssing, 1997). Eine stabile und umfassende Zuständigkeit jeweils eines Teams für eine bestimmte Gruppe von Pflegebedürftigen und ein möglichst breites Aufgaben- und Tätigkeitsspektrum der einzelnen Pflegekräfte waren zentrale Prinzipien der Arbeitsorganisation. Speziell mit der Einführung der Teamarbeit sollte den Pflegekräften ein höheres Maß an Selbstorganisation insbesondere hinsichtlich der konkreten Planung und Durchführung der Pflegetätigkeit sowie des Personaleinsatzes ermöglicht werden. Eine starre (organisatorische) Festlegung einzelner Arbeitsabläufe wie auch Zeitvorgaben wurden damit aufgelöst.

---

[1] Eine ausführliche Darstellung dieser Untersuchung und ihrer Ergebnisse findet sich bei Böhle (1999) sowie Böhle, Brater & Maurus (1997).

Die qualitativen Erhebungen erfolgten in Form von zwei- bis dreistündigen Experteninterviews auf der Basis eines zuvor entwickelten Gesprächsleitfadens. Sowohl die Ausarbeitung des Gesprächsleitfadens als auch die Durchführung der Interviews und ihre Auswertung wurden geleitet durch die in vorangegangenen Untersuchungen gewonnenen Erkenntnisse zu den Merkmalen eines subjektivierenden Arbeitshandelns. Dies umfasste sowohl deren kategoriale Bestimmung als auch – je nach konkreter Tätigkeit – deren unterschiedliche konkrete Ausprägung. Absicht der empirischen Erhebungen war es, zu prüfen, ob und in welcher Weise das Arbeitshandeln in der Altenpflege Merkmale eines subjektivierenden Arbeitshandelns aufweist, und welche konkreten Ausformungen es erlangt. Die empirischen Erhebungen und ihre Auswertungen erfolgten somit nach den Prinzipien einer theoriegeleiteten explorativen Erhebung mit dem Ziel, Grundlagen und Perspektiven für weitere systematische Untersuchungen und praktische Entwicklungen – insbesondere zu Fragen der Arbeitsorganisation und Qualifizierung – zu gewinnen.

Für die Interviews wurden fünf Pflegefachkräfte beiderlei Geschlechts ausgewählt, die aus der Sicht der Heimleitung zu den „besten Kräften" des Heimes zählten. Ausschlaggebend hierfür war nicht nur die fachliche Ausbildung (Fachausbildung auf der Basis höherer Schulbildung und in einem Fall Universitätsstudium), sondern vor allem auch die souveräne Bewältigung der Pflegetätigkeit. Letzteres umfasst sowohl die Qualität der Arbeit als auch die subjektive Bewältigung der Arbeitsanforderungen („...sie machen die Pflege sehr gut und kommen auch gut damit zurecht"). Diese Auswahl erfolgte ebenfalls auf der Grundlage der in vorangegangenen Untersuchungen gewonnenen Erkenntnisse. Da das subjektivierende Arbeitshandeln von einem planmäßig zweckrationalen Handeln „abweicht", ist es leicht dem Verdacht und dem Missverständnis ausgesetzt, dass es aus der mangelnden Fähigkeit zu einem zweckrationalen Handeln resultiert. Wird es demgegenüber gerade von solchen Arbeitskräften praktiziert, von denen eher eine planmäßig-zweckrationale Ausrichtung ihres Arbeitshandelns zu erwarten wäre (bzw. zumindest die Fähigkeit hierzu), so bekräftigt dies, dass hierfür nicht subjektive Defizite, sondern objektive – in der Art der Arbeitsanforderungen und Tätigkeit liegende – Ursachen ausschlaggebend sind.

3.1 Dialogisch-interaktives Vorgehen

Die Planung des täglichen Arbeitsablaufs in der Altenpflege richtet sich nicht auf eine detaillierte und starre Festlegung, sondern beschränkt sich auf die Festlegung einer Rahmenordnung, durch die lediglich bestimmte Fixpunkte gesetzt werden (offene Planung). Auf dieser Grundlage erfolgen jeweils situationsbezogen eine Konkretisierung und Anpassung der Durchführung einzelner Tätigkeiten. Dabei ist der Grundsatz leitend: „Ich ziehe das nicht einfach durch". Die einzelnen Verrichtungen (Waschen, Hilfe beim Anziehen etc.) werden somit nicht schematisch und routinemäßig durchgeführt, sondern auf die jeweilige Individualität und Befindlichkeit der älteren Menschen abgestimmt. Wesentlich ist dabei – nach den Schilderungen der Pflegekräfte –, zu einem „Miteinander" und in einen „harmonischen Ablauf" zu kommen, um damit „nicht gegen den Strom, sondern mit dem Wasser zu schwimmen". Damit wird die Absicht zum Ausdruck gebracht, durch die Berücksichtigung der Bedürfnisse und Befindlichkeiten Widerstände zu vermeiden und die Pflegearbeiten nicht „gegen", sondern „mit" den Pflegebedürftigen durchzuführen. Dies beinhaltet, nicht ihre Passivität, sondern eine aktive Beteiligung zu fördern.

3.2 Komplexe sinnliche Wahrnehmung und subjektives Empfinden

Wenn die Pflegekräfte das Zimmer betreten, machen sie sich ein Bild über den aktuellen Zustand. Sie orientieren sich dabei zunächst an vergleichsweise offensichtlichen Dingen wie zum Beispiel, ob jemand noch im Bett liegt, bereits angezogen ist usw. Ergänzt wird dies durch eine subtile Wahrnehmung etwa des Gesichtsausdrucks, der Hautfarbe, der Körperhaltung und Ähnlichem. Auch Spuren einer unruhigen Nacht – wie zum Beispiel häufiger Gang zur Toilette – werden (visuell) wahrgenommen. Neben den optischen Eindrücken ergeben sich auch aus Gerüchen wichtige Hinweise auf die psychisch-physische Befindlichkeit. Vor allem Gerüche von Exkrementen geben Hinweise auf Vorkommnisse in der Nacht oder die aktuelle physische Befindlichkeit (z.B. Durchfall). Eine Pflegerin berichtet, dass sie Krankheiten riechen kann (z.B. Blasenerkrankungen). Teils wird auch die akustische Wahrnehmung der Sprache betont. Doch geht es hier nicht – oder nur begrenzt – um die semantischen Inhalte, sondern um den Tonfall, die Lautstärke oder Erregtheit der Stimme. Und schließlich erhält man auch wichtige Informationen durch die körperliche Berührung. In den Worten eines Pflegers: „Ich spüre, wenn ich jemanden anfasse, ob er steif, locker ist, wie er sich fühlt, ob seine Haut warm oder kalt ist."

Treffend beschreibt ein Pfleger die Rolle einer solchen sinnlichen Wahrnehmung bei der Pflegetätigkeit mit den Worten: „Es ist eine Kommunikation, aber ohne mündliche Äußerungen." Ein Grund hierfür ist, dass die älteren Menschen kaum in der Lage sind, das, was ihnen fehlt und was sie brauchen, verbal auszudrücken. Auch spielen Informationen eine Rolle, die nur begrenzt oder/und nur sehr aufwändig verbal ausgedrückt und beschrieben werden können (wie z.B. Schmerzen, der Zustand körperlicher Erschöpfung, psychisch-emotionale Erregung, Träume oder plötzliche

Erinnerungen wie aber auch Schamgefühl, Unannehmlichkeit beim Waschen etwa im Genitalbereich u.ä.). Um die physische und psychische Befindlichkeit berücksichtigen zu können, ist daher eine differenzierte und subtile Wahrnehmung der körperlichen und psychischen Verfassung sowie nonverbaler gestischer und körperlicher Äußerungen erforderlich.

Eine solche Wahrnehmung besteht nicht in einem möglichst neutralen, sachlichen und objektiven Registrieren von „Merkmalen", sondern – so in den Worten eines Pflegers: „Man muss sich darauf einlassen. Wahrnehmen und Empfinden, das gehört zusammen, ja, so ist es." Bei einer solchen Wahrnehmung ist „Gefühl immer dabei". Wichtig für das Wahrnehmen ist „ein Empfinden für die Menschen, zum Beispiel, was ist die Haltung dieser Menschen, wie steht dieser in der Welt". Eine solche Wahrnehmung ist verbunden mit Empathie. Man ist nicht unbeteiligt, sondern, so ein Pfleger: „In mir selbst wird etwas angesprochen."

3.3 Bildhaft-assoziatives Denken und Erfahrungswissen

Bei der Einschätzung und Beurteilung von Situationen sowie der Überlegung, welche eigenen Handlungen möglich und notwendig sind, spielt sich das Denken oft in „Bildern" ab. Charakteristisch hierfür die Schilderung: „Ich erinnere mich an bestimmte Situationen. Ich sehe die Menschen vor mir." Entsprechend werden auch einzelne Abläufe und Alternativen nicht „abstrakt", sondern in Form konkreter Vorstellungen „wie in einem Film" durchgespielt. Dabei sind subjektive Empfindungen und Gefühl nicht ausgeschaltet oder störend – im Gegenteil: „Ohne Gefühl" – so eine Pflegerin – „kann man nichts beurteilen und entscheiden." Gefühl ist hier jedoch nicht gleichbedeutend mit „Emotionen". Sehr pointiert äußert zum Beispiel eine Pflegerin: „Nein, ich bin bei meiner Arbeit nicht emotional. Ich kann das alles sehr ruhig und gelassen ausführen, aber Gefühl ist wichtig." Gefühl ist hier also kein emotionaler Zustand, sondern ein Medium des Erkennens und Beurteilens. Gesprochen wird daher sowohl von „Gefühl" als auch von „Gespür".

Auf dieser Grundlage wird auch das eigene „Erfahrungswissen" neben dem Fachwissen als eine wichtige Voraussetzung gesehen für die Interpretation der zuvor beschriebenen sinnlichen Wahrnehmungen sowie für Entscheidungen, die daraus für den eigenen Umgang mit den älteren Menschen getroffen werden. Charakteristisch für das Erfahrungswissen ist, dass es im Kontext des hier umrissenen subjektivierenden Arbeitshandelns einerseits angewandt, andererseits aber auch erworben wird. Seine Besonderheit besteht daher nicht nur darin, dass es im Laufe der beruflichen

Tätigkeit angesammelt wird („Erfahrungsschatz"), ausschlaggebend ist vielmehr auch, dass es (erst) auf dem Weg des „Erfahrungmachens" durch komplexe sinnliche Wahrnehmungen, subjektives Empfinden und die praktische Auseinandersetzung mit konkreten Gegebenheiten gewonnen wird. Ein solches Erfahrungswissen beinhaltet vor allem sehr spezifische und individuell bezogene Kenntnisse, die im Verlauf des beschriebenen Umgangs mit den Pflegebedürftigen erworben werden. Typisch hierfür die Aussage: „Je besser und länger man jemanden kennt, umso leichter wird es; wenn es klingelt, weiß ich schon warum", aber auch: „Je besser man sie kennt, umso weniger klingelt es, weil man vorher schon weiß, was nötig ist." Notwendig und hilfreich ist es dabei, sich in den anderen „hineinzuversetzen", doch nicht – so ein Pfleger – über eine „intellektuelle Analyse", sondern primär über ein „Nachempfinden". Das sogenannte Erfahrungswissen ist daher – in den Worten einer Pflegerin – „vor allem ein Empfindungswissen".

3.4 Persönliche Nähe und Beziehung

Die geschilderten Arbeitsweisen (dialogisch-interaktives Vorgehen, komplexe sinnliche Wahrnehmung, bildhaft-assoziatives Denken) beruhen auf einer persönlichen und emotionalen Beziehung zu den Pflegebedürftigen. Dies ist nicht im Sinne einer „emotionalen Bindung" zu verstehen, sondern eher im Sinne einer „Vertrautheit". Erst eine solche Beziehung ermöglicht es den Pflegekräften, einerseits die Gewohnheiten der Pflegebedürftigen so weit zu kennen, dass sie Abweichungen, die auf Probleme hindeuten, erkennen können, und sie ist andererseits die Grundlage dafür, die – variierenden – Bedürfnisse der Pflegebedürftigen wahrnehmen und situativ darauf eingehen zu können. Auch dann, wenn die zu betreuenden alten Menschen sehr hilflos sind, beruht die Beziehung zu ihnen grundsätzlich auf einer gleichwertigen wechselseitigen Anerkennung als Subjekt. Der Pflegebedürftige wird als Partner wahrgenommen, von dem es, auch wenn er verwirrt ist, etwas zu erfahren gilt. Im Vordergrund stehen eine partnerschaftliche Beziehung und ein Kooperationsverhältnis mit Positionsgleichheit.

4 Neue Anforderungen an die wissenschaftliche und praktische Auseinandersetzung mit Pflegearbeit

In der geschilderten Untersuchung legten die Pflegekräfte dar, dass die „menschliche Zuwendung" im Rahmen des subjektivierenden Arbeitshandelns für sie keinen „Zusatzaufwand" darstellt, sondern vielmehr hierdurch die Qualität und Effizienz der Pflegearbeit erhöht und zugleich die subjektiven Belastungen reduziert werden. Anschaulich schildert eine Pflegerin dies in den Worten:

> „Es gibt Pfleger, die eine Mauer zwischen sich und den Bewohnern aufbauen, dies erschwert die Arbeit, da sie die Mauer ständig überwinden müssen. Wenn man sich selbst bei einer solchen Arbeit abgrenzt und sich nicht – wie beschrieben – auf die älteren Menschen einlässt, führt dies dazu, dass ich die Menschen nicht berühren kann. Eine solche Haltung erschwert die Arbeit enorm. Die älteren Menschen werden dann nicht wie Menschen, sondern wie Gegenstände behandelt; damit bestehen auch kaum Chancen, die Pflegearbeit selbst als befriedigend zu erfahren. Eine Folge ist: Es entstehen Hassgefühle, man bekommt nichts Positives zurück."

Oder, so ein anderer Pfleger: „Anfangs habe ich versucht, die Arbeit technokratisch zu machen. Jetzt steht der Mensch im Mittelpunkt." Nach den Erfahrungen der untersuchten Pflegekräfte ist das Argument hinsichtlich der „fehlenden Zeit", um auf die individuellen Bedürfnisse und Belange eingehen zu können, nicht zutreffend. Im Gegenteil: „Wenn man nicht auf die Bewohner eingeht, sich keine Gedanken macht, kostet es letztlich mehr Zeit und Energie." Es werden damit nicht nur Widerstände und Missverständnisse bei der Durchführung der alltäglichen Pflegearbeit vermieden, sondern es kann auch – soweit möglich – eine aktive Unterstützung und damit Erleichterung der Arbeit durch die Pflegebedürftigen gefördert werden.

Subjektivierendes Arbeitshandeln führt somit nicht nur zu einer Erhöhung der Effizienz sondern auch der Prozess- und Ergebnisqualität der Dienstleistung Pflege sowie der Qualität des Arbeitslebens der Pflegekräfte. Die höhere Effizienz basiert primär darauf, dass a) nicht gegen den Pflegebedürftigen und seine eventuelle Widerstände gearbeitet wird, dass b) Bedürfnisse der Pflegebedürftigen (auch z.B. nach einem Gespräch oder Zuwendung) nicht ignoriert oder verschoben werden, und dann zu einem späteren Zeitpunkt umso mehr Arbeit machen (laufendes Klingeln, Unruhe), und dass c) die Pflegebedürftigen auf sensible Weise motiviert werden, bei der Pflege – im Rahmen ihrer Möglichkeiten, die sich bei manchen Pflegebedürftigen dadurch auch noch steigern lassen – mitzuwirken (Aktivierung). Damit ist die Pflege weniger aufwändig, zeit- und schließlich auch kostensparender. Die Steigerung der Prozess- und Ergebnisqualität gründet in erster Linie auf der stark ausgeprägten Bewohnerorientierung, die dem subjektivierenden Handeln immanent ist: Die

Bedürfnisse und auch Probleme der Pflegebedürftigen, die oftmals nicht klar formuliert werden können, qualitativ vielfältig und selten exakt messbar – wie Blutdruck oder Körpertemperatur – sind, werden wahrgenommen und es wird darauf eingegangen, das Pflegehandeln wird situativ auf die Befindlichkeit und Reaktionen der Pflegebedürftigen abgestimmt, es wird dialogisch-interaktiv statt nach festem Plan vorgegangen und dem Pflegebedürftigen wird mit Zuwendung und Empathie in einem partnerschaftlichen Kooperationsverhältnis begegnet, seine Würde und Menschlichkeit geachtet.

Für die Pflegekräfte selbst verbessert sich die Qualität des Arbeitslebens in den verschiedensten Aspekten: Unsicherheiten werden durch eine komplexe, subtile sinnliche Wahrnehmung und ein erlebnisbezogenes Erfahrungswissen gerade in Situationen, die nicht vollständig definierbar und objektiv messbar sind, reduziert; durch die aktive Beteiligung der Pflegebedürftigen an der Pflegeinteraktion und deren Mitarbeit wird die konkrete Durchführung der direkten Pflegearbeit entlastet; die Orientierung an den Bedürfnissen der Pflegebedürftigen lässt die Pflegekräfte positive Reaktionen zurückbekommen; die offene Planung ermöglicht den Pflegekräften Handlungs- und Entscheidungsspielräume sowie eine weitgehende Selbstorganisation der Arbeit. Insgesamt können die Pflegekräfte ihre Arbeit somit befriedigender erleben.

Die Leistungen eines wissenschaftlich fundierten objektivierenden, zweckrationalen Handeln sollen durch ein subjektivierendes Arbeitshandeln nicht geschmälert oder gar ersetzt, sondern im Gegenteil unterstützt und ergänzt werden. Für die Qualitätssicherung in der Pflege stehen bislang jedoch lediglich Konzepte, Methoden und Instrumente zur Verfügung, die dem Modell des zweckrationalen Handelns folgen und daraufhin zum Beispiel Standards festlegen oder Qualität durch das Erfassen von quantitativen Parametern zu messen versuchen (vgl. Schlettig, 1997).

> „Ob eine Pflegehandlung als qualitativ gut oder nicht gut beurteilt wird, hängt nicht allein davon ab, *was* gemacht worden ist (es ist wichtig und beeinflusst die Qualität, dass das Richtige gemacht wird), sondern *wie* etwas gemacht worden ist: Die Information eines Patienten ist quantitativ auch dann erfolgt, wenn sie „heruntergeleiert" wird, als qualitativ gut wird sie in diesem Fall allerdings nicht beurteilt werden" (Schlettig, S. 237; Hervorhebungen im Original).

Das Konzept subjektivierenden Arbeitshandelns trägt dazu bei, aufzuzeigen, *wie* und *in welcher Art und Weise* eine Pflegehandlung qualitativ gut durchgeführt wird. Es bietet damit einen Ansatz, ein der direkten Pflegearbeit adäquates Verfahren der handlungs- und prozessbezogenen Qualitätssicherung zu entwickeln.[2]

In der Praxis erfolgt das subjektivierende Arbeitshandeln überwiegend verdeckt. Das heißt, es wird zwar praktiziert, ist aber weder den Pflegekräften als eine besondere Arbeitsmethode bewusst, noch wird es in der Arbeitsorganisation und Qualifizierung systematisch berücksichtigt. Demgegenüber kommt es jedoch darauf an, zukünftig sowohl in der wissenschaftlichen Analyse der Pflegetätigkeit als auch in den praktischen Bestrebungen zur Verbesserung der Qualität und Effizienz in der Pflege einerseits und der Reduzierung von Belastungen andererseits und darüber hinaus ebenfalls in der Ausbildung, der Rolle des subjektivierenden Arbeitshandelns Rechnung zu tragen. Im Einzelnen ist hier insbesondere folgenden Frage- und Problemstellungen nachzugehen:

- Im Rahmen der *Arbeitsorganisation und Technisierung* ist aufzuzeigen, durch welche organisatorischen, betriebswirtschaftlichen, personalpolitischen sowie auch technischen Rahmenbedingungen in der Pflege ein subjektivierendes Arbeitshandeln behindert bzw. unterstützt und gefördert wird. So ist zum Beispiel zu klären, welche Potenziale hierfür in neueren arbeitsorganisatorischen Konzepten wie Gruppen- bzw. Teamarbeit, Selbstorganisation oder ganzheitliche Pflege und Patientenorientierung liegen. Dies beinhaltet auch eine kritische Auseinandersetzung mit den vorherrschenden Prinzipien einer zeitökonomischen Rationalisierung und mit der gegenwärtigen Tendenz zur Standardisierung und Formalisierung von Pflegeleistungen wie auch zur technikzentrierten Dokumentation.[3]
- Im Rahmen der *Ausbildung* ist aufzuzeigen, in welcher Weise wichtige Aspekte der Pflegearbeit – im Sinne eines subjektivierenden Arbeitshandelns – nicht oder nur am Rande beachtet werden und inwieweit diese Mängel in der Ausbildung dafür ausschlaggebend sind, dass die Pflegekräfte den faktischen Anforderungen, die in der Pflege täglich gestellt werden, ungenügend entsprechen können und sich entweder demotiviert oder/und überfordert sehen. Gleichzeitig ist zu erforschen, wie zukünftige Ausbildungsgänge zu Pflegeberufen die notwendige systematische Förderung und Unterstützung der Heranbildung von Kompetenzen für ein erfahrungsgeleitetes, subjektivierendes Arbeitshandeln in der Pflege leisten können. Das subjektivierende Arbeitshandeln enthält hohe Anforderungen an die

---

[2] Vergleiche hierzu die Entwicklung und Erprobung eines Verfahrens der Qualitätssicherung unter anderem in Form von Handlungsleitlinien, die auf einem „situativen Handeln" beruhen, bei Brater & Maurus (2000).

[3] Die genannten Aspekte und Fragen hinsichtlich vor allem der Arbeitsorganisation, aber auch der Technisierung in der Pflege werden aktuell im umsetzungsorientierten Verbundprojekt „Interaktionsarbeit als ein zukunftsweisender Ansatz zur qualitätsorientierten Organisation von Dienstleistungsprozessen" (gefördert durch das Bundesministerium für Bildung und Forschung, Förderkennzeichen 01HR9927) untersucht.

persönliche Arbeitsautonomie, das subtile Wahrnehmungsvermögen, an soziale Kompetenzen und nicht zuletzt an die Fähigkeit der Selbstorganisation, die alle eine diesbezügliche systematische Ausbildung erfordern. Dabei ist nicht nur der Frage nachzugehen, wie die Ausbildung dazu beitragen kann, die Fähigkeiten eines subjektivierenden Arbeitshandelns als fachliche Kompetenzen anzuerkennen, sondern auch wie sie diese systematisch vermitteln kann im Sinne eines Ausbildungsschwerpunkts „berufliche Handlungsfähigkeit".[4]

- Im Rahmen der *Berufswahl und Arbeitspolitik* ist aufzuzeigen, in welcher Weise sich mit der Entscheidung für eine Pflegetätigkeit auch eine individuell und biografisch substanzielle Entscheidung für einen bestimmten Typ von Arbeit verbindet, der sich gegenüber einem Verständnis von Arbeit als primär zweckrationales Handeln abgrenzt. Hierbei ist insbesondere zu prüfen, welche zwar besonderen, aber in der Perspektive eines subjektivierenden Arbeitshandelns durchaus realistischen Erwartungen mit der zukünftigen beruflichen Tätigkeit verbunden werden und inwieweit für ein späteres Ausscheiden aus dem Beruf Diskrepanzen zwischen solchen Erwartungen und der beruflichen Tätigkeit ausschlaggebend sind. Des Weiteren ist in diesem Zusammenhang näher zu untersuchen, inwiefern solche Erwartungen – infolge des vorherrschenden gesellschaftlichen Verständnisses von Arbeit – kaum explizit definiert oder gar interessen- und berufspolitisch artikuliert und vertreten werden. Zu prüfen ist hier, in welcher Weise gerade solche eher „sprachlosen" Erwartungen mit dafür ausschlaggebend sind, dass „Enttäuschungen" in der späteren Praxis nicht artikuliert und geltend gemacht werden können, sondern eher die – auch aus anderen Arbeitsbereichen bekannte – passive Reaktion der Fluktuation gewählt wird.

Literatur

Badura, B. (1996). Pflege vor der Herausforderung durch die Gesundheitswissenschaft. *Pflege, 9*, 40-47.
Badura, B., Feuerstein, G. & Schott, T. (1993). *System Krankenhaus. Arbeit, Technik und Patientenorientierung*. Weinheim: Juventa.
Benner, P. (1994). *Stufen zur Pflegekompetenz. From Novice to Expert*. Bern: Huber.
Böhle, F. (1998). Technik und Arbeit – Neue Antworten auf „alte Fragen". *Soziale Welt, 49*, 233-252.
Böhle, F. (1999). Nicht nur mehr Qualität, sondern auch höhere Effizienz. Subjektivierendes Arbeitshandeln in der Altenpflege. *Zeitschrift für Arbeitswissenschaft, 53*, 174-181.
Böhle, F. & Brater, M. (1999). Erfahrungsgeleitete Arbeit und neue Perspektiven für die berufliche Bildung in der Pflege. *Berufsbildung, 57*, 16-18.

---

[4] Zu den Anforderungen an eine zukünftige Ausbildung im Pflegebereich vergleiche ausführlicher Böhle & Brater (1999).

Böhle, F., Brater, M. & Maurus, A. (1997). Pflegearbeit als situatives Handeln. Ein realistisches Konzept zur Sicherung von Qualität und Effizienz der Altenpflege. *Pflege, 10*, 18-22.

Böhle, F. & Milkau, B. (1988). *Vom Handrad zum Bildschirm. Eine Untersuchung zur sinnlichen Erfahrung im Arbeitsprozeß*. Frankfurt/M.: Campus.

Böhle, F. & Rose, H. (1992). *Technik und Erfahrung. Arbeit in hochautomatisierten Systemen*. Frankfurt/M.: Campus.

Böhle, F. & Schulze, H. (1997). Subjektivierendes Arbeitshandeln – zur Überwindung einer gespaltenen Subjektivität. In Ch. Schachtner (Hrsg.), *Technik und Subjektivität* (S. 26-46). Frankfurt/M.: Suhrkamp.

Bolte, A. (1993). *Planen durch Erfahrung. Arbeitsplanung und Programmerstellung als erfahrungsgeleitete Tätigkeiten von Facharbeitern mit CNC-Werkzeugmaschinen*. Kassel: Institut für Arbeitswissenschaft.

Brater, M. & Maurus, A. (1999). *Das schlanke Heim. Lean Management in der stationären Altenpflege*. Hannover: Vincentz.

Brater, M. & Maurus, A. (2000). *Das GAB-Verfahren zur Qualitätssicherung und -entwicklung für pädagogische und soziale Einrichtungen*. München: Gesellschaft für Ausbildungsforschung und Berufsentwicklung GbR.

Büssing, A. (1997). Neue Entwicklungen in der Krankenpflege. Reorganisation von der funktionalen zur ganzheitlichen Pflege. In A. Büssing (Hrsg.), *Von der funktionalen zur ganzheitlichen Pflege* (S. 15-48). Göttingen: Verlag für Angewandte Psychologie.

Carus, U. & Schulze, H. (1995). Leistungen und konstitutive Komponenten erfahrungsgeleiteter Arbeit. In H. Martin (Hrsg.), *CeA – Computergestützte erfahrungsgeleitete Arbeit* (S. 48-82). Berlin: Springer.

Elkeles, T. (1994). *Arbeitsorganisation in der Krankenpflege. Zur Kritik der Funktionspflege*. Frankfurt/M.: Mabuse

Jensen, K.P., Bäck-Petterson, S.R. & Segesten, K.M. (1995). Der „Pflegende Moment" (Caring Moment) und das „Grüne-Daumen-Phänomen" bei Pflegenden in Schweden. *Pflege, 8*, 163-172.

Josefson, I. (1988). The nurse as engineer – the theory of knowledge in research in the care sector. In B. Göranzon & I. Josefson (Eds.), *Knowledge, skill and artificial intelligence* (pp. 19-30). London: Springer.

Kesselring, A. (1993). Praxiserfahrung als Quelle des Lernens. *Krankenpflege, 8*, 17-22.

Schachtner, Ch. (1997). *Technik und Subjektivität*. Frankfurt/M.: Suhrkamp.

Schlettig, H.-J. (1997). Qualitätsmanagement aus der Perspektive der Bezugspflege. In A. Büssing (Hrsg.), *Von der funktionalen zur ganzheitlichen Pflege* (S. 223-241). Göttingen: Verlag für Angewandte Psychologie.

Interaktionsarbeit zwischen Konflikt und Kooperation

Wolfgang Dunkel und Kerstin Rieder

Zusammenfassung

In dem Beitrag wird zur Analyse von Interaktionsarbeit im Rahmen personenbezogener Dienstleistungen eine handlungstheoretische Perspektive vorgeschlagen. Als Ausgangspunkt der Argumentation wird auf die Forschungstradition der Gefühlsarbeit Bezug genommen, da diese Tradition für die neuere Diskussion zur Interaktionsarbeit eine zentrale Rolle spielt. Der Ansatz der Gefühlsarbeit lässt jedoch wichtige Fragen hinsichtlich der Kennzeichnung von Interaktionsarbeit offen. Wir schlagen deshalb vor, Interaktionsarbeit handlungstheoretisch zu fassen. Zu den wichtigsten Charakteristika einer solchen Herangehensweise gehört die gleichgewichtige Berücksichtigung beider Seiten des Interaktionsprozesses, der damit sowohl aus der Perspektive des Dienstleistungsgebers wie des Dienstleistungsnehmers (des Kunden) betrachtet wird. Anhand der Analyse eines empirischen Fallbeispiels aus der Altenpflege wird in den zentralen Abschnitten dieses Beitrages versucht, die Fruchtbarkeit eines solchen handlungstheoretischen Ansatzes aufzuzeigen. Abschließend werden einige Folgerungen für Forschung und Praxis im Gesundheitsbereich gezogen.

1 Der Gegenstandsbereich: „personenbezogene Dienstleistungsarbeit"

Gegenstand der folgenden Ausführungen ist die personenbezogene Dienstleistungsarbeit (vgl. Beiträge von Nerdinger sowie Büssing & Glaser, in diesem Band). In einem Überblickstext zur Dienstleistungsarbeit definiert Nerdinger (1994, S. 49) solche Dienstleistungen als *direkt personenbezogen*, die „direkt auf das intellektuelle oder emotionale Befinden des Bedienten oder auf seine Physis" einwirken. Sie setzen, so Nerdinger (ebd.) weiter, den „unmittelbare[n] Kontakt zwischen Dienstleistern und Bedienten" voraus. Beispielhaft wird auf Tätigkeiten wie Haareschneiden, Massieren, die Pflege von Kranken sowie die Beratung von Klienten verwiesen.[1]

Von den direkt personenbezogenen Tätigkeiten grenzt Nerdinger die *indirekt personenbezogenen* ab. Hier besteht die Aufgabe der Dienstleister darin, bereits produzierte Leistungen/Güter zu verkaufen, die Nutzung solcher Leistungen/Güter zu vermitteln oder selbst Leistungen an einem Objekt zu erbringen, das den Bedienten gehört (Nerdinger, 1994). Die Arbeit in der Gastronomie sowie in Banken und Versicherungen werden hier als Beispiele angeführt.

Die Interaktion zwischen Dienstleistungsgeber und Dienstleistungsnehmer bei personenbezogener Dienstleistungsarbeit steht im Mittelpunkt der folgenden Ausführungen. Exemplarisch wird dazu auf die Beschreibung einer Dienstleistungsinteraktion in der Altenpflege (also einer direkt personenbezogenen Dienstleistungstätigkeit) Bezug genommen. Die vorgestellten Überlegungen sind darüber hinaus jedoch auch für die Untersuchung indirekt personenbezogener Dienstleistungsarbeit bedeutsam. Beide Formen personenbezogener Dienstleistungsarbeit haben gemeinsam, dass eine Abstimmung zwischen dem Arbeitenden und dem Nutzer der Arbeit notwendig ist (Rieder, 1999). An der Erstellung der Dienstleistung ist also neben dem Dienstleistungsgeber auch der Dienstleistungsnehmer beteiligt *(Ko-Produktion* von Dienstleistungsgeber und -nehmer, vgl. Gross & Badura, 1977). Im Rahmen des üblichen Dienstleistungsmodells ergibt sich, nahe gelegt schon durch die Bezeichnungen „Dienstleistungs*geber*" und „Dienstleistungs*nehmer*", eine scheinbar konfliktlose Kooperation der Akteure aus der Komplementarität ihrer Zielsetzungen. Wir werden unten für eine Sichtweise plädieren, die im Gegenteil von divergierenden Zielsetzungen der Akteure ausgeht und dabei auch den Begriff der *Interaktionsarbeit* (vgl. Büssing & Glaser, in diesem Band) aufnehmen, da dieser den Kern personenbezogener Dienstleistungsarbeit – die Interaktion zwischen Dienstleistungsgeber und -nehmer – in den Vordergrund rückt.

Von zentraler Bedeutung in der Diskussion um Interaktionsarbeit, die von Büssing und Glaser (1999) sowie anderen geführt wird, ist die Rolle der Emotionen. Wir wollen deshalb im Folgenden zunächst die Forschungstradition der Gefühlsarbeit aufnehmen und deutlich machen, welche Aspekte von Interaktionsarbeit diese Tradi-

---

[1] Solche personenbezogenen Tätigkeiten im engeren Sinne werden aus der Perspektive der arbeitspsychologischen Handlungsregulationstheorie etwa bei Resch (1991) auch als dialogisch-erzeugende Arbeit bezeichnet. Für den Bereich der Soziologie sind Schriften von Badura und Gross zu den Spezifika personenbezogener Dienstleistungen immer noch maßgeblich (z.B. Gross & Badura, 1977; Gross, 1983).

tion beleuchten kann und wo Fragen offen bleiben. Daran anknüpfend wird dann ein handlungstheoretischer Ansatz für den Bereich der Interaktionsarbeit vorgeschlagen.

2 Die Perspektive der Gefühlsarbeit

Ein zentrales Thema in der US-amerikanischen Soziologie in Bezug auf die Dienstleistungsgesellschaft ist seit den 1980er Jahren die Rolle, die Gefühle bei der Dienstleistungsarbeit spielen (vgl. ausführlicher Nerdinger, in diesem Band). Angestoßen vor allem von Arlie Hochschilds Konzept der „emotion work" (Hochschild, 1979) und ihrer Studie über FlugbegleiterInnen (Hochschild, 1983) wurde eine Reihe von Untersuchungen zur Gefühlsarbeit[2] in unterschiedlichen Dienstleistungsberufen durchgeführt (zum Überblick Rastetter, 1999, Wharton, 1993): zur Krankenpflege (Overlander, 1994; Paseka, 1991; Strauss, Fagerhaugh, Suczek & Wiener, 1980), in der Altenpflege (Dunkel, 1988; James, 1989, 1992), in der Psychotherapie (Thoits, 1996). In Deutschland wurde die Kontrolle von Gefühlsäußerungen sowie des Gefühlserlebens in der Arbeit erst ab Ende der 1980er Jahre untersucht. Ein zentrales Thema der Forschung ist die Frage, inwieweit Gefühlsarbeit mit Belastungen für die Arbeitenden einher geht (Büssing & Glaser, 1999). So entwickelte Badura (1990) das Konzept des Interaktionsstresses, welches davon ausgeht, dass Belastungen aus dem Widerspruch zwischen tatsächlich empfundenen negativen Gefühlen gegenüber einem anderen und der beruflich geforderten Darstellung positiver Gefühle resultieren können. Es liegt zudem eine Reihe von empirischen Studien zum Zusammenhang von Gefühlsarbeit und Burnout vor (z.B. Büssing & Glaser, 1999; Nerdinger & Röper, 1999).

Neben den Belastungen, die mit der Gefühlsarbeit einher gehen, bezieht sich die Forschung auch auf die funktionale Rolle der Gefühle in der Arbeit. Es wird hervorgehoben, dass Gefühlsarbeit, verstanden als Einflussnahme auf die Gefühle oder die Gefühlsdarstellung, die Voraussetzung für das Gelingen vieler Tätigkeiten im Dienstleistungsbereich ist. Dabei kann es sich um die Einflussnahme auf eigene Gefühle oder die Gefühle eines anderen handeln. In den USA wurde diese Überlegung etwa bei Strauss et al. (1980) formuliert. In Deutschland hat Brucks (1999) daran anknüpfend die These vorgestellt, nur die Beeinflussung der Gefühle anderer sei sinnvollerweise als Gefühlsarbeit zu bezeichnen. Auf die funktionale Rolle der Gefühle bezieht sich in anderer Weise auch der Ansatz des subjektivierenden Arbeitshandelns (Böhle,

---

[2] Gefühlsarbeit wird in diesem Beitrag synonym mit Emotionsarbeit verwendet.

1999; Böhle & Weishaupt, in diesem Band). Gefühle werden hier als „Medium des Erkennens und Beurteilens" (Böhle, 1999, S. 178) gekennzeichnet.

Die Rolle der Gefühle in der Arbeit wird in den genannten Konzepten also je unterschiedlich gesehen. Zur Einordnung verschiedener Ansätze zur Gefühlsarbeit hat Dunkel (1988) folgende Kategorien vorgeschlagen:

- Gefühlsarbeit bedeutet, dass Gefühle zum *Arbeitsgegenstand* gemacht werden. So werden etwa in den klassischen Untersuchungen zur Arbeit im Krankenhaus, die Strauss et al. (1980) durchgeführt haben, unterschiedliche Formen von Gefühlsarbeit danach unterschieden, welcher Gefühlszustand bei der zu bearbeitenden Person erreicht werden soll: Ängste sollen abgebaut, Zuversicht soll geweckt, Trauer soll getröstet werden. Aus der Perspektive von Strauss et al. (1980) erscheint Gefühlsarbeit gerade nicht als Luxus, der zusätzlich zur „eigentlichen" Arbeit (hier im medizinischen oder pflegerischen Bereich) geleistet wird, sondern als notwendiger Bestandteil medizinischer oder pflegerischer Arbeit am Menschen, der im Dienste der „Hauptarbeitslinie" steht. Die Gefühle sollen beeinflusst werden, damit die ärztliche oder pflegerische Behandlung besser gelingen oder überhaupt durchgeführt werden kann. Dies bedeutet anders gefasst: Gefühlsarbeit dient der Erreichung von Handlungszielen.
- Gefühle sind nicht nur Gegenstand von Arbeit, sie werden auch als *Mittel* eingesetzt: Bei der Wahrnehmung und bei der Beeinflussung der Gefühle einer anderen Person können die eigenen Gefühle steuernd wirksam werden. Ein Konzept, das diesen Aspekt von Gefühlsarbeit systematisch entfaltet, ist das subjektivierende Arbeitshandeln (vgl. Böhle, in diesem Band).
- Während Strauss et al. (1980) ihr Hauptaugenmerk auf die Arbeit an den Gefühlen des Gegenübers gerichtet haben, steht im Mittelpunkt der traditionellen Gefühlsarbeitsforschung, die auf die Arbeiten von Arlie Hochschild (1979, 1983) zurückgeht, die Arbeit an den eigenen Gefühlen. Hochschild hat die These entwickelt, dass die Arbeit an den Gefühlen anderer umso besser gelingen kann, je angemessener, d.h. je besser den je geltenden Gefühlsregen entsprechend die Gefühle des Gefühlsarbeiters selbst sind. Insofern kann die emotionale Verfassung des Gefühlsarbeiters als *Bedingung* für Gefühlsarbeit aufgefasst werden. Hier bestehen auch Bezüge zu der Forschungstradition, die sich mit Gefühlsarbeit als Quelle von Belastungen beschäftigt. Insbesondere die Burnoutforschung, die ein Syndrom zunehmender geistiger, körperlicher und emotionaler Erschöpfung in einen engen Zusammenhang mit engagierter Gefühlsarbeit bringt (vgl. Burisch, 1989; Enzmann & Kleiber, 1989; Farber, 1983), thematisiert Gefühle als eine endliche Ressource, die erschöpft werden kann.

Integriert man diese drei Kategorien in ein Bild, das die Beziehung zwischen Dienstleistungsgeber (DLG) und Dienstleistungsnehmer (DLN) im Rahmen einer Dienstleistungsbeziehung darstellen soll, zeigt sich, dass die Perspektive der Gefühlsarbeit ganz bestimmte Aspekte dieser Beziehung in den Vordergrund rückt (vgl. Abbildung 1).

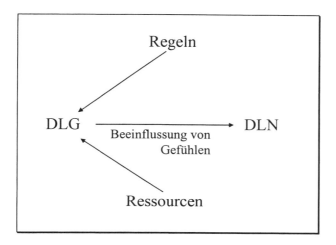

Abbildung 1: Die Perspektive der Gefühlsarbeit

Der Focus der Forschungstradition, die sich unter dem Begriff der Gefühlsarbeit fassen lässt, ist auf die Person gerichtet, zu deren Erwerbsarbeit es gehört, Gefühlsarbeit zu leisten (DLG). Diese Arbeit wird unter dieser Perspektive primär gesteuert durch Gefühlsregeln, Erwartungen also, die von Seiten des Unternehmens an die Emotionalität und die Darstellung der Gefühle des DLG gerichtet werden. Das Gefühlsarbeitsvermögen des DLG speist sich wiederum aus endlichen emotionalen Ressourcen. Die Interaktion zwischen DLG und DLN wird ausschließlich aus der Perspektive des DLG verstanden als mühevolle und tendenziell belastende Arbeit an einem mehr oder weniger problematischen Arbeitsgegenstand, dem sogenannten Dienstleistungsnehmer.

3 Ein Fallbeispiel: „Waschen von Frau M."

In Dunkel (1988) wird anhand einer Interaktionssequenz aus dem Bereich der Altenpflege die spezifische Problematik aufgezeigt, die Gefühlsarbeit für die professionelle Gefühlsarbeiterin aufweist. Diese Interaktionssequenz wird hier noch einmal wiedergegeben, um anhand eines solchen Beispiels verschiedene Analyseperspektiven aufzuzeigen. Es wird zunächst die Analyseperspektive der Gefühlsarbeit und dann eine handlungstheoretisch ausgerichtete Analyseperspektive eingenommen, die die AutorInnen in einem aktuellen Forschungsprojekt verfolgen.

Interaktionssequenz „Waschen von Frau M."

Wir befinden uns auf einer Pflegestation in einem Münchner Altenheim. Die Altenpflegerin C. schiebt einen Wagen, auf dem sich diverse Pflegemittel befinden, in das Zimmer von Frau M. Frau M. ist bettlägerig und weitgehend desorientiert; man weiß nicht genau, was sie noch versteht und was nicht. Ihre verbalen Äußerungen beschränken sich auf „ja" und „nein". Jeden Morgen wird Frau M. im Bett gewaschen.

Die Pflegerin tritt an ihr Bett: „Frau M., ich tu sie jetzt waschen!" Sie streichelt die Frau. Frau M. wacht dabei langsam auf und ist offensichtlich ungehalten über die Störung; sie schlägt um sich. „Ich mag koa Schlägerei am Morgen, ich mag sie bloß a bisserl frisch machen!" Frau M. bekommt einen Kuss und wird ausgezogen. Die Altenpflegerin kündigt jede ihrer Tätigkeiten an und betont ihr Mitgefühl: „Ich weiß, das ist nicht schön." Frau M. krallt sich wiederholt fest und versucht sich zu wehren – sie muss immer wieder beruhigt werden. C. wäscht Frau M. das Gesicht, den Rücken, die Arme. Körperteile, die gerade nicht gewaschen werden, werden zugedeckt. Frau M. wird eingecremt: „Die is ein bißchen kühl, tuns nicht erschrecken!" Das Nachthemd wird wieder angezogen. Aber das ist nicht so einfach: „Frau M., wenn sie mich boxen, tu ich sie kitzeln!" C. wird etwas ungehalten, als Frau M. sie am Finger zieht: „Des hat ganz schön weh getan!"

C. zieht Frau M. die Windel aus und reinigt Genitalbereich und After mit Pflegeschaum. Sie wäscht die Beine, die Füße. Lautstarke Proteste versucht sie mit Zärtlichkeiten zu kontern. Frau M. wird weiter eingecremt, sie bekommt eine frische Windel – die Pflegerin bekommt als Gegenleistung einen Schlag ins Gesicht: „Aua, jetzt reichts mir aber!" C. bleibt trotzdem weiterhin freundlich zu Frau M., sie spricht im Flüsterton auf sie ein, Frau M. wird ruhiger. C. schüttelt das Kissen auf und lagert Frau M. um. Dabei muntert C. Frau M. zur Mithilfe auf: Hält diese sich an den Schultern von C. fest, ist es für die Altenpflegerin einfacher, sie in die richtige Lage – näher am Kopfende des Bettes – zu bringen.

C. fragt Frau M., ob sie ihr die Bettjacke anziehen soll. Sie bekommt keine Antwort. Schließlich gibt sie sich selbst eine positive Antwort und zieht Frau M. eine Bettjacke an. Auffallend ist, dass C. vollkommen vernünftig mit Frau M. redet, obwohl sie glaubt, dass Frau M. kaum etwas verstehe. Sicher ist sie sich mit dieser Einschätzung allerdings nicht. C. versucht Frau M. Kaffee einzuflößen. Auf ihre Frage, ob sie, Frau M., noch einen Schluck Kaffee möchte, bekommt sie zum ersten Mal eine klare Antwort: „Ja!" Dabei bleibt es allerdings. Auf die Frage, ob es denn nun genug sei mit dem Kaffee, bekommt C. keine Antwort. „Sie müssen ‚Nein' sagen, wenn sie nix mehr wollen, sonst weiß ich des ja nicht – oder muss ich mir des denken?" Sie muss.

Nach ein paar Aufräumarbeiten verabschiedet sich C. mit einem „Auf Wiedersehen" von Frau M.

Die Pflege eines alten Menschen gehört ohne Zweifel zu dem Gegenstandsbereich „direkt personenbezogene Dienstleistungsarbeit" – der „unmittelbare Kontakt zwischen Dienstleister und Bedienten" (Nerdinger, 1994, S. 49) wird hier mehr als deutlich. Ebenso mehr als deutlich wird aber auch, dass dieser Kontakt keineswegs problemlos ist. Frau M. erweist sich als schwierige Interaktionspartnerin, weil sie sich nicht bedienen lassen will. Sie ist gewissermaßen ein schwieriger, da widerständiger Arbeitsgegenstand – sie widersetzt sich mit körperlicher Gewalt. Um sie waschen zu können, ist aber eine gewisse Mitwirkung von ihrer Seite notwendig. Über argumentative Aushandlung ist bei Frau M. eine solche Mitwirkung nicht zu erreichen. Deshalb versucht die Pflegekraft auf der emotionalen Ebene Einfluss auf sie zu nehmen. Dabei setzt sie verschiedene Methoden der Gefühlsarbeit ein: Sie verwendet in einem beruhigenden Tonfall beruhigende Worte, versucht ihr Mitgefühl zum Ausdruck zu bringen, sie streichelt Frau M. und es ist zu vermuten, dass sie sich darum bemühen muss, eigene Aggressionen zu beherrschen, die aufgrund der körperlichen Gewalt, die Frau M. ausübt, entstehen könnten (ausführlicher in Dunkel, 1988).

Die Intention dieses Fallbeispiels lag damals darin, Gefühlsarbeit als notwendigen Bestandteil personenbezogener Dienstleistungsarbeit überhaupt sichtbar zu machen und einige Spezifika dieser besonderen Form von Arbeit heraus zu arbeiten. Diese Intention teilten auch andere Beiträge zur Gefühlsarbeit wie auch – allgemeiner – die Versuche der siebziger und achtziger Jahre, eine Soziologie der Gefühle zu begründen (z.B. Kemper, 1981, Gordon, 1981, 1985, Harré, 1986 und Gerhards, 1988). Zumindest in der deutschsprachigen Soziologie konnte sich das Feld der Emotionen als Forschungsgegenstand bislang allerdings immer noch nicht etablieren (Flam, 1999).

Dies mag in einem verbreiteten Desinteresse des „mainstreams" der Soziologie an der sozialen Dimension von Gefühlen liegen. Naheliegender als Ursache für die Randständigkeit der Emotionssoziologie in Deutschland erscheint uns jedoch ein Manko der bisherigen Beiträge dieses Bereiches selbst, nämlich deren fehlende Anschlussfähigkeit an die allgemeine soziologische Theoriebildung. Unseres Erachtens sollte es deshalb in Zukunft weniger darum gehen, Gefühle als einen speziellen Gegenstand von Soziologie zu etablieren, sondern die emotionale Ebene in die soziologische Theoriebildung zu integrieren. Die im Folgenden vorzustellende handlungstheoretische Analyseperspektive auf Interaktionsarbeit will als ein Versuch in diese Richtung verstanden werden.

4 Interaktionsarbeit – handlungstheoretisch gefasst

Interaktionsarbeit als wechselseitig aufeinander bezogenes Handeln[3] von Personen, die in einer Dienstleistungsbeziehung stehen, lässt sich in einfacher Form mit Abbildung 2 darstellen.

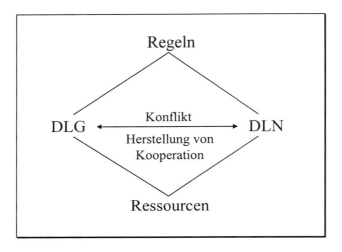

Abbildung 2: Die Perspektive der Interaktionsarbeit - handlungstheoretisch gefasst

Dienstleistungsgeber (DLG) und Dienstleistungsnehmer (DLN) interagieren (direkt oder indirekt) miteinander. Als Akteure, die in einen sozialen Austausch treten, verfolgen sie über ihr Handeln Ziele und unterliegen dabei bestimmten Bedingungen: den ihnen zur Verfügung stehenden Ressourcen, den bei ihnen zur Geltung kommenden Regeln sowie den Handlungen des jeweils anderen Akteurs. Wichtig ist es festzuhalten, dass das Gelingen der Dienstleistungsinteraktion bei diesem Handlungsmodell von *beiden* Akteuren, von Dienstleistungsgeber und -nehmer abhängt. Bei anderen handlungstheoretisch fundierten, arbeitsanalytischen Ansätzen wird Interaktionsarbeit (Büssing & Glaser, 1999) oder Emotionsarbeit (Zapf, Vogt, Seifert, Mertini & Isic, 1999) als Auseinandersetzung *eines* Akteurs mit Regulationserfordernissen, -möglichkeiten und -behinderungen gefasst. Hier geht es hingegen um das

---

[3] Hier wird ein weiter Handlungsbegriff zugrunde gelegt, der sowohl gegenständliches Handeln als auch kommunikative Anteile umfasst. Für wichtige Anregungen zur Handlungstheorie sowie zur handlungstheoretischen Reinterpretation des Fallbeispiels danken wir Margit Weihrich.

Zusammenspiel zweier (oder mehrerer) Akteure. Entsprechend muss in der empirischen Untersuchung einer solchermaßen verstandenen Interaktionsarbeit nicht nur die Seite des Dienstleistungsgebers, sondern auch die Seite des Dienstleistungsnehmers beleuchtet werden.[4]

Im Dienstleistungsmodell (vgl. Goffman, 1973) wird für Dienstleistungsbeziehungen hinsichtlich der Ziele der Akteure Komplementarität angenommen: Der Dienstleistungsnehmer bezahlt den Dienstleistungsgeber dafür, dass dieser für ihn eine Dienstleistung erbringt. Geben und Nehmen bedingen und ergänzen einander, beide Seiten bekommen das, was sie wollen. Unberücksichtigt bleibt dabei, dass bei Interaktionsarbeit oftmals *divergierende Zielsetzungen* bei den Akteuren auftreten. Dies ist zum Beispiel der Fall, wenn von beiden Seiten unterschiedliche Vorstellungen über die zu erbringende Dienstleistung in die Interaktion eingebracht werden (vgl. Rieder, 1999) – so wie sich dies bei dem Beispiel „Waschen von Frau M." in besonders drastischer Weise zeigt.

Wenn nicht von vorne herein Komplementarität der Ziele von DLG und DLN unterstellt wird, eröffnet sich die Möglichkeit, die *Herstellung komplementärer Ziele* selbst als im Rahmen einer Dienstleistungsinteraktion zu lösendes Problem zu begreifen. Die oben zitierte Ko-Produktionsthese legt nahe, dass dieses Abstimmungsproblem gelöst werden *muss*, wenn die Dienstleistungsinteraktion zu einem erfolgreichen Abschluss gebracht werden soll. Daraus folgt, dass die Dienstleistungsbeziehung *potenziell konflikträchtig* ist, beide Akteure ihre Ziele aber nur dann erreichen können, wenn sie kooperieren.[5] Zu wessen Gunsten (den Zielen des DLG oder den Zielen des DLN entsprechend), auf welche Weise (über Macht, Aushandlung, Routinen usw.) und unter welchen Bedingungen eine solche Abstimmung erreicht wird, ist eine empirisch zu untersuchende Frage.

---

[4] Eine solche empirische Untersuchung wird im Rahmen eines DFG-Forschungsprojektes, an dem die AutorInnen beteiligt sind, seit Mai 2000 angestellt. Das Projekt „Dienstleistung als Interaktion" ist an der Technischen Universität Chemnitz und der Arbeiterwohlfahrt, Bezirksverband Oberbayern e.V., angesiedelt und wird von G. Günter Voß und Wolfgang Dunkel geleitet. Es werden qualitative empirische Untersuchungen in drei verschiedenen Feldern von Dienstleistungsarbeit (Altenpflege, Bahn und Call Center) durchgeführt. Erste Ergebnisse zum Bereich Altenpflege finden sich in Anderson & Heinlein (2002), zum Bereich Bahn in Rieder, Poppitz & Dunkel (2002), zum Bereich Call Center in Rieder, Matuschek & Anderson (2002).

[5] Unter Kooperation wird hier sehr allgemein verstanden, dass das Handeln der beteiligten Akteure so aufeinander abgestimmt wird, dass die Dienstleistung erbracht werden kann.

Im Gegensatz zum Erkenntnisinteresse der Forschungstradition „Gefühlsarbeit" werden hier beide Akteure in gleicher Weise betrachtet: Sowohl DLG als auch DLN verfolgen im Rahmen der Dienstleistungsinteraktion je eigene Ziele, sowohl DLG als auch DLN können dabei bestimmten Regeln folgen (die sich zum Teil decken, zum Teil aber auch widersprechen können) und verfügen über bestimmte Ressourcen; schließlich gibt es kein Argument dafür, dass nicht auch der DLN (wenn auch nicht im Hochschild'schen Sinne von „emotional labour") Gefühle bzw. bestimmte Gefühlsdarstellungen einsetzen kann, um seine Ziele zu erreichen. Auch er oder sie kann versuchen, über Freundlichkeit oder auch Aggression Einfluss auf die Gefühle seines oder ihres Gegenübers auszuüben und auch er oder sie kann dabei gezwungen sein, die eigene emotionale Befindlichkeit zu maskieren. Weitet man auf diese Weise das Hochschild'sche Konzept der Gefühlsarbeit auf die Seite der Kunden aus, wird man die Frage behandeln müssen, in welcher Weise diese sich an Gefühlsregeln orientieren.

Allerdings ist die Ebene der *Regeln* in dem hier vertretenen handlungstheoretischen Modell sehr viel weiter gefasst als dies bei Hochschild der Fall ist: Der Geltungsbereich der Kategorie der Regel geht hier über die oben erwähnten Gefühlsregeln hinaus und erfasst all die Erwartungen, die an die Akteure gerichtet und von diesen gegebenenfalls auch entsprechend wahrgenommen werden. Die allgemeine Kategorie der Regel lässt sich wiederum unterteilen in Normen (also das, was ein Akteur tun *soll*) und Rechte (also das, was ein Akteur tun *darf*). Neben normativen unternehmerischen Handlungsvorgaben, die – wie das „Keep Smiling" der von Hochschild untersuchten Fluggesellschaft – an die Adresse der DLG gerichtet sind, spielen zum Beispiel auch kulturelle Regeln etwa hinsichtlich des Zurückhaltens von Aggressionen eine Rolle, die sowohl für DLG wie auch für DLN gelten können. Des Weiteren werden insbesondere in direkten personenbezogenen Dienstleistungen Handlungsrechte in erheblichem Umfang auf die DLG übertragen, etwa im Hinblick auf den Eingriff in die körperliche Intimsphäre (weiterführend zum Thema „Handlungsrechte" Coleman, 1991, 1992).

Die Interaktion zwischen DLG und DLN ist schließlich bestimmt durch die *Ressourcen*, über die die beiden Akteure verfügen können. Diese Ressourcen können personaler (wie z.B. Gefühle oder kognitive Kompetenzen) oder situationaler Art sein (z.B. Zeit oder Raum).

Wenn wir diese handlungstheoretische Perspektive auf unser *Fallbeispiel* anwenden, ergibt sich folgende, neue Lesart dieser Interaktion:

Beide Akteurinnen verfolgen Ziele. Das Ziel der Altenpflegerin C. besteht darin, Frau M. zu waschen. Das Ziel der Bewohnerin – und damit fangen die Probleme an – ist hierzu *nicht* komplementär: Sie möchte in Ruhe gelassen werden, sie möchte unangenehme Empfindungen vermeiden. Das bedeutet: Die Vorstellungen von DLG und DLN darüber, worin die zu erbringende Dienstleistung bestehen soll, divergieren über weite Strecken des Interaktionsverlaufs und kommen nur in einem Punkt zusammen: Die Bewohnerin möchte Kaffee trinken und sie benötigt die Pflegekraft dazu, um diesen Kaffee trinken zu können. In diesem Zusammenhang artikuliert sich Frau M. das einzige Mal sprachlich in unmissverständlicher Weise. Hier verhält sie sich also als Kundin, das heißt sie fragt gezielt eine Dienstleistung nach, die die Pflegekraft dann auch für sie erbringt. Damit trifft das Dienstleistungsmodell des komplementären Gebens und Nehmens im Grunde nur für diesen Abschnitt der gesamten Interaktion zu. Die – wie Anselm Strauss es bezeichnet hätte – Hauptarbeitslinie selbst ist hingegen dadurch gekennzeichnet, dass Frau M. versucht, sich gegen die ihr angesonnene Dienstleistung *zur Wehr zu setzen*. Dabei setzt sie massive, nichtsprachliche Mittel ein (Festkrallen, Schlagen, am Finger ziehen). Frau M. überträgt also nicht, wie dies für eine reibungslose Dienstleistungsinteraktion Bedingung wäre, Handlungsrechte an die Pflegerin, sondern erlebt das Waschen als illegitimen Übergriff und verhält sich entsprechend.

Frau M. kann nur auf ein beschränktes Handlungsrepertoire zurückgreifen: Sie ist nicht in der Lage, in einen verbalen Aushandlungsprozess zu treten und eine Neudefinition der zu erbringenden Dienstleistung einzufordern, die etwa heißen könnte: „Heute nur Katzenwäsche" oder „Noch eine Stunde schlafen und dann erst aufstehen". Frau M. bleibt damit nur die Strategie, ihre Verweigerungshaltung möglichst konsequent aufrecht zu erhalten und körperlich nachdrücklich zum Ausdruck zu bringen.

Im Gegensatz zu Frau M. kann die Altenpflegerin auf eine sehr viel *bessere Ressourcenausstattung* zurückgreifen: Sie kann sich artikulieren, sie kann sich bewegen (während Frau M. im Bett liegt und sich dem Zugriff der Pflegerin nicht räumlich entziehen kann), sie kann flexibler ihre Ziele ansteuern. Die Mittel, die sie einsetzt, lassen sich zu einem guten Teil als Gefühlsarbeit begreifen: Wir sehen Techniken der Besänftigung und der Aufmunterung, aber auch – wenn auch in milder Form – Drohungen. All diese Techniken verfolgen das Ziel, Frau M. zur Kooperation zu bewegen. Denn je besser Frau M. „mithilft", desto besser kann die Arbeitsaufgabe, die Ganzkörperwäsche, erfüllt werden. Der Altenpflegerin gelingt es auf diese Weise, die Verweigerungshaltung der Bewohnerin phasenweise zu überwinden: Gegen Ende der Sequenz arbeitet Frau M. insofern mit, als sie sich an den Schultern der Altenpflegerin festhält, um auf diese Weise in eine aufrechtere Position im Bett zu gelangen. Darüber hinaus wird Kooperation von Seiten der Pflegerin simuliert: Sie artikuliert wiederholt stellvertretend für Frau M., was deren (wohlverstandene) Wünsche seien (Anziehen der Bettjacke, kein Kaffee mehr).

In dem Fallbeispiel erfolgt die Abstimmung darüber, worin die Dienstleistung bestehen soll, im Wesentlichen über einen Machtkampf, der mit unterschiedlichen Mitteln geführt wird und in dem die Pflegerin letztlich ihre Definition dessen, was das gemeinsam erstellte Dienstleistungsprodukt sein soll, durchsetzt. Während die klassische Perspektive der Gefühlsarbeit die Mühen der professionellen Gefühlsarbeiterin in ihrer Auseinandersetzung mit den eigenen Gefühlen und den Gefühlen der DLN in den Mittelpunkt rückt, erfasst ein handlungstheoretischer Blick auf den Interaktionsverlauf zwei Akteurinnen, die Unterschiedliches wollen. Dabei besteht das Problem der DLN gerade darin, dass sie in ihren Versuchen, den Interaktionsprozess zu steuern (indem sie die DLG an ihrem Tun hindert), weitgehend auf die emotionale Ebene angewiesen ist. Die DLG versucht entsprechend, Frau M. auf der emotionalen Ebene zu erreichen – ihre Versuche sich kognitiv mit Frau M. über gemeinsam zu verfolgende Handlungsziele zu verständigen, schlagen weitgehend fehl.

Jenseits des Fallbeispiels und des dort stattfindenden offenen Machtkampfes lassen sich im Bereich der Interaktionsarbeit natürlich eine Vielzahl von ganz anders gelagerten Strategien der Herstellung von Kooperation finden. Beispiele hierfür sind die Herstellung eines Vertrauensverhältnisses zwischen Verkäufer und Kunden, die explizite Aushandlung zwischen DLG und DLN oder Handlungsroutinen („scripts"), die etwa im Falle hoch standardisierter Schaltersituationen den Austausch zwischen DLG und DLN festlegen.

Das hier vorgeschlagene handlungstheoretische Modell versteht Dienstleistungsarbeit als Interaktion eigensinnig handelnder Akteure. Damit öffnen wir den Weg dahin, Dienstleisten als Prozess zu begreifen, der von *beiden* Akteuren in Szene gesetzt und dabei von allen hier angeführten Bestimmungsfaktoren beeinflusst wird. Dies impliziert, dass auch die DLN-Seite im Zuge der Dienstleistungsinteraktion in dem Sinne Gefühlsarbeit leistet, dass sie die Gefühle des DLG oder auch die eigenen Gefühle zu beeinflussen versucht. Das hier diskutierte Fallbeispiel steht damit unter anderem auch dafür, dass die Seite des DLN Gefühle in den Prozess der Auseinandersetzung mit dem Interaktionspartner wirft. Zu diskutieren wäre allerdings, inwieweit bei Frau M. sinnvollerweise von Gefühls*arbeit* gesprochen werden kann, wenn für diese als konstitutiv angenommen wird, dass sie an Gefühlsregeln orientiert werden muss. Denn zum Konzept der Gefühlsarbeit Hochschild'scher Prägung gehört, dass diese auf die Erfüllung der von Seiten der Organisation an den DLG übertragenen Arbeitsaufgabe gerichtet ist und sich an den Vorgaben der Organisation orientiert. Solche Vorgaben können mehr oder weniger restriktiv sein, insgesamt sorgen sie dafür, dass der DLG gewissermaßen „nicht aus der Rolle fällt".

Frau M. hingegen scheint sich in ihrem Gefühlsausdruck an keinen Normen zu orientieren. Sie hat – trotz ihrer insgesamt sehr abhängigen Position – zumindest die Freiheit, sich „daneben zu benehmen". Ihr Gefühlsausdruck orientiert sich demnach vermutlich in erster Linie an ihren körperlichen Bedürfnissen und ihren damit zusammenhängenden Handlungszielen. Verschlossen bleiben muss uns, in welcher Weise Frau M. mit den Gefühlen zurechtzukommen versucht, die sie im Laufe der Interaktion erleidet, inwieweit sie also Gefühlsarbeit im Sinne einer Arbeit an den eigenen Gefühlen leistet.

Für einen solchen erst neu zu begründenden Untersuchungsbereich „Gefühlsarbeit des Kunden" bleiben damit zunächst viele Fragen offen: Welche Rolle spielen Einsatz von Gefühlen auf der Seite der DLN? Welche Regeln sind hier von Bedeutung? In welchen Fällen werden sie übertreten? Kann hier sinnvollerweise von Gefühls*arbeit* gesprochen werden oder wäre ein anderer Begriff passender?

5 Diskussion

Welche Folgerungen können aus den vorgestellten Überlegungen für Forschung und Praxis abgeleitet werden?

Die *Forschung* zur personenbezogenen Dienstleistungsarbeit hat sich bisher überwiegend auf die Tätigkeit des Dienstleisters bezogen. Mit Blick auf die Notwendigkeit der Abstimmung zwischen Dienstleistungsgeber und Dienstleistungsnehmer sollte diese einseitige Sicht durch Untersuchungen zur *Rolle des Dienstleistungsnehmers* ergänzt werden (vgl. auch Czepiel, 1990). Erst die Betrachtung der Perspektiven und der Handlungen beider beteiligten Akteure ermöglicht die Beschreibung von Inter-Aktion. Es gilt zu klären, wie es beiden Akteuren gelingt, Kooperation herzustellen und aufrecht zu erhalten.

Die hier an einem Beispiel aus der Altenpflege vorgestellten explorativen Überlegungen verweisen darauf, dass für das Gelingen der Dienstleistungsinteraktion die *Ressourcen* der Akteure eine wichtige Rolle spielen. So können die Dienstleistungsnehmer in ihren Möglichkeiten, aktiv das Vorgehen auszuhandeln, oft stark beeinträchtigt sein. Dies kann – wie am Beispiel von Frau M. zu sehen – dazu führen, dass der Anspruch an Handlungsrechten, die die Dienstleisterin erhebt, mit der Bereitschaft der Dienstleistungsnehmerin, ihr diese Handlungsrechte einzuräumen, nicht über Aushandlungsprozesse zur Deckung gebracht werden kann. Falls die Situation nicht verändert werden kann (etwa indem die Interaktion abgebrochen wird), muss es so zu einem Konflikt (oder auch dem Ertragen einer so nicht gewollten Interaktion) kommen. Damit stellt sich die Frage, ob und wie solche Beeinträchtigungen in der Ressourcenausstattung von an der Dienstleistungsinteraktion Beteiligten gegebenenfalls kompensiert und damit Konflikte oder Leid verhindert oder gemildert werden können.

Jenseits von direkt personenbezogenen Dienstleistungsarbeiten stehen eher andere Probleme im Vordergrund. So sind Interaktionen dort häufig dadurch gekennzeichnet, dass Dienstleistungsgeber und -nehmer sich nur einmalig und oft auch nur für kurze Zeit begegnen (vgl. hierzu auch die Unterscheidung zwischen „encounters" und „relationships" bei Gutek, 1995). Dies gilt zum Beispiel in der Personenbeförderung, im Call Center, in Teilen des Einzelhandels und der Gastronomie. Für die Akteure ergibt sich damit die Schwierigkeit, sich auf der Basis nur weniger Informationen aufeinander einstellen zu müssen. Sie müssen also mit dem Problem sehr begrenzter *informatorischer* Ressourcen umgehen.

Die Berücksichtigung der Beiträge beider Akteure bei der Erbringung einer Dienstleistung ist jedoch nicht nur bedeutsam für die Untersuchung der Voraussetzungen gelingender Dienstleistungen. Sie wirft auch ein kritisches Licht auf das verbreitete Leitbild der *Kundenorientierung* und die Auffassung, der Kunde sei „König". Kundenorientierung ist ein Begriff, der eng zusammenhängt mit der Betrachtung von Dienstleistungsarbeit aus einer unternehmerischen Perspektive, der es um eine Optimierung der Dienstleistungsarbeit von MitarbeiterInnen gemäß den Wünschen und Erwartungen der KundInnen geht. Dies muss deshalb zu kurz greifen, weil das Bild des passiv sich bedienen lassenden Kundenkönigs die aktiven Leistungen des DLN verdeckt. Nähme man diese ernst, ginge es nicht mehr um Bedienen und Sich-Bedienen-Lassen sondern um die interaktive Auseinandersetzung handelnder Akteure.

Die hier vorgestellten Überlegungen können unseres Erachtens nicht nur für die Forschung Anregungen bieten, sondern sind auch relevant für unterschiedliche Felder der Praxis.

Ein erstes Beispiel hierfür ist auf dem Feld der Arzt-Patient-Beziehung die Debatte darüber, in welcher Weise der Patient in Entscheidungsfindungsprozesse (etwa bezüglich der Durchführung einer Operation) einbezogen werden kann (vgl.

Büchi et al., 2000). Hier ist die Rede von „informed decision making" (der Patient als souverän entscheidender, da bestens informierter Kunde) oder „shared decision making" (gemeinsame Entscheidung beider Akteure), Modellen also, die die paternalistische, „einsame" Entscheidung des „Halbgottes in Weiß" als Normalmodell ärztlichen Handelns ablösen sollen. Büchi et al. (2000) weisen allerdings darauf hin, dass dieselben Informationen unterschiedlich verpackt zu unterschiedlichem Entscheidungsverhalten von Patienten führen. Eine weitere Einschränkung dieser Modelle bestehe darin, dass gar nicht alle Patienten das Interesse hätten, selbst an Entscheidungen aktiv mitzuwirken. Daraus wird ersichtlich, dass zum Gelingen der Arzt-Patient-Interaktion nicht nur das Verhalten des Arztes (der dem Patienten mehr oder weniger Entscheidungsspielraum einzuräumen bereit ist), sondern auch das des Patienten sowie des Weiteren die Angemessenheit geltender Regeln und die Verteilung vorhandener Ressourcen beitragen.

Ein zweites Beispiel sind die vielfältigen Versuche, im Bereich der Altenpflege für die immer größer werdende Gruppe demenziell Erkrankter neue Formen der Versorgung zu finden (zum Überblick Deutsche Alzheimer Gesellschaft, 2001; Sozialministerium Baden-Württemberg, 2000). Diese zielen im Bereich der stationären Versorgung zum Teil darauf ab, Demenzerkrankten größere Handlungsfreiräume zu verschaffen – etwa durch das Zusammenleben in weitgehend homogenen Dementengruppen, die von Verhaltenserwartungen, die an gesunde Menschen gemeinhin gerichtet werden, befreit sind. Daneben wird versucht, an noch vorhandenen personalen Ressourcen der alten Menschen gezielt anzusetzen und diese zu fördern. In der allgemeinen Praxis der stationären Altenhilfe sind solche Versuche jedoch nur vereinzelt anzutreffen. Hier dominieren weiterhin die Restriktionen des Lebens und Arbeitens in der Institution „Altenheim" (vgl. anschaulich Koch-Straube, 1997), die nicht nur den BewohnerInnen, sondern auch den Pflegekräften Handlungsmöglichkeiten verschließen (Anderson & Heinlein, 2002).

Sowohl für die Forschung zur wie auch für die Praxis der personenbezogenen Dienstleistungsarbeit im Gesundheitsbereich aber auch darüber hinaus wird es, so das Fazit dieses Beitrages, von zentraler Bedeutung sein, in welcher Weise der Tatsache Rechnung getragen wird, dass Dienstleistungsqualität vom *Prozess der Interaktion* zwischen Dienstleistungsgeber und -nehmer abhängt und hier wiederum *beide* Seiten zum Gelingen der Dienstleistung beitragen.

Literatur

Anderson, P. & Heinlein, M. (2002). „Hat bestens geklappt heute, oder?" – miteinander Reden und miteinander Auskommen im Altenheim. *Pflegemagazin, 3,* 24-29.

Badura, B. (1990). Interaktionsstreß. Zum Problem der Gefühlsregulierung in der modernen Gesellschaft. *Zeitschrift für Soziologie, 19,* 317-328.

Böhle, F. (1999). Nicht nur mehr Qualität, sondern auch höhere Effizienz – Subjektivierendes Arbeitshandeln in der Altenpflege. *Zeitschrift für Arbeitswissenschaft, 53,* 174-181.

Brucks, U. (1999). Gefühlsarbeit – Versuch einer Begriffsklärung. *Zeitschrift für Arbeitswissenschaft, 53,* 182-186.

Büchi, M., Bachmann, L.M., Fischer, J.E., Peltenburg, M. & Steurer, J. (2000). Alle Macht den Patienten? Vom ärztlichen Paternalismus zum Shared Decision Making. *Schweizerische Ärztezeitung, 49,* 2776-2780.

Büssing, A. & Glaser, J. (1999). Interaktionsarbeit. Konzept und Methode der Erfassung im Krankenhaus. *Zeitschrift für Arbeitswissenschaft, 53,* 164-173.

Burisch, M. (1989). *Das Burnout-Syndrom. Theorie der inneren Erschöpfung.* Berlin: Springer.

Coleman, J. (1991). *Grundlagen der Sozialtheorie. Band 1: Handlungen und Handlungssysteme.* München: Oldenbourg.

Coleman, J. (1992). *Grundlagen der Sozialtheorie. Band 2: Körperschaften und die moderne Gesellschaft.* München: Oldenbourg.

Czepiel, J. A. (1990). Service Encounters and Service Relationships: Implications for Research. *Journal of Business Research, 20,* 13-21.

Deutsche Alzheimer Gesellschaft e.V. (Hrsg.). (2001). *Brücken in die Zukunft. Bridges into the future. Referate auf der 10. Jahrestagung von Alzheimer Europe.* (Tagungsreihe Band 2). Berlin: Deutsche Alzheimergesellschaft e.V.

Dunkel, W. (1988). Wenn Gefühle zum Arbeitsgegenstand werden. Gefühlsarbeit im Rahmen personenbezogener Dienstleistungstätigkeiten. *Soziale Welt, 39,* 66-85.

Enzmann, D. & Kleiber, D. (1989). *Helfer-Leiden. Streß und Burnout in psychosozialen Berufen.* Heidelberg: Asanger.

Farber, B. (Ed.) (1983). *Stress and burnout in human service professions.* New York: Pergamon Press.

Flam, H. (1999). Soziologie der Emotionen heute. In A. Klein & F. Nullmeier (Hrsg.), *Masse – Macht – Emotionen. Zu einer politischen Soziologie der Emotionen* (S. 179-199). Opladen: Westdeutscher Verlag.

Gerhards, J. (1988). *Soziologie der Emotionen.* Weinheim: Juventa.

Goffman, E. (1973). *Asyle. Über die soziale Situation psychiatrischer Patienten und anderer Insassen.* Frankfurt/M.: Suhrkamp.

Gordon, S. (1981). The sociology of sentiments and emotion. In M. Rosenberg & R. Turner (Eds.), *Social Psychology: Sociological Perspectives* (pp. 562-592). New York: Basic Books.

Gordon, S. (1985). Micro-sociological theories of emotion. In H. Helle & S. Eisenstadt (Eds.), *Micro-Sociological Theory* (pp. 133-147). Berkeley: Sage.

Gross, P. (1983). *Die Verheißungen der Dienstleistungsgesellschaft*. Opladen: Westdeutscher Verlag.

Gross, P. & Badura, B. (1977). Sozialpolitik und soziale Dienste: Entwurf einer Theorie personenbezogener Dienstleistungen. In C. von Ferber & F.-X. Kaufmann (Hrsg.), *Soziologie und Sozialpolitik* (S. 361-385). (Sonderheft 19 der KZfSS). Opladen: Westdeutscher Verlag.

Gutek, B. (1995). *The dynamics of service. Reflections on the changing nature of customer/provider interactions*. San Francisco: Jossey-Bass.

Harré, R. (Ed.). (1986). *The social construction of emotions*. Oxford: Blackwell.

Hochschild, A. (1979). Emotion work, feeling rules and social structure. *American Journal of Sociology, 85*, 551-575.

Hochschild, A. (1983). *The managed heart. Commercialization of human feeling*. Berkeley: University of California Press.

James, N. (1989). Emotional labour: skill and work in the social regulation of feelings. *The Sociological Review, 37*, 15-42.

James, N. (1992). Care = organisation + physical labour + emotional labour. *Sociology of Health and Illness, 14*, 488-509.

Kemper, T. (1981). Social constructionist and positivist approaches to the sociology of emotions. *American Journal of Sociology, 87*, 336-362.

Koch-Straube, U. (1997). *Fremde Welt Pflegeheim. Eine ethnologische Studie*. Bern: Huber.

Nerdinger, F. W. (1994). *Zur Psychologie der Dienstleistung: Theoretische und empirische Studien zu einem wirtschaftspsychologischen Forschungsgebiet*. Stuttgart: Schaeffer-Poeschel.

Nerdinger, F. W. & Röper, M. (1999). Emotionale Dissonanz und Burnout. Eine empirische Untersuchung im Pflegebereich eines Universitätskrankenhauses. *Zeitschrift für Arbeitswissenschaft, 53*, 187-193.

Overlander, G. (1994). *Die Last des Mitfühlens. Aspekte der Gefühlsregulierung in sozialen Berufen am Beispiel der Krankenpflege*. Frankfurt/M.: Mabuse.

Paseka, A. (1991). Gefühlsarbeit – eine neue Dimension für die Krankenpflegeforschung. *Pflege, 4*, 188-194.

Rastetter, D. (1999). Emotionsarbeit – Stand der Forschung und offene Fragen. *Arbeit, 8*, 374-388.

Resch, M. G. (1991). *Haushalt und Familie: Der zweite Arbeitsplatz*. Bern: Huber.

Rieder, K. (1999). *Zwischen Lohnarbeit und Liebesdienst. Belastungen in der Krankenpflege*. Weinheim: Juventa.

Rieder, K., Matuschek, I. & Anderson, P. (2002). Co-Production in Call Centres: The Workers' and Customers' Contribution. In U. Holtgrewe, C. Kerst & K. Shire (Eds.), *Re-organising Service Work: Call Centres in Germany and Britain* (pp. 204-227). Aldershot, Hampshire: Ashgate.

Rieder, K., Poppitz, A. & Dunkel, W. (2002). „Kundenorientierte Fahrscheinkontrolle" – die Privatisierung der Deutschen Bahn und ihre Konsequenzen für den Zugbegleitdienst. *WSI-Mitteilungen, Schwerpunktheft „Dienstleistungsarbeit", 55, 9*, 505-509.

Sozialministerium Baden-Württemberg (Hrsg.). (2000). *Weiterentwicklung der Versorgungskonzepte für Demenzerkrankte in (teil-)stationären Altenhilfeeinrichtungen*. Stuttgart: Sozialministerium.

Strauss, A., Fagerhaugh, S., Suczek, B. & Wiener, C. (1980). Gefühlsarbeit. Ein Beitrag zur Arbeits- und Berufssoziologie. *Kölner Zeitschrift für Soziologie und Sozialpsychologie, 32*, 629-651.

Thoits, P. (1996). Managing the emotions of others. *Symbolic Interaction, 19*, 85-109.

Wharton, A. (1993). The affective consequences of service work. Managing emotions on the job. *Work and Occupations, 20*, 205-232.

Zapf, D., Vogt, C., Seifert, C., Mertini, H. & Isic, A. (1999). Emotion work as a source of stress. The concept and development of an instrument. *European Journal of Work and Organizational Psychology, 8*, 371-400.

Emotionsarbeit und Burnout in der gesundheitsbezogenen Dienstleistung

Friedemann W. Nerdinger

Zusammenfassung

Die Ausführung gesundheitsbezogener Dienstleistungen erfordert die Interaktion mit dem Klienten, wobei auch dessen Gefühle beeinflusst werden. Zu diesem Zweck verrichten Dienstleister Emotionsarbeit, indem sie situativ angemessene Gefühle darstellen. Emotionsarbeit wird gewöhnlich als psychische Belastung interpretiert, die eine Determinante des Burnout im Sinne der emotionalen Erschöpfung darstellen soll. Ein Überblick über die Literatur zeigt allerdings keine eindeutige Befundlage: Zwar finden sich Belege für diesen Zusammenhang, daneben deuten aber verschiedene Untersuchungen darauf hin, dass Emotionsarbeit auch positive Konsequenzen in Form höherer Arbeitszufriedenheit zeigt und sogar Burnout verhindern kann. Dies wird über die Differenzierung in eine Gefühlsdarstellung aus Überzeugung bzw. gegen die Überzeugung erklärt. Auswirkungen auf die berufliche Leistungsfähigkeit und die Dienstleistungsqualität werden diskutiert.

1 Einleitung

Gesundheitsbezogene Dienstleistungen wirken unmittelbar auf das körperliche Befinden und damit immer auch auf die Emotionen des Klienten ein. Sie zählen daher zu den sogenannten „personenbezogenen Dienstleistungen" (Nerdinger, 1994), die zur Leistungserstellung den persönlichen Kontakt mit dem Klienten voraussetzen. Ein reibungsloser Ablauf der Interaktion mit dem Klienten macht es notwendig, dessen Gefühle zu beeinflussen. Zu diesem Zweck müssen Dienstleister einen erwünschten Gefühlsausdruck hervorrufen, was wiederum die Kontrolle der eigenen Gefühle voraussetzt. Der damit verbundene Aufwand wird als Emotionsarbeit bezeichnet (Hochschild, 1983). Die meisten Forscher sehen Emotionsarbeit als wichtigen Belastungsfaktor personenbezogener und speziell gesundheitsbezogener Dienstleistungen an, wobei besonders die Gefahr des „emotionalen Ausbrennens", des Burnout betont wird (Maslach & Jackson, 1984). Neben den negativen Folgen für die Mitarbeiter wird dadurch auch die Qualität der Dienstleistungen nachhaltig beeinträchtigt. Der Zusammenhang zwischen Emotionsarbeit und Burnout wird im Folgenden genauer untersucht.

2 Das Konzept „Emotionsarbeit"

In der sozialwissenschaftlichen Literatur finden sich zwei Verwendungen des Konzepts „Emotionsarbeit", die sich nach dem Objekt der Arbeit unterscheiden (Brucks, 1999). Strauss, Fagerhaugh, Suczek und Wiener (1980) verstehen darunter die Beeinflussung der Gefühle des Klienten, die als Erfolgsbedingung der Arbeit betrachtet wird. Die Autoren definieren Emotionsarbeit – von ihnen als „sentimental work" bezeichnet – als diejenigen Handlungen, die für die Hauptarbeitslinie notwendig sind. Der Begriff „Hauptarbeitslinie" bezieht sich auf die für die Durchführung der Arbeit notwendigen instrumentellen Handlungen. Bei pflegerischen Handlungen bildet die Hauptarbeitslinie zum Beispiel das Beseitigen verbrannter Hautreste, die instrumentellen Handlungen bestehen im Abschruppen der Haut. Diese für den Patienten enorm schmerzhafte Prozedur begleiten Pfleger mit Handlungen, die auf die Gefühle des Patienten Einfluss nehmen und ihn in diesem Fall trösten oder beruhigen sollen. So verstandene Emotionsarbeit steht also im Dienst der Arbeitsaufgabe, sie ermöglicht oder erleichtert zumindest die Durchführung der instrumentellen Arbeitshandlungen. Um diese Form der Emotionsarbeit effektiv ausführen zu können, müssen Pfleger aber auch ihre eigenen Gefühle kontrollieren, sie dürfen zum Beispiel weder Ekel noch Gleichgültigkeit zeigen und sollen statt dessen zuversichtlich wirken und Ruhe ausstrahlen. Die Bewältigung dieser Anforderung bezeichnen Strauss et al. (1980) als „emotional work" und führen damit eine wichtige Differenzierung des Begriffs „Emotionsarbeit" ein, die allerdings in der Forschung nicht durchgehalten wurde.

Der zweite, in der Literatur sehr viel häufiger anzutreffende Begriff der Emotionsarbeit konzentriert sich auf die „emotional work", die Präsentation von Gefühlen, das heißt der Fokus liegt auf der Regulation und Bearbeitung der *eigenen* Gefühle durch den Dienstleister mit dem Ziel, einen erwünschten Gefühlsausdruck hervorzurufen. Nach Hochschild (1983) finden sich in vielen personenbezogenen Dienstleistungen sogenannte Darstellungsregeln, die vorschreiben, welchen Gefühlsausdruck die Mitarbeiter im Kontakt mit den Kunden und Klienten zeigen sollen. Darstellungsregeln beruhen auf Normen der Organisation oder des Berufs, sie werden im Rahmen der beruflichen bzw. organisationalen Sozialisation gelernt und bilden einen wesentlichen Teil der beruflichen Rolle (Rafaeli & Sutton, 1989). Die Herstellung und Präsentation eines Gefühlsausdrucks, der in Einklang mit den normativen Darstellungsregeln einer Arbeitssituation steht, bezeichnet Hochschild (1983) als „Emotionsarbeit".

Zwar müssen auch im Alltagsleben Menschen ihre Gefühle regulieren, im Rahmen von Dienstleistungstätigkeiten, die eine Interaktion mit Kunden erfordern, wird aber der Gefühlsausdruck zu einem wesentlichen Teil der Arbeit, da Kunden den Wert und die Qualität einer Dienstleistung auch nach der Form, in der sie erbracht wird, beurteilen (Grönroos, 1984): Die Zufriedenheit mit gesundheitsbezogenen Dienstleistungen wird in hohem Maße durch die von den Patienten im Rahmen der Dienstleistungserstellung erlebten positiven Emotionen erklärt, die wiederum von den Gefühlsdarstellungen der Dienstleister beeinflusst werden (Dubé, Bélanger & Trudeau, 1996). Dienstleister müssen nicht nur ihre Aufgaben erfüllen und sich dabei körperlich und geistig anstrengen, sie sollen darüber hinaus auch Emotionen auslösen und damit die von den Klienten wahrgenommene Qualität der Dienstleistung positiv beeinflussen. Da sich der beruflich geforderte Ausdruck bestimmter Gefühle nicht immer automatisch einstellt, sondern die Dienstleister ihn häufig bewusst herstellen müssen, ist diese Arbeit mit psychischer Anstrengung verbunden. Daher definieren Morris und Feldman (1996) Emotionsarbeit als den Aufwand, den die Planung und die Kontrolle des von der Organisation erwünschten Gefühlsausdrucks in beruflichen Interaktionen erfordert.

Zwischen den beiden Konzepten der Emotionsarbeit, der „sentimental" und der „emotional work" bestehen offensichtlich Überschneidungen: Zur Beeinflussung der Gefühle von Klienten im Dienste der Hauptarbeitslinie müssen die eigenen Gefühle erfolgreich reguliert werden, denn nur ein adäquater Ausdruck kann einen entsprechenden Eindruck hervorrufen. Büssing und Glaser (1999) haben daher diese beiden Aspekte in dem Konzept „Interaktionsarbeit" integriert. Die arbeitspsychologisch relevante Frage nach der Rolle der Gefühlsdarstellung im Dienste der Hauptarbeitslinie hat allerdings bislang noch wenig Beachtung gefunden (Brucks, 1999). Statt dessen konzentrieren sich die theoretischen und empirischen Untersuchungen auf die Dimensionalität des Konstrukts, die eingesetzten Strategien und die Konsequenzen der Emotionsarbeit, wobei die Konsequenzen für das körperliche und psychische Wohlbefinden der Dienstleister im Vordergrund stehen.

3 Merkmale der Emotionsarbeit

3.1 Dimensionen

Morris und Feldman (1996) unterscheiden vier Dimensionen der Emotionsarbeit: Die Häufigkeit, mit der ein von der Organisation erwünschter Gefühlsausdruck gezeigt wird; den Grad der Aufmerksamkeit, den der erwünschte Gefühlsausdruck erfordert; die Vielfalt der darzustellenden Gefühle und schließlich den Grad an emotionaler Dissonanz, der aus dem Widerspruch zwischen dargestellten und erlebten Gefühlen resultiert.

Frequenz: Die Frequenz der Emotionsarbeit stand bislang im Zentrum des Forschungsinteresses. Das ist vermutlich auf die von Hochschild (1983) formulierte Hypothese zurückzuführen, wonach die Häufigkeit der Emotionsarbeit zu einer Überforderung der Dienstleister und zur langfristigen Schädigung ihres Wohlbefindens führt. Daneben haben auch Überlegungen aus dem Kundenbindungsmanagement von Unternehmen der Wirtschaft zu diesem Interesse an der Dimension „Frequenz" beigetragen (Bruhn, 1999). Demnach werden Kunden langfristig an ein Unternehmen gebunden, wenn das Kontaktpersonal in der Lage ist, emotionale Bindungen in Form von Sympathie und Vertrauen zu den Kunden zu entwickeln. Im Rahmen gesundheitsbezogener Dienstleistungen bildet die Entwicklung von Vertrauen häufig eine wichtige Bedingung für den Heilungsprozess, weshalb in diesen Tätigkeiten von einer besonders hohen Frequenz der Emotionsarbeit auszugehen ist.

Aufmerksamkeit: Je mehr Aufmerksamkeit die Darstellungsregeln erfordern, desto mehr psychische Energie und physische Anstrengung wird die Tätigkeit dem Dienstleister abverlangen. Aufmerksamkeit umfasst wiederum die Dauer und die Intensität der Gefühlsdarstellungen (Zapf, 2002). Eine Vielzahl personenbezogener Dienstleistungen erfordert nur sehr kurze, oberflächliche Interaktionen mit Kunden – zum Beispiel müssen Mitarbeiter von Fast-Food-Restaurants lediglich die Bestellung entgegen nehmen, sich bedanken und dabei freundlich sein (Nerdinger, 1994). Die Darstellung solcher Gefühle erfolgt weitgehend routinisiert und erfordert wenig Aufmerksamkeit für den Kunden, entsprechend sollte die damit verbundene psychische Anstrengung minimal sein. In gesundheitsbezogenen Dienstleistungen dauern dagegen die Interaktionen mit den Klienten länger und fordern sehr viel mehr Emotionsarbeit: Zum Beispiel muss eine Krankenschwester, die Röntgenbilder von einem frischen Knochenbruch erstellen soll, zunächst den Patienten durch freundliches Zureden beruhigen, beim häufig sehr schmerzhaften Zurechtlegen der betroffenen Glieder von der Notwendigkeit ihres Handelns überzeugen, anschließend durch strengeren Gefühlsausdruck die Wichtigkeit einer absoluten Ruhehaltung verdeutlichen und am Ende wiederum das Geschehen so relativieren, dass vor künftigen Untersuchungen keine Ängste aufgebaut werden (Strauss et al., 1980).

Mit der Dauer der Interaktionen müssen auch die jeweiligen Reaktionen der Klienten aufmerksamer beachtet werden, gleichzeitig steigt die Wahrscheinlichkeit der

Darstellung intensiver Emotionen – im Vergleich zur standardisierten Freundlichkeit am Fast-Food-Counter müssen Krankenschwestern im gewählten Beispiel deutliches Mitgefühl mit den Schmerzen zeigen, durch ernste Strenge die negativen Folgen mangelnder Kooperation verdeutlichen und hoffnungsfrohe Zuversicht in den Behandlungserfolg suggerieren. Die Darstellung intensiver Emotionen sollte wiederum besonders anstrengend sein.

Vielfalt: Dienstleister müssen positive und/oder negative Gefühle darstellen, gelegentlich sollen sie auch neutral wirken. Während in den meisten Dienstleistungen die Darstellung positiver Gefühle – Freundlichkeit, Sympathie etc. – dominiert (Rafaeli & Sutton, 1990), müssen im Bereich gesundheitsbezogener Dienstleistungen nicht selten Gefühle unterdrückt werden – vor allem Gefühle des Ekels oder des Entsetzens, zum Beispiel angesichts schwerer Verletzungen. Häufig müssen auch negative Gefühle gezeigt werden, zum Beispiel Ärger darüber, dass ein Patient die ärztlichen Anweisungen nicht eingehalten hat. Mit der Zahl und der unterschiedlichen Qualität der darzustellenden Gefühle steigt die Anforderung an die individuellen Fähigkeiten und damit auch der psychische Aufwand der Emotionsarbeit.

Emotionale Dissonanz: Hochschild (1983) bezeichnet den Widerspruch zwischen den beruflich bzw. von der Organisation geforderten Gefühlsdarstellungen und den erlebten Gefühlen als emotionale Dissonanz. Im Krankenhaus sollen Pfleger den Patienten gegenüber ihren Gefühlsausdruck steuern – letztlich mit dem Ziel, bei den Patienten negative Gefühle über den eigenen Zustand zu vermeiden, da diese den Heilungsprozess behindern können. Damit eine überzeugende Darstellung der erwünschten Gefühle gelingt, müssen die eigenen Gefühle kontrolliert und häufig von den erlebten Gefühlen abweichende dargestellt werden. Der Aufwand, den die Darstellung eines nicht erlebten Gefühls erfordert, wird als besonders anstrengend und belastend angesehen (Rastetter, 1999).

3.2 Formen

Hochschild (1983) hat zwei Formen der Emotionsarbeit unterschieden, die sie Oberflächenhandeln („surface acting") bzw. Tiefenhandeln („deep acting") nennt. Gefühlsdarstellungen können aber auch scheitern oder von Dienstleistern verweigert werden, was als emotionale Devianz bezeichnet wird (Rafaeli & Sutton, 1987). Schließlich können sich die von der Situation geforderten Gefühle natürlich auch spontan einstellen und zu dem entsprechenden Gefühlsausdruck führen (Ashforth &

Humphrey, 1993). Dieser Fall kann als automatische Gefühlsregulation bezeichnet werden (Zapf, 2002), der Begriff „Emotions*arbeit*" ist dafür weniger angemessen.

Oberflächenhandeln: Emotionen bestehen aus verschiedenen Subsystemen (Scherer, 1997): Das subjektiv erlebte Gefühl, die zugrunde liegenden physiologischen Reaktionsmuster und das Ausdrucksverhalten, zu dem Mimik, Stimmlage, Gestik und andere nonverbale Kommunikationsmittel zählen. Beim Oberflächenhandeln versuchen Dienstleister, die sichtbaren Anteile der Emotion unabhängig von den erlebten Gefühlen in Einklang mit den Darstellungsregeln zu bringen – das entspricht den Methoden des „Impression Management", die bereits von Goffman (1959) beschrieben wurden. Der nonverbale Ausdruck von Gefühlen ist allerdings nicht so leicht zu beeinflussen wie das verbale Verhalten und steht daher in Gefahr, nicht glaubwürdig zu wirken. Beispielsweise unterliegen die um den Mund angeordneten Muskeln der willkürlichen Kontrolle, weshalb es relativ leicht ist, mit dem Mund ein Lächeln zu simulieren. Wird aber das zugehörige Gefühl der Freude nicht erlebt, bleibt die Muskulatur um die Augen unbewegt, da diese unwillkürlich auf die erlebten Gefühle bzw. die physiologischen Prozesse reagieren (Ekman, 1988). Gerade deshalb orientieren sich Menschen im Rahmen von Interaktionen gewöhnlich am nonverbalen Verhalten des Interaktionspartners, um heraus zu finden, ob dem anderen „zu trauen ist". Neben dem negativen Eindruck, den die Darstellung „falscher", das heißt nicht erlebter Gefühle auf Klienten macht, entsteht für den Dienstleister beim Oberflächenhandeln das Problem, dass es zu emotionaler Dissonanz führen kann.

Tiefenhandeln: Solche Probleme vermeidet das Tiefenhandeln. In diesem Fall versuchen Dienstleister, das zu fühlen, was sie darstellen sollen. Dafür können sie verschiedene Techniken anwenden (Rastetter, 1999). Durch Methoden der körperlichen Entspannung soll innere Ruhe erreicht werden in Situationen, in denen unerwünschte Gefühle auftreten können. Durch Konzentration auf die Aufgabe, die damit verbundenen Ziele und die Bedürfnisse der Klienten werden unerwünschte emotionale Regungen vermieden. Schließlich können Dienstleister auch aktiv Gedanken, Bilder und Erinnerungen hervorrufen, die mit den erwünschten Gefühlen verbunden sind. So kann sich zum Beispiel eine Krankenschwester angesichts eines launischen und ungeduldigen Patienten vorstellen, dass sich dieser wie ein Kind vor einer ungewohnten Situation fürchtet und daher für sein ungebührliches Verhalten nicht verantwortlich ist. Sofern ihr das gelingt, wird sie ähnlich nachsichtige Gefühle wie gegenüber einem verängstigten Kind erleben und den entsprechend fürsorglichen Gefühlsausdruck zeigen (Nerdinger, 1994). Tiefenhandeln vermeidet den Eindruck von Schauspielerei, für Dienstleister ist es aber mit besonderem psychischen Aufwand verbunden und soll nach Meinung von Hochschild (1983) längerfristig zur Entfremdung von den eigenen Gefühlen führen.

Emotionale Devianz: Bringt ein Dienstleister seine erlebten Gefühle zum Ausdruck und widersprechen diese den Darstellungsregeln, liegt emotionale Devianz vor. Für die Folgen eines solchen Verhaltens ist entscheidend, ob die Darstellungsregeln als legitim erachtet werden. Glaubt ein Dienstleister, ein Klient habe keinen Anspruch auf eine bestimmte Gefühlsdarstellung, wird ihn emotionale Devianz psychisch nicht sehr belasten. Schätzt er solche Ansprüche aber als gerechtfertigt ein, hat emotionale Devianz für den Dienstleister möglicherweise gravierende Folgen, da er sich unter Umständen als nicht in der Lage erlebt, normgerecht zu handeln (Zapf, 2002).

Automatische Gefühlsregulation: Die Diskussion um die Emotionsarbeit hat sich stark auf die belastenden Momente konzentriert. In Dienstleistungsinteraktionen treten aber natürlich auch Situationen auf, in denen sich die geforderten Gefühle spontan zeigen und authentisch erlebt werden – eine Krankenschwester kann beim Anblick eines verletzten Kindes Mitgefühl empfinden und muss dies nicht bewusst darstellen, da sich der Ausdruck automatisch einstellt (Ashforth & Humphrey, 1993). Emotionspsychologisch betrachtet ist das der natürliche Ablauf, die automatischen Regulationsprozesse verlaufen ohne Anstrengung und haben daher auch keine negativen Konsequenzen für das Wohlbefinden.

Oberflächen- und Tiefenhandeln stellen Strategien oder Methoden der Emotionsarbeit dar, da sie mehr oder weniger bewusst eingesetzt werden, um einen bestimmten Gefühlsausdruck hervorzurufen. Emotionale Devianz bedeutet eine Verweigerung von Emotionsarbeit, automatische Regulation entspricht dem natürlichen Verhalten. Zur Abschätzung der Folgen von Emotionsarbeit ist es wichtig festzustellen, dass nicht jeder Gefühlsausdruck, der im Rahmen von Dienstleistungsinteraktionen gezeigt wird, auf Emotionsarbeit zurückzuführen ist.

Wie sich ein Gefühlsausdruck den Kunden vermittelt und seinen Eindruck von der Qualität der Dienstleistung beeinflusst, ist mit dem Konzept der Emotionsarbeit noch nicht geklärt. Eine Erklärung bietet die Theorie der emotionalen Ansteckung (Hatfield, Cacioppo & Rapson, 1994).

3.3 Wirkmechanismen: Die Theorie emotionaler Ansteckung

Die Theorie der emotionalen Ansteckung postuliert drei Thesen über den Zusammenhang zwischen Gefühlsausdruck bzw. allgemein nonverbalem Verhalten und erlebten Emotionen in sozialen Interaktionen:

1. In Interaktionen versuchen Menschen automatisch und kontinuierlich ihren Gesichtsausdruck mit dem Gesichtsausdruck ihrer Gesprächspartner zu synchronisieren. Eine gelungene Synchronisierung der Mimik ist ein entscheidendes Indiz für den Erfolg einer Interaktion, wobei sich die Tendenz zur Synchronisierung auch auf anderen nonverbalen Kanälen, zum Beispiel den Körperbewegungen und der Stimmlage, findet (Hatfield et al., 1994). Für die Übertragung von Emotionen kommt aber der Mimik entscheidende Bedeutung zu.
2. Das emotionale Erleben wird in jedem Moment der Interaktion durch die neuronale Rückmeldung der Mimik gesteuert. Dieser Zusammenhang, der auch neuropsychologisch bestätigt ist, wird als „facial feedback"-Hypothese bezeichnet (Scherer, 1997): Die neuronale Information über die Stellung sämtlicher Gesichtsmuskeln wird laufend zentralnervös verarbeitet, wodurch die zugehörigen Gefühle ausgelöst und erlebt werden. Aus dieser Hypothese lässt sich folgern, dass die erlebten Gefühle von den Darstellungen beeinflusst werden – wer im Rahmen seiner Tätigkeit zum Beispiel häufig positive Gefühle darstellen muss, sollte demnach auch häufiger positive Gefühle erleben.
3. Als Konsequenz der beiden Thesen können die Interaktionsteilnehmer permanent – zumindest in abgeschwächter Form – die Emotionen des jeweils anderen nachempfinden, solange tatsächlich die Gesichtsausdrücke synchronisiert werden.

Weiter sollen sich nach der Theorie der emotionalen Ansteckung Menschen in der Fähigkeit, Emotionen auszudrücken und in der Sensibilität für die Emotionen anderer unterscheiden. Sogenannte „Transmitter", das heißt expressive Personen, die besonders gut Emotionen übertragen können, sind „... charismatisch, unterhaltend [...] sie haben hohe Werte in Dominanz, sozialer Zuwendung und Selbstdarstellung" (Hatfield et al., 1994, S. 138). Aufgrund ihrer Expressivität bringen Transmitter andere dazu, sich zu öffnen und damit werden ihre Gesprächspartner der Absicht des Gesprächs zugänglicher. Dagegen sind ansteckungsbereite Menschen durch hohe Empathie gekennzeichnet – sie richten die Aufmerksamkeit bevorzugt auf andere Personen und fühlen sich intensiver in deren Emotionen ein. In der Folge stellen sie auch leichter Rapport mit anderen Menschen her. Das löst bei ihren Interaktionspartnern Entspannung aus und führt zur Bereitschaft, Informationen preiszugeben. Allerdings erleben empathische Menschen aufgrund ihrer Eigenschaften auch die negativen Emotionen ihrer Interaktionspartner sehr viel intensiver.

Für Dienstleister, die ihre Arbeit im direkten Kontakt mit Klienten verrichten, sind Expressivität und Empathie wesentliche Eigenschaften, um einen positiven Eindruck beim Klienten auszulösen. Die Theorie emotionaler Ansteckung kann damit nicht nur erklären, wie sich ein Gefühlsausdruck auf andere Menschen vermittelt, sondern verdeutlicht auch den Zusammenhang zwischen Emotionsarbeit und Dienstleistungsqualität: Klienten beurteilen die Qualität von Dienstleistungen in hohem Maße über die Form, in der sie erbracht wird (Grönroos, 1984). Die Gefühle, die im Rahmen der Emotionsarbeit vom Dienstleister im Klienten ausgelöst werden, beeinflussen die Zufriedenheit mit der Dienstleistung und die Qualitätswahrnehmung (Dubé et al., 1996). Die Theorie der emotionalen Ansteckung zeigt, wie Dienstleister durch Emotionsarbeit in den Klienten die entsprechenden Emotionen auslösen können. Umgekehrt beeinflussen aber auch die Klienten auf demselben Weg die Dienstleister. So hat Verbeke (1997) in einer Feldstudie bei empathischen Verkäufern stärkere emotionale Erschöpfung als bei wenig empathischen Verkäufern gefunden. Die auf empathischem Wege miterlebten Gefühle der Klienten können demnach zu negativen Beanspruchungen führen, die mit dem Begriff „Burnout" beschrieben werden.

4 Negative Folgen der Emotionsarbeit: Burnout

4.1 Das Konzept „Burnout"

Die meisten Forscher sehen in der Emotionsarbeit einen Belastungsfaktor, der sich schädlich auf das Wohlbefinden der Dienstleister auswirken kann. Bereits Hochschild (1983) hat vermutet, dass Emotionsarbeit zum sogenannten Burnout führt. Burnout stellt eine spezifische Beanspruchungsfolge personenbezogener Dienstleistungsberufe dar, die durch besondere Belastungen im beruflichen Kontakt mit anderen Menschen gekennzeichnet sind (Büssing, 1996). In Anlehnung an Maslach und Jackson (1984) kann Burnout als Syndrom von „emotionaler Erschöpfung", „Depersonalisierung" und „Gefühlen reduzierter persönlicher Leistungsfähigkeit" beschrieben werden:

- Emotionale Erschöpfung äußert sich im unterschiedlich intensiven Gefühl, ausgelaugt, erledigt, ausgebrannt und frustriert zu sein, die Arbeit mit Menschen wird als Strapaze und als zu anstrengend erlebt;
- Depersonalisierung beschreibt die Tendenz, Klienten als unpersönliche Objekte zu behandeln und ihnen gegenüber negative und zynische Einstellungen zu entwickeln;

- Reduzierte Leistungsfähigkeit äußert sich im Gefühl mangelnder Tatkraft, sie entsteht durch das wachsende Gefühl der Inkompetenz und des Versagens bei der Arbeit mit Menschen.

Zur Erklärung von Burnout finden sich im Wesentlichen zwei theoretische Ansätze (Gusy, 1995). In eher klinisch orientierten Studien steht die Persönlichkeit des Helfers im Vordergrund, wobei angenommen wird, dass der Konflikt zwischen den hohen Erwartungen an den Beruf bzw. die Arbeit mit Menschen und der desillusionierenden Realität den Ausgangspunkt im Prozess des Ausbrennens bildet. Die Ursache des Burnout suchen diese Ansätze in einer nicht gelungenen Anpassungsleistung der Person an die berufliche Situation. Arbeitspsychologische Untersuchungen konzentrieren sich dagegen auf die Erforschung der situativen Ursachen des Burnout. Das Syndrom wird stresstheoretisch als Folge eines spezifischen Verhältnisses von Belastungen zu Ressourcen gedeutet, wobei als Belastungen Zeitdruck, rollenbezogene Probleme bzw. Arbeitsmenge und als Ressourcen besonders soziale Unterstützung sowie Tätigkeits- oder Handlungsspielräume untersucht wurden (Lee & Ashforth, 1996).

Im Kern des Konstrukts „Burnout" steht das Erleben emotionaler Erschöpfung, das Hacker und Reinhold (1998) als chronische Ermüdung deuten. Zeitdruck bzw. allgemein Überforderung durch die Aufgabe hat sich in mehreren Untersuchungen als wichtigste Ursache von emotionaler Erschöpfung erwiesen (Enzmann, 1996; Büssing & Schmitt, 1998). Daneben wurde eine Vielzahl weiterer Auslöser wie Rollenstress, stressende Ereignisse oder Arbeitsdruck untersucht (Lee & Ashforth, 1996), die allerdings wenig zum Verständnis der zugrunde liegenden Prozesse beitragen. „Depersonalisierung" wird durch soziale Unterstützung und Bindungen in der Gemeinde verhindert. Ähnlich wirken auch Merkmale der Aufgabe wie zum Beispiel die Möglichkeit, seine Fähigkeiten zu nutzen. Persönliche Leistungsfähigkeit ist schließlich die Burnout-Dimension, die am wenigsten durch Merkmale der Arbeitssituation erklärt wird. Die höchsten Zusammenhänge finden sich mit Merkmalen der Persönlichkeit, daher vermutet Enzmann (1996), dass mit „persönlicher Leistungsfähigkeit" eine Eigenschaft der Person erfasst wird.

Ein besonderes Problem stellt die Frage nach der Entwicklung der Symptome und ihrer Beziehung zueinander dar, zu deren Erklärung Leiter (1993) ein Modell entwickelt hat. Nach seiner Annahme entsteht Stress, wenn Ressourcen bedroht sind, verloren werden bzw. wenn Ressourcen investiert werden und sich die damit erwarteten Ergebnisse nicht einstellen. Menschen tendieren dazu, sich primär vor Verlusten von Ressourcen zu schützen und daher haben Verluste größere Bedeutung als Gewinne. Nach dem Modell von Leiter (1993) sollen Belastungen vor allem mit emotionaler Erschöpfung zusammenhängen, da Belastungen Verluste darstellen – ihre Bewältigung erfordert den Einsatz hoch geschätzter Ressourcen. Zunehmende Erschöpfung sollte zu Depersonalisierung führen, da versucht wird, emotionale Distanz zu den Empfängern der Dienstleistung herzustellen. Darüber hinaus prognostiziert das Modell, dass Ressourcen wie zum Beispiel soziale Unterstützung der Depersonalisierung entgegen wirken. Ihr Einfluss sollte allerdings geringer als der über emotionale Erschöpfung vermittelte Einfluss der Belastungen sein, da Ressourcen „Gewinne" darstellen und als solche gegenüber „Verlusten" sekundären Charakter haben.

Emotionale Erschöpfung ist nach diesem Modell eine Stressfolge, die wiederum zu Depersonalisierung als Versuch der Bewältigung der damit verbundenen Belastungen führt. Persönliche Leistungsfähigkeit ist davon weitgehend unabhängig und entwickelt sich als Funktion positiver Arbeitsbedingungen und sozialer Unterstützung (zu davon abweichenden Ergebnissen vgl. van Dierendonck, Schaufeli & Buunk, 2001). Persönliche Leistungsfähigkeit erfasst die Bewertung des (beruflichen) Selbst, die genannten Ressourcen können das Selbstvertrauen verstärken und sich damit günstig auf die persönliche Leistungsfähigkeit auswirken.

Über die Folgen des Burnout für das Arbeitsverhalten und speziell die Leistung macht das Modell keine Aussagen. In der empirischen Forschung wurde gezeigt, dass es unter diesen Bedingungen zu verstärktem Rückzugsverhalten kommt, das heißt Fehlzeiten und Fluktuation nehmen zu. In einer Untersuchung an Mitarbeitern eines Call Centers blieb bei steigendem Burnout zwar die Produktivität der Mitarbeiter unverändert, die Qualität der Leistung nahm jedoch gravierend ab (Singh, 2000): Da die Produktivität von den Vorgesetzten besser kontrollierbar ist, versuchen „ausgebrannte" Mitarbeiter ihre Produktivität zu Lasten der Qualität aufrecht zu erhalten. Zu vergleichbaren Ergebnissen kommen Wright und Cropanzano (1998) in einer Längsschnittuntersuchung von Sozialarbeitern, in der emotionale Erschöpfung die von den Vorgesetzten eingestufte Leistungsminderung erklären konnte. Übertragen auf gesundheitsbezogene Dienstleistungen ist daher zu erwarten, dass die Dienstleistungsqualität im Krankenhaus durch hohen Burnout der Mitarbeiter negativ beeinflusst wird.

Wenn Burnout eine spezifische Beanspruchungsfolge in Dienstleistungstätigkeiten ist, sollte die Symptomatik zu den Anforderungen der Interaktion mit Klienten in Beziehung stehen, wobei der Emotionsarbeit besondere Bedeutung zukommt: Sowohl die Häufigkeit der Emotionsarbeit als auch das Erleben emotionaler Dissonanz wird seit Hochschild (1983) als Auslöser von Burnout vermutet.

4.2 Der Zusammenhang von Emotionsarbeit und Burnout: Empirische Befunde

Die vorliegenden empirischen Studien zeigen für den Zusammenhang zwischen Emotionsarbeit und Burnout kein einheitliches Bild. Hohe emotionale Anforderungen der Tätigkeit wie zum Beispiel die Häufigkeit und die Dauer der Interaktionen mit Klienten sowie die Stärke der im psychosozialen Bereich bearbeiteten Probleme der Klienten haben keinen so engen Zusammenhang mit emotionaler Erschöpfung wie die klassischen Stressoren „Überlastung" oder „Rollenkonflikt". Die Annahme, dass die Anzahl emotional belastender Interaktionen mit Burnout zusammenhängt, kann daher nicht bestätigt werden (Schaufeli & Enzmann, 1998). Ein relativ eindeutiges Bild zeigen dagegen Untersuchungen des Zusammenhangs zwischen emotionaler Dissonanz und emotionaler Erschöpfung. In den Studien von Zapf, Vogt, Seifert, Mertini und Isic (1999) bildete die Anforderung, negative Emotionen darzustellen und damit umzugehen, die wichtigste Erklärung für die emotionale Erschöpfung. Dieser Befund wurde an Stichproben aus fünf verschiedenen Arbeitsfeldern bestätigt – in einem Heim für behinderte Kinder, einem Call Center, in der Hotellerie, in Banken und Kindergärten.

Ob emotionale Dissonanz zu emotionaler Erschöpfung führt, hängt von einigen Merkmalen der beruflichen Situation bzw. der Person des Dienstleisters ab: Bei hoher Autonomie in der Arbeit sind die negativen Konsequenzen für den Dienstleister sehr viel geringer im Vergleich zu Situationen, in denen keine Autonomie besteht (Morris & Feldman, 1997; Abraham, 1998). Autonomie umschreibt, inwieweit der Dienstleister selbst darüber entscheiden kann, wie er die Arbeit ausführt. Wenn die Beschäftigten über genügend Autonomie verfügen, haben sie die Möglichkeit, solche Emotionen zu zeigen, die der jeweiligen Situation angemessen sind. Da sie in diesem Fall ihre Gefühlsdarstellung selber steuern können, erleben sie weniger emotionale Dissonanz.

Soziale Unterstützung ist ebenfalls in der Lage, die negativen Folgen emotionaler Dissonanz abzuschwächen: Kann sich ein Dienstleister nach belastenden Interaktionen mit Kollegen, Vorgesetzten oder auch Freunden und Bekannten über die Vorfälle aussprechen und stärken diese sein Selbstwertgefühl, zeigt emotionale Dissonanz kaum negative Folgen für das Wohlbefinden. Schließlich beeinflussen auch Merkmale der Persönlichkeit des Dienstleisters die Wirkung von Emotionsarbeit: Menschen, die zu sogenannter Selbstüberwachung neigen – die versuchen, sich in sozialen Situationen möglichst angemessen zu verhalten –, zeigen in Tätigkeiten mit hohen Anteilen an Emotionsarbeit weniger emotionale Erschöpfung (Abraham, 1998).

Für die beiden anderen Dimensionen des Burnout ist die Forschungslage noch sehr unbefriedigend. Die wenigen Studien, in denen die Auswirkung von Emotionsarbeit auf die Depersonalisierung untersucht wurde, belegen nur relativ schwache Zusammenhänge. In den Untersuchungen von Zapf und seinen Mitarbeiterinnen (1999) finden sich auch keine eindeutigen Ergebnisse für die Beziehung zwischen Emotionsarbeit und persönlicher Leistungsfähigkeit. Allerdings hat die Anforderung zur Darstellung positiver Gefühle und die Notwendigkeit, sich in die Kunden einzufühlen, positive Auswirkungen auf die persönliche Leistungsfähigkeit. Das deutet darauf hin, dass Emotionsarbeit auch positive Konsequenzen haben kann: Wer sich in Klienten einfühlen muss und auf dieser Basis positive Emotionen darstellt, der erlebt sich auch als leistungsfähiger.

5 Offene Fragen zu den Folgen von Emotionsarbeit

Bislang wurde Emotionsarbeit vorschnell nur unter negativem Vorzeichen gesehen. Die nachgewiesenen Zusammenhänge mit emotionaler Erschöpfung treten aber möglicherweise nur unter bestimmten Bedingungen auf, die noch nicht eindeutig identifiziert wurden. So zeigen zum Beispiel Schaubroeck und Jones (2000), dass die wahrgenommene Anforderung, in der Interaktion mit dem Kunden positive Emotionen zu zeigen, nur dann zu körperlichen Stresssymptomen führt, wenn sich Dienstleister wenig mit der Organisation identifizieren – bei hoher Identifikation findet sich kein Zusammenhang zwischen Gefühlsarbeit und Anzeichen von Stress.

Positive Konsequenzen der Emotionsarbeit werden in den verschiedenen theoretischen Erklärungsansätzen kaum erwähnt. In mehreren empirischen Untersuchungen zeigen sich dagegen positive Folgen für das Erleben der betroffenen Dienstleister: Zum Beispiel hat Wharton (1993) in Berufen mit hohen Anteilen an Emotionsarbeit eine höhere Arbeitszufriedenheit gefunden verglichen mit solchen, die wenig oder gar keine Emotionsarbeit fordern. Morris und Feldman (1997) fanden in ihrer Studie ebenfalls einen positiven Zusammenhang zwischen der Häufigkeit geforderter Emotionsarbeit und der Arbeitszufriedenheit. Kruml und Geddes (2000) stellen fest, dass sich Dienstleister, die hohen emotionalen Aufwand in ihrer Tätigkeit betreiben, stärker mit der Aufgabe identifizieren, Klienten weniger depersonalisieren und sich höhere persönliche Leistungsfähigkeit zuschreiben.

Diese, auf den ersten Blick überraschenden Ergebnisse lassen sich anhand der „facial feedback" Hypothese erklären (Scherer, 1997): Da in den untersuchten Dienstleistungen die Darstellung positiver Gefühle gefordert ist und nach der „facial feedback" Hypothese die bloße Darstellung bereits das Erleben der entsprechenden Gefühle zur Folge hat, können sich diese Gefühle in einer größeren Zufriedenheit mit der Arbeit niederschlagen. Möglicherweise sind aber auch ganz einfach Tätigkeiten, die soziale Interaktionen mit Klienten einschließen, befriedigender als andere Tätigkeiten (Adelman, 1995). Da solche Tätigkeiten Emotionsarbeit fordern, können Dienstleister dies als notwendigen Teil ihrer Arbeit deuten – und wer seine Arbeit gut machen möchte, versucht die geforderten Gefühle möglichst gut darzustellen.

Auch die Folgen von emotionaler Dissonanz müssen nicht immer negativ sein. In den bislang berichteten Untersuchungen wurde nicht berücksichtigt, dass emotionale Dissonanz zwei Qualitäten annehmen kann, die Rafaeli und Sutton (1987) als „faking in good faith" versus „faking in bad faith" bezeichnen. Die Vortäuschung von Gefühlen gegen die eigene Überzeugung (faking in bad faith) kann die Entwicklung von Burnout fördern, wenn ein solches Verhalten nach Meinung der Betroffenen nicht Teil der beruflichen Rolle sein sollte und von ihnen als erzwungen erlebt wird. Bei der Vortäuschung von Gefühlen aus Überzeugung (faking in good faith) betrachten Dienstleister die Gefühlsdarstellung dagegen als eine notwendige Anforderung der Tätigkeit, die sie als legitim empfinden und aufgrund ihrer Identifikation mit dem Beruf akzeptieren. Rafaeli und Sutton (1987) führen dies auf die Internalisierung der beruflich geforderten Darstellungsregeln zurück, die möglicherweise das Erleben von Stress verhindern kann.

Nach Maslach (1978) ist in gesundheitsbezogenen Dienstleistungen eine Vortäuschung von Gefühlen aus Überzeugung Ausdruck „distanzierter Anteilnahme" (detached concern), die als Schutzmechanismus gegen eine zu hohe Belastung im täglichen Umgang mit den Leiden und Nöten der Klienten wirkt. Entsprechend wird der Verlust emotionaler Kontrolle zum Beispiel in psychosozialen Dienstleistungsberufen als „unprofessionell" bewertet, das heißt die Fähigkeit zur Kontrolle der eigenen Emotionen bildet einen wichtigen Teil des beruflichen Selbstbildes von Helfern. Die burnout-vermindernde Wirkung einer Gefühlsdarstellung aus Überzeugung konnten Nerdinger und Röper (1999) an einer Stichprobe von Krankenschwestern nachweisen.

Nach den Aussagen der Theorie emotionaler Ansteckung (Hatfield et al., 1994) kann gelungene Emotionsarbeit bei den Klienten Zufriedenheit auslösen, die zur Wahrnehmung einer besseren Dienstleistungsqualität führt. Dieses Erleben überträgt sich aber über dieselben psychologischen Mechanismen in der direkten Interaktion auf die Dienstleister und kann bei diesen berechtigten Stolz auf die geleistete Arbeit auslösen. Das sollte wiederum der von den Klienten wahrgenommenen Dienstleistungsqualität zu Gute kommen. Gerade dieser Aspekt, dass Emotionsarbeit immer einen direkten Beitrag zur Dienstleistungsqualität aus Sicht der Klienten darstellt, wurde in der Forschung noch zu wenig beachtet. Künftige Untersuchungen müssen sich daher verstärkt den Bedingungen widmen, unter denen positive oder negative Konsequenzen der Emotionsarbeit für die Person des Mitarbeiters *und* der Klienten zu erwarten sind.

Literatur

Abraham, R. (1998). Emotional dissonance in organizations: Antecedents, consequences, and moderators. *Genetic, Social and General Psychology Monographs, 124,* 229-246.
Adelman, P. K. (1995). Emotional labor as a potential source of job stress. In S.L. Sauter & L.R. Murphy (Eds.), *Organizational risk factors for job stress*. (pp. 371-381). Washington: APA.
Ashforth, B. E. & Humphrey, R. H. (1993). Emotional labor in service roles: The influence of identity. *Academy of Management Review, 18,* 88-115.
Brucks, U. (1999): Gefühlsarbeit – Versuch einer Begriffsklärung. *Zeitschrift für Arbeitswissenschaft, 53,* 182-186.
Bruhn, M. (Hrsg.) (1999). *Handbuch Kundenbindungsmanagement.* (2. Aufl.). Wiesbaden: Gabler.
Büssing, A. (1996). Burnout at modern workplaces: Current state and future directions. In Bundesanstalt für Arbeitsmedizin Berlin (Ed.), *Occupational health and safety aspects of stress at modern workplaces* (pp. 47-61). Bremerhaven: Verlag für neue Wissenschaft.
Büssing, A. & Glaser, J. (1999). Interaktionsarbeit. Konzept und Methode der Erfassung im Krankenhaus. *Zeitschrift für Arbeitswissenschaft, 53,* 164-173.
Büssing, A. & Schmitt, S. (1998). Arbeitsbelastungen als Bedingungen von Emotionaler Erschöpfung und Depersonalisation im Burnoutprozeß. *Zeitschrift für Arbeits- und Organisationspsychologie, 42,* 76-88.
Dierendonck, D. van, Schaufeli, W. B. & Buunk, B. P. (2001). Toward a process model of burnout: Results from a secondary analysis. *European Journal of Work and Organizational Psychology, 10,* 41-52.
Dubé, L., Bélanger, M.-C. & Trudeau, E. (1996). The role of emotions in health care satisfaction. *Journal of Health Care Marketing, 5,* 45-51.
Ekman, P. (1988). *Gesichtsausdruck und Gefühl.* Paderborn: Junfermann.
Enzmann, D. (1996). *Gestreßt, erschöpft oder ausgebrannt?* München: Profil.
Goffman, E. (1959). *The presentation of self in everyday life.* New York: Doubleday.
Grönroos, C. (1984). A service quality model and its marketing implications. *European Journal of Marketing, 18,* 36-44.
Gusy, B. (1995). *Stressoren in der Arbeit, soziale Unterstützung und Burnout.* München: Profil.

Hacker, W. & Reinhold, S. (1998). Beanspruchungsanalysen bei Pflegetätigkeiten zur Ableitung arbeitsorganisatorischer Verbesserungsmöglichkeiten. *Zeitschrift für Arbeitswissenschaft, 52,* 7-14.

Hatfield, E., Cacioppo, J.T. & Rapson, R.L. (1994). *Emotional contagion.* New York: Cambridge University Press.

Hochschild, A. (1983). *The managed heart. Commercialization of human feeling.* Berkeley: University Press.

Kruml, S. M. & Geddes, D. (2000). Catching fire without burning out: Is there an ideal way to perform emotion labor? In N.M. Ashkanasy, C.E.J. Haertel & W.J. Zerbe (Eds.), *Emotions in the workplace* (pp. 177-188). Westport: Quorum.

Lee, R. T. & Ashforth, B. E. (1996). A meta-analytic examination of the correlates of the three dimensions of job burnout. *Journal of Applied Psychology, 81,* 123-133.

Leiter, M. P. (1993). Burnout as a developmental process: Consideration of models. In W.B. Schaufeli, Ch. Maslach & T. Marek (Eds.), *Professional burnout: Recent developments in theory and research* (pp. 237-250). New York: Taylor & Francis.

Maslach, C. (1978). The client role in staff burnout. *Journal of Social Issues, 34,* 111-124.

Maslach, C. & Jackson, S. E. (1984). Burnout in organizational settings. *Applied Social Psychology Annual, 5,* 133-153.

Morris, J.A. & Feldman, D.C. (1996). The dimensions, antecedents, and consequences of emotional labor. *Academy of Management Review, 21,* 986-1010.

Morris, J.A. & Feldman, D.C. (1997). Managing emotions in the workplace. *Journal of Managerial Issues, 9,* 257-274.

Nerdinger, F.W. (1994). *Zur Psychologie der Dienstleistung.* Stuttgart: Schäffer-Poeschel.

Nerdinger, F.W. & Röper, M. (1999). Emotionale Dissonanz und Burnout. Eine empirische Untersuchung im Pflegebereich eines Universitätskrankenhauses. *Zeitschrift für Arbeitswissenschaft, 53,* 187-193.

Rafaeli, A. & Sutton, R. I. (1987). Expression of emotion as part of the work role. *Academy of Management Review, 12,* 23-37.

Rafaeli, A. & Sutton, R. I. (1989). The expression of emotion in organizational life. *Research in Organizational Behavior, 2,* 1-42.

Rafaeli, A. & Sutton, R. I. (1990). Busy stores and demanding customers: How do they affect the display of positive emotion. *Academy of Management Journal, 33,* 623-637.

Rastetter, D. (1999). Emotionsarbeit. Stand der Forschung und offene Fragen. *Arbeit, 8,* 374-388.

Schaubroeck, J. & Jones, J.R. (2000). Antecedents of workplace emotional labor dimensions and moderators of their effects on physical symptoms. *Journal of Organizational Behavior, 21,* 163-183.

Schaufeli, W. B. & Enzmann, D. (1998). *The burnout companion to study and practice: A critical analysis.* London: Taylor & Francis.

Scherer, K.R. (1997). Emotion. In W. Stroebe, W.M. Hewstone & G.M. Stephenson (Hrsg.), *Sozialpsychologie. Eine Einführung* (S. 293-330). Berlin: Springer.

Singh, J. (2000). Performance productivity and quality of frontline employees in service organizations. *Journal of Marketing, 64*, 15-34.

Strauss, A., Fagerhaugh, S., Suczek, B. & Wiener, C. (1980). Gefühlsarbeit. Ein Beitrag zur Arbeits- und Berufssoziologie. *Kölner Zeitschrift für Soziologie und Sozialpsychologie, 32,* 629-651.

Verbeke, W. (1997). Individual differences in emotional contagion of salespersons: Its effects on performance and burnout. *Psychology & Marketing, 14,* 617-636.

Wharton, A.S. (1993). The affective consequences of service work: Managing emotions on the job. *Work and Occupations, 20,* 205-232.

Wright, T. A. & Cropanzano, R. (1998). Emotional exhaustion as a predictor of job performance and voluntary turnover. *Journal of Applied Psychology, 83,* 486-493.

Zapf, D. (2002). Emotion work and psychological well-being. A review of the literature and some conceptual considerations. *Human Resource Management Review, 12,* 237-268.

Zapf, D., Vogt, C., Seifert, C., Mertini, H. & Isic, A. (1999). Emotion work as a source of stress. The concept and development of an instrument. *European Journal of Work and Organizational Psychology, 8,* 371-400.

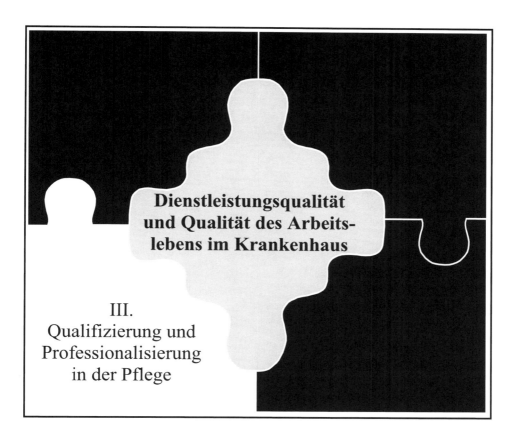

Modernes Qualifizierungskonzept für Pflege- und Gesundheitsberufe

Margarete Landenberger

Zusammenfassung

Die Ausbildung von Kranken-, Kinderkranken- und Altenpflegefachkräften in Deutschland gilt nach einhelligem Expertenurteil als modernisierungsbedürftig. Besonders im Vergleich aller anderen europäischen Länder hinkt das Qualifikationsniveau der deutschen Pflegeberufe beträchtlich nach. Der Beitrag analysiert den Modernisierungsbedarf, der sich an den Qualitätsdimensionen professioneller Dienstleistungen in Pflege und Gesundheitsförderung aufzeigen lässt. Die Inhalte des modernen Qualifizierungskonzepts sind ausgerichtet an der Pflege-, Gesundheits- und Dienstleistungstheorie. Im Zentrum stehen ein partizipatives Patienten-/Klientenbild sowie die Prinzipien einer aktivierenden, ressourcenorientierten Pflege- und Betreuungsleistung, die sich durch wissenschaftlich fundierte Fachlichkeit, Individualisierung, Kontinuität und Wirtschaftlichkeit auszeichnet. Für die Qualität der Leistung, aber auch für die Qualität des Arbeitslebens der professionell Pflegenden ist ein Berufsverständnis erforderlich, das Pflegehandeln nicht als Verrichtung am Objekt und als Assistenz des Arztes, sondern als Problemlösungshandeln für hilfebedürftige Individuen, und Pflege als Profession mit autonomen pflegetherapeutischen Handlungsanteilen konzipiert.

1 Zum Stand der Qualifizierungsdebatte

Die Qualifizierung für Berufe der Pflege und Gesundheitsförderung in Deutschland ist defizitär. Seit vielen Jahren weisen Wissenschaft, Praxis und Verbände auf Modernisierungslücken in der Pflegeausbildung, Pflegefort- und -weiterbildung sowie in der Durchlässigkeit des Ausbildungsweges bis zu akademischen Pflegestudiengängen hin. Berufsverbände und Wissenschaft haben Reformkonzepte vorgelegt (Deutscher Pflegerat (DPR), 1998; Robert Bosch Stiftung, 2000). Im europäischen und internationalen Vergleich gelten Berufsausbildung und Professionalität der Berufspraxis als rückständig (EU-Kommission, 1997, 1998, Landenberger & Ortmann, 1999, Rennen-Allhoff & Bergmann-Tyacke, 2000). Zwar hat der Bundesgesetzgeber erste gesetzliche Neuregelungen beschlossen, jedoch sind die Bundesländer der Richtung nicht gefolgt (Bundesgesetzblatt, 2000).

Parallel zur Bewusstwerdung des großen Professionalisierungsrückstandes, den die deutsche Pflege im Vergleich zu den USA, Großbritannien und zahlreichen anderen europäischen und außereuropäischen Ländern aufweist, wurde der tiefgreifende Strukturwandel deutlich, der sich in Pflege und Gesundheitssystem vollzieht und der das Berufsfeld Pflege unter Problemdruck stellt. Der Strukturwandel wird nun selbst zum Motor für eine Reform der Ausbildung und des Berufsfelds in Deutschland. Die demografische Entwicklung führt zur Zunahme der Pflegebedürftigkeit sowie zum Anstieg chronischer und degenerativer Krankheiten. Die Singularisierung verstärkt diesen Wandel. Familiale Hilfenetze müssen vermehrt durch professionelle Pflege- und Betreuungsangebote ersetzt werden. Das Gesundheitssystem ist derzeit noch nicht in der Lage, auf die veränderten Problemlagen angemessen zu reagieren.

Neben der Pflege und Versorgung von Akutkranken wächst der Bedarf an Versorgungs-Settings für Chronischkranke sowie Altersgebrechliche. Für Pflege und andere Gesundheitsberufe bedeutet dies einen Paradigmenwandel von organbezogenem medizinisch-technischen Heilen zu interaktionsintensivem, ganzheitlichen Pflegen, von „cure" zu „care". Begleitet wird dieser Prozess von einer Veränderung des Patienten-/Klientenbildes. Wo vormals ein Verständnis des paternalistischen Gewährens und Versorgens von unmündigen und passiven Leistungsempfängern vorherrschte, entsteht nun ein verändertes Bild von aktiven, am Leistungsgeschehen partizipierenden Klienten, von Nutzern und Kunden (Badura, 1981; Badura & Feuerstein, 1994). Daraus resultieren höhere Qualifikationsanforderungen an die professionelle Pflege. Unterstützende, fördernde, begleitende und beratende Pflegeinterventionen erfolgen über das Medium der professionellen Beziehung. Pflege ist durch Aushandlungsprozesse zwischen Klienten und Professionellen, zwischen Professionellen und Organisation gekennzeichnet. Schütze (1996) wählt hierfür den Terminus des Arbeitskontraktes oder Arbeitsbündnisses.

Pflegewissenschaftliche Fundierung des Berufshandeln wird schließlich durch tiefgreifende Veränderungen in den gesetzlichen und institutionell-organisatorischen Rahmenbedingungen der Pflege erforderlich. Staatliche Instanzen haben sich schrittweise aus ihrer Kostendeckungsverpflichtung gegenüber Krankenhäusern, Alten-, Behinderteneinrichtungen und ambulanten Pflegediensten zurückgezogen. Durch Gesundheitsreform, Pflegeversicherungs- und Sozialhilfegesetze wurden marktwirtschaftliche Selbststeuerungselemente in Form von ökonomischem Wettbewerb installiert. An die Stelle der vormaligen staatlichen Bestandssicherung tritt nun eine weit gehende Selbstverantwortung der Einrichtungen für ihr Organisationsüberleben. Sollen Entscheidungen über das Leistungsprofil der Organisation und über Beschaffung und Verteilung der Ressourcen nicht allein von Ärzten und Verwaltung getroffen werden, müssen sich Pflegende an der Gesamtverantwortung für ihre Einrichtung beteiligen. Dazu benötigen sie wissenschaftliches Wissen über Klientenpräferenzen, Organisationsentwicklung und Implementation von Innovation. Die in Deutschland erst vor kurzem begonnene Akademisierung greift in der Pflegepraxis erst langsam. Es ist deshalb damit zu rechnen, dass noch über einige Jahre schwer wiegende Defizite an Qualifikation, aber auch an Qualitätskriterien und Entscheidungsgrundlagen existieren. Deshalb bestehen hohe Erwartungen an eine Reform der Ausbildung in Pflege- und Gesundheitsberufen (Landenberger, 1998; Schaeffer, 1999).

2 Reform der Ausbildungsstruktur für Pflege- und Gesundheitsberufe

Die Berufsausbildung der Pflege in Deutschland ist im europäischen und internationalen Vergleich rückständig. Im Jahr 1977 erließ die EU-Kommission eine Richtlinie zur Koordinierung der formalen und inhaltlichen Grundlagen der Krankenpflegeausbildung in den Mitgliedsländern der Europäischen Union. In einer 1990 erlassenen „EG-Leitlinie über die Verringerung der Kluft zwischen Theorie und Praxis in der Ausbildung von Krankenschwestern/Krankenpflegern für die allgemeine Pflege" wurden den Mitgliedsstaaten Maßnahmen zum Abbau dieser Kluft vorgeschlagen. Deutschland hat beide Vorschriften der EU-Kommission bis heute nicht umgesetzt (Landenberger & Ortmann, 1999). Im Folgenden soll dargestellt werden, wo die Ausbildungsstruktur der Pflege in Deutschland Nachholbedarf aufweist.

Gemessen am europäischen Vergleich liegen die Modernisierungsrückstände vor allem im Bereich der Erstausbildung (vgl. Abschnitte 2.1 und 2.2), in der Ausbildung der Lehrkräfte an Schulen des Gesundheitswesens (vgl. Abschnitt 2.3) sowie in der beruflichen Weiterbildung der Pflegenden (vgl. Abschnitt 2.4).

2.1 Reformbedarf der Pflege-Erstausbildung im internationalen Vergleich

Die Pflege-Erstausbildung in Deutschland weist eine Reihe von Besonderheiten auf. Während diese in anderen Ländern rechtlich-institutionell im tertiären staatlichen Bildungssystem angesiedelt ist, beschreitet Deutschland hier einen Sonderweg. Die Pflege-Erstausbildung ist zwar durch Bundesgesetz geregelt. Sie ist jedoch weder dem dualen System der Berufsbildung noch dem schulrechtlichen Fachschulsystem noch dem tertiären Bildungssystem (Fachhochschule, Universität) zugeordnet. Vielmehr findet sie bis heute an Alten- und Krankenpflegeschulen in Trägerschaft von

Altenpflegeeinrichtungen, Krankenhäusern oder Wohlfahrtsverbänden statt. Durch den Einfluss von Einzelinteressen auf Ausbildungsinhalte und Qualifikation der Lehrkräfte ist Einheitlichkeit und Vergleichbarkeit nicht gegeben. Damit hat die Pflegeausbildung einen Sonderstatus außerhalb der etablierten Struktur des deutschen Berufsbildungssystems und dessen Dualität von betrieblicher Ausbildung und staatlicher Berufsschule. Sie steht auch außerhalb des schulrechtlichen Fachschulsystems. Die Krankenpflegeausbildung ist weder im Berufsbildungsgesetz noch im Schulgesetz, sondern in einem eigenen Gesetz, dem Krankenpflegegesetz geregelt. Infolgedessen ist keine Durchlässigkeit zur Fachhochschule und Universität gegeben.

Eine Besonderheit der deutschen Ausbildungsstruktur ist die Trennung in Krankenpflege-, Kinderkrankenpflege- und Altenpflegeausbildung. Während Kranken- und Kinderkrankenpflege trotz teilweise unterschiedlicher Fächer und unterschiedlicher Berufsbezeichnung vergleichbar sind, bestehen zur Altenpflegeausbildung große Unterschiede. Im Unterschied zu den Krankenpflegeausbildungen ist sie nicht durch Bundesgesetz, sondern durch Ländergesetze geregelt. Als Folge gibt es zwei- und dreijährige Ausbildungen, Verlauf und Inhalte weichen ebenfalls stark voneinander ab. Einen ersten Schritt in Richtung auf eine Zusammenführung machte der Bundesgesetzgeber mit dem Gesetzentwurf zu einem neuen bundeseinheitlichen Altenpflegegesetz, das offen ist für weitere Gesetzesreformen zur Integration von Kranken- und Altenpflege. Die Verabschiedung des Gesetzes ist jedoch durch den Einspruch Bayerns im Bundesrat noch nicht erfolgt (Robert Bosch Stiftung, 2000).

In vielen europäischen Nachbarländern wurde in den 1990er Jahren im Rahmen von Reformen die Pflegeausbildung in den tertiären Bildungsbereich verlegt. Seither gibt es in Belgien und den Niederlanden jeweils zwei parallele Ausbildungsgänge, die beide zur Anerkennung als für die allgemeine Pflege gemäß EG-Richtlinien zuständige Pflegekraft führen (EU-Kommission, 1997). Der eine Ausbildungsgang verbleibt im sekundären Bereich. Der andere findet im tertiären Bereich statt und führt zu einem akademischen Grad, verbunden mit erweiterten professionellen Kompetenzen und Aufstiegsmöglichkeiten. In Großbritannien werden beide dreijährigen Ausbildungszweige, der stärker praktisch ausgerichtete Diploma- und der stärker wissenschaftlich ausgerichtete Bachelor-Abschluss an Universitäten angeboten (Rennen-Allhoff & Bergmann-Tyacke, 2000, Robert Bosch Stiftung, 2000).

2.2 Reformmodell Generalistische Pflegeausbildung mit Spezialisierungsmöglichkeiten

Reformüberlegungen für Deutschland sehen ein generalistisches vierstufiges Qualifikationsmodell für die Pflege vor. Das bisherige Modell besteht im Kern aus einer dreijährigen Ausbildung zur/zum Krankenschwester/-pfleger sowie aus einer – je nach Bundesland – drei- oder zweijährigen Ausbildung zur/zum Altenpfleger/-in. Außer diesem Haupttyp gibt es die einjährige Ausbildung zur Pflegehelferin und – als Möglichkeit der Zusatzqualifikation für die „Examinierten" – staatlich nicht anerkannte fachbezogene Weiterbildungen für die Bereiche Operationsdienst, Anästhesie, Intensivpflege, Ambulante oder Gemeindekrankenpflege, Onkologische und Psychiatrische Pflege. Daneben führen funktionsbezogene Weiterbildungen zu Leitungs- und Lehrtätigkeiten (Stationsleitung, Pflegedienstleitung, Schul- oder Unterrichtsschwester).

Tabelle 1: Ausbildungsmodell der Expertenwerkstatt „Pflege neu denken" mit drei *Qualifikationsstufen* (aus: Robert-Bosch-Stiftung, 2000, S. 52)

Pflegefachperson I	2-jährige berufsbildende Pflegeschule oder gleichwertige Schulausbildung
Pflegefachperson II (Sek II)	4-jährige berufsbildende Pflegeschule oder gleichwertige Schulausbildung
Pflegefachperson II (Hochschule/Berufsakademie)	mit Diplom oder Bachelor-Abschluss
Pflegefachperson III	mit Universitätsdiplom, Magister- oder Masterabschluss

Das von der Robert Bosch Stiftung im Jahr 2000 vorgelegte Modell sieht eine Anhebung und Differenzierung aller Qualifikationsstufen sowie eine Öffnung der Pflegeausbildung in das tertiäre Bildungssystem vor. Nach dem Vorbild der angelsächsischen Länder und der Niederlande soll die Ausbildung in der Pflege nach einem Modulsystem erfolgen, das Elemente aus schulischer, betrieblicher und Hochschulausbildung als integrierte und durchlässige Bausteine umfasst (Robert Bosch Stiftung, 2000; vgl. Tabelle 1).

Mit dem Begriff der Generalistischen Ausbildung zielt das Modell auf eine einheitliche und gemeinsame Grundausbildung für alle Pflegeberufe, an die sich im zweiten Ausbildungsabschnitt Spezialisierungsmöglichkeiten für Allgemeine Pflege, psychiatrische Pflege, Behindertenpflege, pädiatrische, ambulante oder Gemeindepflege sowie weitere Spezialisierungen anschließen. Das System benötigt an dieser

Stelle besondere Flexibilität, um auf den gesellschaftlichen Strukturwandel und auf veränderte Klientenpräferenzen mit neuen Spezialisierungsangeboten wie Prävention/Beratung, Rehabilitation, ambulante und stationäre Pflege bestimmter Patientengruppen und Krankheitsbilder antworten zu können.

2.3 Ausbildung der Lehrkräfte an berufsbildenden Schulen des Gesundheitswesens

Die Qualifikation der Lehrer an deutschen Schulen des Gesundheitswesens ist nicht geregelt. Dort unterrichten Pflegende mit nichtakademischen Zusatzausbildungen, Absolventen von Fachhochschul- und Universitätsstudiengängen für Pflegepädagogik, Ärzte sowie Angehörige anderer Gesundheitsberufe mit unterschiedlichen Qualifikationen. Dagegen ist die Qualifikation der Lehrer an berufsbildenden Schulen in den anderen Berufsfeldern in Deutschland klar geregelt. Sie verfügen laut Gesetz über ein Universitätsstudium analog zu den Lehrern an Sekundarschulen (Gymnasien) (Krüger & Rabe-Kleberg, 1996; Landenberger & Ortmann, 1999).

In der ehemaligen DDR gab es seit den 1960er Jahren an der Humboldt-Universität in Berlin sowie seit den 1980er Jahren an der Martin-Luther-Universität Halle-Wittenberg in Halle eine akademische Qualifizierung von Lehrern in Pflege- und anderen Medizinalfachberufen (Diplom-Medizinpädagogik). Anfang der 1980er Jahre entstand an der Universität Osnabrück ein Weiterbildungsstudiengang für die Lehrerausbildung in der Pflege. An der Universität Bremen besteht seit 1993 ein Modellstudiengang für die Ausbildung von Lehrern an Berufsbildenden Schulen. Außerdem bieten Fachhochschulen Studiengänge für Pflegepädagogik an.

Mit der Debatte um die notwendige Professionalisierung der Lehrausbildung haben sich die Ansprüche an die Lehrkräfte im Gesundheitsbereich erhöht. Die Bundesländer Berlin und Bremen haben Weiterbildungsgesetze erlassen (Krüger & Rabe-Kleberg, 1996). Jedoch kann eine den Richtlinien der EU entsprechende Situation erst dann erreicht werden, wenn über Rahmengesetzgebung des Bundes und Ländergesetze eine akademische Ausbildung für alle Lehrkräfte an Schulen des Gesundheitswesens zur Norm wird (Landenberger & Ortmann, 1999).

2.4 Berufliche Weiterbildung für Pflege- und Gesundheitsberufe

In Deutschland gibt es eine Vielfalt von Weiterbildungen für Pflegeberufe. Da erst seit kurzem Fachhochschul- und Universitätsstudiengänge existieren, waren traditionell die Weiterbildungslehrgänge die einzige Möglichkeit für Kranken- und Altenpflegefachkräfte, sich höher zu qualifizieren. Unter dem Begriff berufliche Fortbildung wird innerbetriebliche Qualifizierung im Sinne eines berufsbegleitenden Lernens verstanden. Weiterbildung hingegen meint die Wiederaufnahme organisierten Lernens nach abgeschlossener Ausbildung, die meist von speziellen Weiterbildungsinstitutionen angeboten wird.

Weiterbildungslehrgänge führen zu zusätzlichen qualifizierenden Abschlüssen. In Deutschland kann zwischen zwei Arten unterschieden werden:
- Klinische Spezialisierung (Fachweiterbildung) für ein bestimmtes Fachgebiet wie Intensivpflege, Operationsdienst, psychiatrische Pflege, onkologische Pflege oder Gemeindekrankenpflege;
- Weiterbildung für leitende und lehrende Aufgaben wie Stationsleitung, Ausbilder/-innen für die praktische Ausbildung (Mentoren), Pflegedienstleitungen und Lehrer/-innen für Pflegeberufe (DBfK, 1997; Dielmann, 1995).

Die traditionellen Weiterbildungen finden außerhalb des öffentlich-rechtlichen Bildungswesens statt. In den alten Bundesländern gibt es rund 35 Weiterbildungsinstitute. Träger sind Schwesternschaften, Berufsverbände, Pflegeeinrichtungen, Gewerkschaften oder privatwirtschaftliche Organisationen. Die Regelungskompetenz liegt bei den Bundesländern. Jedoch haben bisher nur Berlin, Bremen, Hessen und Nordrhein-Westfalen Rahmenregelungen erlassen. Zur Sicherung von Mindeststandards wurden Leitlinien und Empfehlungen zur Gestaltung der Weiterbildung im Hinblick auf Stundenumfang, Teilnahmevoraussetzungen und Zertifikate beschlossen. Die formale Qualität dieser Abschlüsse ist jedoch gering, da sie weder einheitlich definiert noch staatlich anerkannt und geschützt sind (Robert Bosch Stiftung, 1992).

In den neuen Bundesländern erfolgt die Qualifizierung zur leitenden und lehrenden Pflegekraft an der Humboldt-Universität Berlin und an der Martin-Luther-Universität Halle-Wittenberg in Halle. Die in der ehemaligen DDR gegründeten Universitätsstudiengänge standen qualifizierten, berufserfahrenen Pflegenden offen. Seit der Deutschen Einigung konnten diese Studiengänge von Weiterbildungs- zu grundständigen Studiengängen der Pflege- bzw. Medizinpädagogik und Pflegewissenschaft ausgebaut werden.

In dem Maße, wie die Akademisierung der Pflege in Deutschland voranschreitet, wird die Bedeutung der Weiterbildung insbesondere für leitende und lehrende Funktionen abnehmen (Küpper, 1996; Robert Bosch Stiftung, 1992). Dies wird aktuell daran sichtbar, dass renommierte Weiterbildungsinstitutionen wie beispielsweise das Weiterbildungsinstitut für Gesundheitsberufe in Aarau (Schweiz) neben traditionellen Weiterbildungen für Pflegende nun in Zusammenarbeit mit einer niederländischen Universität einen berufsbegleitenden Master-Studiengang für Pflegewissenschaft und Pflegepädagogik anbieten. Der Entwicklungstrend auf dem „Weiterbildungs-Markt" im Bereich der Gesundheits- und Pflegeberufe in Deutschland wird ebenso deutlich an Modellen deutscher Universitäten. So bietet beispielsweise die Fakultät für Gesundheitswissenschaft der Universität Bielefeld einen 4-semestrigen Weiterbildungsstudiengang mit dem (nichtakademischen) Zertifikat des Gesundheitsmanagers an. Geplant ist, mit einer Fortführung um weitere zwei Semester einen akademischen Bachelor (BA) nach dem Vorbild der angelsächsischen Länder einzurichten.

Was sich im Berufsfeld der Medizin – unter dem Druck internationaler Standards – derzeit entwickelt, zeichnet sich auch für das Berufsfeld Pflege/Gesundheitswesen ab. Zum einen wird schrittweise eine gesetzliche Pflicht zur regelmäßigen Fortbildung, verbunden mit staatlicher Zertifizierung, eingeführt werden. Zum Zweiten wird die berufliche Fortbildung enger als bisher mit der berufsbildenden oder akademischen Ausbildung modular verknüpft werden. Und drittens wird gesetzlich vorgeschriebene und zertifizierte Fortbildung wie in anderen europäischen Ländern und in den USA vermehrt von Hochschulen (Fachhochschulen, Universitäten) angeboten werden (Landenberger & Ortmann, 1999).

3   Inhalte eines modernen Qualifizierungskonzeptes für die Pflege

Professionelle Pflege ist eine personenbezogene soziale Dienstleistung. Nicht „Dienen" als selbstloses Ehrenamt ist gemeint, sondern das berufliche Erbringen von Problemlösungen für Individuen in gesellschaftlich relevanten Bereichen (Landenberger, 1998; Robert Bosch Stiftung, 2000). Die Dienstleistungsarbeit ist für die Berufstätigen gleichzeitig mit der Sicherung ihrer materiellen Existenz verbunden. Die Pflegepraxis in Deutschland weist in beiden Qualitätsdimensionen Defizite auf. Dies zeigen empirische Studien. Die Patientenorientierung, das heißt der Beziehungsaspekt der professionellen Pflege ist gering ausgeprägt. In den praktizierten Pflegeinterventionen schöpfen die Pflegenden den vorhandenen Bereich beruflicher Handlungsautonomie nicht aus. Wissenschaftlich begründete Pflegekonzepte werden erst ansatzweise in die Praxis umgesetzt. Qualitätssicherung und datengestützter Leistungsnachweis spielen im Tätigkeitsfeld von Pflegemanagement und Leitung bisher eine untergeordnete Rolle. Und schließlich gibt es nur wenige institutionalisierte Formen der Sicherung und Verbesserung der Qualität des Arbeitslebens für die Pflegenden (Büssing & Glaser, in diesem Band; Hellige & Holler, 1994; Hennig & Kaluza, 1995; Landenberger, 2002).

3.1 Kriterien für die Reform der Ausbildungsinhalte aus Theorie personenbezogener Dienstleistungen sowie aus Gesundheits- und Pflegetheorie

Im Unterschied zur Formalstruktur der künftigen Pflegeausbildung sind sich die Akteure über die Neuordnung der Inhalte der Pflegeausbildung weitgehend einig. Die Kranken- und Kinderkrankenpflege sowie die Ausbildung sind bundeseinheitlich durch das Gesetz über die Berufe in der Krankenpflege von 1985 (KrPflG) geregelt. Betrachten wir die dazu gehörende „Ausbildungs- und Prüfungsverordnung für die Berufe in der Krankenpflege" (KrPflAPrV) von 1985, werden dort die Grundlagen für die Entwicklung eines professionellen Dienstleistungsverständnisses und einer entsprechenden Handlungskompetenz bei den zukünftigen Pflegefachkräften nur unzureichend gelegt (Rennen-Allhoff & Bergmann-Tyacke, 2000; Robert Bosch Stiftung, 2000).

Der Blick auf die quantitative Verteilung der Stundenzahlen des theoretischen (im Unterschied zum praktischen) Unterrichts zeigt bereits, wie die Pflegeausbildung traditionell verstanden wurde und welcher aktuelle Reformbedarf daraus abgeleitet werden kann (vgl. Tabelle 2).

Die starke Medizinorientierung ist daran sichtbar, dass mehr als die Hälfte des Stundenumfangs (51%) auf diese Fächer entfällt. Die Systematik der medizinischen Fächer entspricht weitgehend dem klassischen Fächerkanon des Medizinstudiums. Die Kernfächer der Pflegeausbildung, nämlich Pflege/Geburtshilfe und Rehabilitation machen lediglich rund ein Drittel (31%) des Gesamtstundenumfangs aus. Die wirtschafts- und sozialkundlichen Fächer umfassen einen Anteil von rund 16%. Sonstige Fächer belaufen sich auf rund 9%. Dagegen wird in Reformkonzeptionen für die drei zentralen Fächergruppen Pflege, medizinische Grundlagen sowie wirtschafts- und sozialkundliche Grundlagen ein Verhältnis von jeweils einem Drittel des Gesamtstundenumfangs empfohlen (Robert Bosch Stiftung, 2000).

Tabelle 2: Stundenzahlen für den theoretischen Unterricht in der Pflegeausbildung (aus: Rennen-Allhoff & Bergmann-Tyacke, 2000, S. 27)

Fach	Kranken-pflege	Kinder-kranken-pflege	Geburts-hilfe
Biologie, Anatomie und Physiologie	120	120	120
Fachbezogene Physik und Chemie	40	40	60
Allgemeine und spezielle Krankheitslehre	360	360	160
Hygiene und medizinische Mikrobiologie	120	120	120
Arzneimittellehre	60	60	50
Pflege/Hebammentätigkeiten	480	480	740
Rehabilitation	20	20	20
Psychologie, Soziologie und Pädagogik	100	100	90
Berufs-, Gesetzes- und Staatsbürgerkunde	120	120	130
Organisation und Dokumentation im Krankenhaus	30	30	50
Sprache und Schrifttum	20	20	30
Erste Hilfe	30	30	30
zur Verteilung auf Fächer 1 - 12	100	100	---
Gesamt	**1600**	**1600**	**1600**

Die Theorie personenbezogener sozialer Dienstleistung sowie die Theorieansätze der Gesundheits- und Pflegewissenschaft stellen systematisch entwickelte Zielkriterien bereit, anhand derer Ist und Soll der Ausbildungsinhalte für Gesundheits- und Pflegeberufe benannt werden können. Der Ist-Zustand weist vielfach Merkmale auf, die aus einer Zeit herrühren, als im deutschen Gesundheitswesen noch nicht der Dienstleistungsgedanke, sondern der verwaltende „anstaltliche" Gedanke vorherrschte. Der Prozess der Neuausrichtung der Pflegeausbildung wird anhand der Auffassung der Begriffe Patient, Pflege, Unternehmen und Gesellschaft sichtbar.

Im Hinblick auf die Patientin/Klientin/Bewohnerin wandelt sich das in der Ausbildung vermittelte Verständnis von dem der passiven Leistungsempfänger zu dem der *aktiven Kunden*. Dabei wird in der Fachdiskussion auf wichtige Einschränkungen verwiesen. Die Information der Patienten über Krankheit und Therapiemöglichkeiten kann begrenzt sein, ebenso ihre Wahlmöglichkeiten im Hinblick auf Behandlungsmodalitäten. Deshalb kennzeichnet die wissenschaftlich fundierte Pflegekunde Pflege neben der Unterstützung bei Aktivitäten des täglichen Lebens und körperbezogener Intervention als Gesundheitsförderung, Beratung und Anleitung (Evers, 1997). Nach dem pflegewissenschaftliche Konzept von Dorothea Orem (1997) setzt Pflege bei bestehenden oder potenziellen Selbstpflegedefiziten und *bestehenden oder potenziellen Selbstpflegekompetenzen* des Patienten an. Orem (1997) unterscheidet unterstützend-erzieherische Pflege, teilweise kompensatorische Pflege und vollständig-kompensatorische Pflege. Die Pflegenden praktizieren die vollständig-kompensatorische Pflege nur bei solchen Patienten, deren Selbstpflegekompetenzen zeitweise oder dauerhaft stark eingeschränkt sind. In dem Maße, wie der Patient Selbstpflegeaktivitäten (wieder) selbständig übernehmen kann, praktiziert die Pflegende eine teilweise kompensatorische oder unterstützend-erzieherische Pflege.

Eine empirische Untersuchung in Belgien zeigt, dass Pflegende dort überwiegend noch eine abhängigkeitsfördernde Pflege praktizieren, auch bei Patienten, die Körperwäsche, Mahlzeiten oder Medikamenteneinnahme selbstständig übernehmen konnten. Der Studie zufolge benötigen die Pflegenden zwar bei abhängigkeitsfördernder Pflege weniger Zeit für die einzelne Intervention. Jedoch benötigt es längere Zeit, bis der Patient einen entlassungsfähigen Zustand erreicht (Evers, 2000). Selbstständigkeitsfördernde Pflege bedeutet jedoch nicht allein, den Patienten soweit als möglich bei den Verrichtungen des täglichen Lebens in seiner Autonomie zu unterstützen. Dies bedeutet, dass Pflegende fähig sind, an der individuellen Körperintelligenz, an den kognitiven und emotionalen Stärken, an der Lebenssituation sowie an den persönlichen Anliegen des Patienten anzusetzen. Über diese Ressourcen lassen sich die Selbstheilungskräfte des Patienten mobilisieren (Benner & Wrubel, 1997).

Die Patienten – auch dies ein zentrales Merkmal personenbezogener Dienstleistung – sind *Koproduzenten* der Behandlung und Pflege. Die Pflege kann ihr Ziel nur erreichen, wenn sie mit jeder Patientin/jedem Patienten ein *individuelles Arbeitsbündnis* schließt. Dies ist das Ergebnis stetiger Aushandlungs- und gemeinsamer Entscheidungsprozesse, in die auch die Angehörigen, das soziale Umfeld des Patienten einbezogen werden. In diesem Rahmen unterstützt die Pflegekraft ihren Partner, den Patienten bei der Wiederherstellung bzw. Optimierung seiner Selbstpflegekompetenzen, bei der Förderung seiner individuellen Ressourcen und der Wiedererlangung der Kontrolle seines eigenen Handelns.

Professionelle Pflege als personenbezogene Dienstleistung ist *Problemlösung* für Individuen und nicht instrumentelle Verrichtung an Objekten. Grundlage ist Interaktion und Kommunikation. Da die Dienstleistung Pflege personenbezogen erbracht wird und Krankheit, Altersgebrechlichkeit oder Behinderung die ganze Person, die Existenz der Patienten betrifft, greift Pflege in ihrem beruflichen Handeln in ihre Integrität und Intimität ein. Dazu reicht eine Zweck-Mittel-Orientierung der Berufsangehörigen nicht aus. Sie orientieren sich vielmehr an *Zentralwerten* wie Gesundheit, Humanität und subjektives Wohlbefinden (Landenberger, 1998; Schaeffer, 1994). Dies bedeutet auch, dass der Patient stärker als bisher in seinen sozialen Bezügen (Angehörige) und seinem häuslichen Umfeld gesehen wird. Anstelle der Sichtweise von Pflege als Akutversorgung und als stationäre Versorgung gilt es, die wachsende Bedeutung der chronischen und degenerativen Erkrankungen zu berücksichtigen, die vermehrt in ambulanten Settings behandelt werden können.

Zur Erfüllung der Aufgaben der Pflege benötigen die Berufsangehörigen einen Bereich *professioneller Autonomie*. Dies bedeutet, dass es neben dem mitverantwortlichen (Unterstützung der ärztlichen Diagnostik und Therapie) und dem interdisziplinären Bereich (Teamaufgaben wie Beratung, Aufklärung des Patienten, interdisziplinäre Fallbesprechungen im Rahmen der Qualitätssicherung) einen *eigenverantwortlichen Bereich der Pflege* gibt. Professionelle Pflege und Gesundheitsförderung liefern einen eigenständigen Beitrag zur Heilung, Genesung des Patienten und zur Verbesserung seiner Lebensqualität.

Pflege als therapeutisches Berufshandeln ist in Deutschland umstritten, in Großbritannien, Österreich, den Benelux-Ländern und Skandinavien jedoch längst anerkannt. Die berufliche Entscheidungskompetenz, Eigenständigkeit und Eigenverantwortlichkeit der Pflege liegt im wissenschaftlich gestützten methodischen Prozesshandeln mit den Schritten Anamnese, Diagnose, Planung, Intervention sowie Evaluation und Kontrolle. Analog zur Medizin ist in den angelsächsischen Ländern das Pflegehandeln in Bezug auf spezifische Pflegeprobleme/Pflegediagnosen und in Bezug auf in ihrer Wirksamkeit nachgewiesene Pflegeinterventionen standardisiert. Entsprechendes gilt für definierte Handlungskonzepte wie beispielsweise Bezugspflege/Primary Nursing. Dazu zählen auch Dokumentation und andere zur unmittelbaren Pflege notwendigen administrativen und Managementaufgaben sowie die Anleitung von Schülern und die Überwachung von Hilfspersonal (Igl, 1998, Landenberger & Ortmann, 1999). Für Ausbildung und Berufsausübung bedeutet die Stärkung des eigenständigen Handlungsbereichs die Betonung der eigenen Leitwissenschaft der Pflege- und Gesundheitskunde bzw. Pflege- und Gesundheitswissenschaft und damit ein Zurückdrängen der bisherigen *Dominanz der Medizin* und des Verständnisses von Pflege als Assistenz des Arztes.

Der Anspruch an die *Qualität der Pflegeleistung* ist der Theorie der personenbezogenen Dienstleistungen zufolge nicht Uniformität, sondern Differenzierung gemäß dem individuellen Bedarf und Bedürfnis des erkrankten, alten oder behinderten Hilfebedürftigen. Sie wird erbracht auf der Basis fachbezogenen *wissenschaft-*

lichen Wissens. Da die Pflegeleistung *uno actu* erfolgt und da jede Problemlösung nicht nach einem vorgegebenen Modell, sondern unter *Unbestimmtheit* erfolgt, wenden die „Professionals" die Methode des systematisierten Prozesshandelns (Pflegeprozess) an (Sieger, 2001). Zur Auswahl und Begründung fachlich „richtiger" Interventionen benötigen die professionell Pflegenden technisch-handwerkliche Fähigkeiten, individualisierendes Fallverstehen, systematisch-methodisches Problemlösungswissen sowie wissenschaftliche Kenntnisse (Oevermann, 1996). Qualitätskriterien personenbezogener Dienstleistung sind neben *Fachlichkeit, Individualität und Zuverlässigkeit auch Kontinuität.* Dies bedeutet die Anwendung von wissenschaftlichen Konzepten wie „Case Management", um die Übergänge des Patienten beispielsweise vom Krankenhaus in die ambulante Versorgung im häuslichen Umfeld ohne Störungen und Verzögerungen zu sichern (Schaarschmidt, 2002).

Der Anspruch auf individualisierende Pflege nach professionellen Qualitätsstandards steht wie bei jeder personenbezogenen Dienstleistung im Spannungsfeld ökonomisch-bürokratischer Erfordernisse (Robert Bosch Stiftung, 1996). Deshalb zählt auch die *wirtschaftliche und unternehmerische Dimension* des Berufshandelns nach der Theorie personenbezogener Dienstleistung zur Qualifizierung der Pflege- und Gesundheitsberufe.

Damit haben wir Kriterien extrahiert, die eine wissenschaftliche Bewertung vorliegender Reformen der Ausbildungsinhalte der Pflege ermöglichen (vgl. Tabelle 3).

3.2 Begriffssystem zur Neufassung der Ausbildungsinhalte für Pflege- und Gesundheitsberufe

Die Diskussion um eine Reform der Ausbildungsinhalte in der Pflege stützt sich auf Kritik an der derzeitigen Ausbildung. Im Vordergrund steht dabei erstens die bisherige Trennung von Kranken-, Kinderkranken- und Altenpflegeausbildung. Da Patienten im Krankenhaus zum Großteil ältere Menschen sind und da Klienten/Bewohner in Alteneinrichtungen vermehrt akute, chronische oder Alterskrankheiten aufweisen, wird Altenpflege als eine spezialisierte Form der allgemeinen Pflegeausbildung angesehen (Robert Bosch Stiftung, 2000).

Um die Ausbildungsinhalte im Kernfach Pflege/Gesundheitsförderung neu zu definieren, empfiehlt sich eine Gegenüberstellung des bisherigen Fächerkatalogs und neuen, wissenschaftlichen Definitionen und Kategoriensystemen.

Das Krankenpflegegesetz von 1985 und die dort formulierten Ziele und Inhalte der Kranken- und Kinderkrankenpflege bieten wenig Anhaltspunkte für die Neufassung des Kernfaches Pflege. Dort findet sich eine unsystematische Aufzählung von Tätigkeiten wie „sach- und fachkundige, umfassende, geplante Pflege des Patienten", „Beobachtung des körperlichen und seelischen Zustands und Weitergabe dieser Beobachtungen...", „Anregung und Anleitung zu gesundheitsförderlichem Verhalten" sowie „Verwaltungsaufgaben, soweit sie in unmittelbarem Zusammenhang mit den Pflegemaßnahmen stehen" (§ 4 KrPflG).

Auch die in der Krankenpflegeausbildungsverordnung von 1985 enthaltene Aufgliederung des Faches „Krankenpflege" kann nur begrenzt als Grundlage einer neuen Konzeption des Kernfaches Pflege dienen. Die Formulierungen lauten „Einführung in die Tätigkeiten und Aufgaben der Krankenschwester und des Krankenpflegers in den verschiedenen Arbeitsbereichen" oder „Umgang mit Patienten unter Berücksichtigung ihrer physischen und psychosozialen Bedürfnisse". Unter dem Stichwort „Pflegemaßnahmen" sind – orientiert an den Lebensaktivitäten – aufgeführt „Hilfen bei der körperlichen Mobilisierung", „Hilfen bei Ausscheidungsvorgängen", „Hilfen bei der Aktivierung und Anleitung zur Beschäftigung". Unter der Bezeichnung „Pflegetechniken" sind Interventionen der Speziellen Pflege aufgeführt wie „Versorgung von Wunden", „Anlegen von Verbänden und Schienen", „Injektionen, Vorbereitung von Venenpunktionen, Infusionen und Transfusionen" oder „Anwendung von physikalischen Maßnahmen" (Anlage zur KrPflAPrV).

Allein an der Sprache, an den verwendeten Begriffen wird sichtbar, dass zu Beginn der 1980er Jahre, der Entstehungszeit dieses Gesetzes, ein handwerklich-technisches Verständnis von Pflege vorherrschte. Fachtermini wie Pflegediagnostik, -intervention und -ergebnis oder professionelle Kommunikation und Herstellung einer Beziehung zum Patienten waren nicht geläufig. Allerdings eignet sich der dort aufgeführte Fächerkatalog sehr wohl als Reformgrundlage, da er wichtige Dimensionen enthält, die auch in einem modernen Ausbildungsplan enthalten sein werden (siehe oben; vgl. auch Beispiele wie „Zusammenarbeit mit weiteren Mitgliedern des Pflege- und Behandlungsteams").

Wer sich an eine dem Stand von Wissenschaft und Forschung entsprechende Neubestimmung und Neubezeichnung der Kernfächer der Pflegeausbildung machen möchte, benötigt ein adäquates Begriffs- und Kategoriensystem. Es sollte die Dimensionen und Kriterien sowohl der Theorie personenbezogener Dienstleistung als auch der gesundheits- und pflegewissenschaftlichen Theorie beinhalten. Berücksichtigung finden sollten der Patient als Kunde und als Koproduzent, der eigenständige und eigenverantwortliche therapeutische Beitrag der Pflegeprofession zur Heilung bzw. zur Verbesserung der Lebensqualität des Patienten sowie die Leistung der Pflege, die definierten und standardisierten Qualitätskriterien entsprechen soll. Das Kategoriensystem sollte darüber hinaus geeignet sein, Pflege als individualisierendes, systematisch-methodisches Problemlösungshandeln, als auf Beziehung und Arbeitskontrakt mit dem Patienten basiertes Handeln zu erfassen, das wissenschaftlicher Begründung zugänglich sein sollte (vgl. Tabelle 3).

Wie Tabelle 3 zeigt, verfügt die Pflege in Deutschland sowie international über Begriffs- und Kategoriensysteme, die ihren Gegenstand und damit das Handlungsfeld und die Leistungen professioneller Pflegefachkräfte erfassen und umschreiben. Hier ist die Pflegepersonalverordnung (PPR) aus dem Jahr 1992 zu nennen, die bis 1996 zur Errechnung des Personalbedarfs in der Pflege diente, seither vom Gesetzgeber außer Kraft gesetzt wurde (Schöning & Luithlen, 1993). Es laufen jedoch aktuell Bestrebungen, ein verbessertes, begrifflich angemessenes und empirisch überprüfbares Leistungserfassungsinstrument für die Pflege zu entwickeln. Aktueller Anlass ist die Entscheidung der Bundesregierung, ab 2004 ein neues pauschaliertes Preissystem der Krankenhausleistungen einzuführen. Dazu werden die bisherigen Basispflegesätze, Abteilungspflegesätze, Fallpauschalen und Sonderentgelte ersetzt durch das von den USA und Australien übernommene System der „Diagnosis Related Groups" (DRGs) (Lauterbach & Lüngen, 2000).

Grundlage der begrifflichen Erfassung der Pflege durch die Pflegepersonalregelung ist das Kategoriensystem der Allgemeinen Tätigkeiten des Lebens (ATL). Dieses fand in Anlehnung an die Theorie von Roper, Logan und Tierney (1983) im deutschsprachigen Raum weite Verbreitung. Es liegt bis heute in Deutschland den meisten Pflegedokumentationsformularen zugrunde, insbesondere dem Blatt zur Patientenaufnahme (Eichhorn, 1967; Schwarzmann, 1999). Von PflegewissenschaftlerInnen und PflegeexpertInnen wird dieses System als Grundlage der Erfassung des Pflegehandelns und damit als mögliches Instrument zur Systematisierung von Ausbildungsinhalten der Pflege abgelehnt. Die Kritik zielt auf Verrichtungs- statt Problemlösungsorientierung sowie die Überbewertung des funktions-, krankheitsbezogenen und arztunterstützenden Handelns (Spezielle Pflege) im Vergleich zum unterstützenden Handeln in Bezug auf Alltagsbewältigung und Persönlichkeit und existenziellen Anliegen des Patienten (Allgemeine Pflege). Außerdem wird der Bereich der kognitiven und emotionalen Unterstützung des Patienten ungenügend berücksichtigt. Auf Formularen der Patientenaufnahme tragen Pflegende bei der Kategorie „Sinn finden" Standardformulierungen ein wie beispielsweise „Patient fühlt sich wohl" (Eckhardt-Abdullah & Nitsch, 2000).

Tabelle 3: Kategoriensystem zur Reform der Pflege-Ausbildungsinhalte

Lebensaktivitäten (LA) Interpretation in deutschsprachigen ATL	„Health Patterns" NANDA Pflegediagnosen	Modell der „Integrierten Unterrichtseinheiten"	Lernbereiche/Themen im Modell „Gemeinsame Grundausbildung"
für eine sichere Umgebung sorgen	Wahrnehmung und Umgang mit eigener Gesundheit	Gesundheit	Lernbereich I: Pflegerische Kernaufgaben
atmen	Ernährung und Stoffwechsel	nähren - verwerten - sich trennen	körpernahe Unterstützung leisten
			Gespräche führen, beraten, anleiten
essen und trinken			Pflege planen, dokumentieren, organisieren und koordinieren
ausscheiden	Ausscheidung		bei medizinischer Diagnostik und Therapie assistieren und bei Notfällen handeln
sich kleiden, den eigenen Körper pflegen			besondere Konzepte und Verfahren altenpflegerischer Arbeit anwenden (nur Altenpflege)
Körpertemperatur, vitale Funktion regulieren			
bewegen	Aktivität, Bewegung, Selbstfürsorge	bewegen - bewegt werden	Lernbereich II: Pflege von Menschen in besonderen Lebenssituationen und Problemlagen
ruhen, schlafen	Schlaf und Ruhe		Pflege von Menschen in existenziellen Lebenssituationen und/oder in gesundheitlichen Problemlagen
arbeiten und spielen	Kognition und Perzeption	berührt werden – Berühren, Schmerz, therapeutisches Berühren	Menschen in krankheitsbezogenen Problemlagen pflegen (teilweise gesonderte Inhalte der Alten-, Kranken-/Kinderkrankenpflege)
	Selbstwahrnehmung und Selbst-Konzept	Selbsterfahrung, Lernen	Lernbereich III: Klientel und Rahmenbedingungen von Pflege
kommunizieren	Rollen und Beziehung	Kommunikation Rolle/Berufsbild Transkulturelle Pflege	pflegerische Klientel in ihrem Lebenskontext wahrnehmen
Sexualität erleben	Sexualität und Reproduktion		
sterben	Bewältigungsverhalten und Stresstoleranz	Leben, Leiden, Sterben, Tod	Rahmenbedingungen von Pflege kennen und in ihnen handeln
Leistungen im Zusammenhang (i.Z.) mit Wund- und Hautbehandlung		Kommunikation Rolle/Berufsbild Transkulturelle Pflege	alte Menschen in ihrem Lebenskontext wahrnehmen
Leistungen i.Z. mit medikamentöser Versorgung			Lernbereich IV: Berufliche und persönliche Situation der Pflegenden
Leistungen i.Z. mit Zu- und Ableitungssystemen	Werte und Überzeugung		Lernen lernen
Leistungen i.Z. mit OP, akuten Krankheitsphasen, invasiven Maßnahmen		Rehabilitation	berufliches Selbstverständnis entwickeln
		Psychiatrische Pflege	eigene Gesundheit erhalten und fördern
		leiten, Anleitung, Beratung	mit schwierigen sozialen Situationen umgehen

Welche anderen Kategoriensysteme wurden für die professionelle Pflege entwickelt, die sich als Grundlage für eine Neubestimmung der Kernfächer in der Pflegeausbildung eignen könnten? In den USA wird seit den 1970er Jahren an der Entwicklung eines einheitlichen, standardisierten Begriffssystems zur Erfassung von Pflegeproblemen (-diagnosen), Pflegemaßnahmen (-interventionen) sowie Pflegeergebnissen (outcomes) gearbeitet. Die North American Nurses Diagnoses Association (NANDA) hat inzwischen rund 150 konsentierte Pflegediagnosen vorgelegt (Gordon & Bartholomeyczik, 2001). Ebenso gibt es vereinheitlichte, standardisierte Begriffe für Pflegeinterventionen (Nursing Intervention Klassifikation [NIC]). Die nur in englischer Sprache vorliegende Klassifikation (NIC) erfasst 468 Pflegeinterventionen mit zugeordneten Definitionen und Handlungselementen. Außerdem existiert ein Klassifikationssystem für derzeit rund 260 standardisierte Pflegeergebnisse (Nursing Outcomes Classification (NOC; Johnson, Bulechek & McCloskey, 2001). Diese Begriffssysteme benennen und strukturieren, was Pflegende warum und mit welchem Ergebnis tun. Pflegediagnosen beschreiben die für den individuellen Patienten zutreffende Problemdefinition sowie die Ursachen und Symptome seines im Krankheitsverlauf dynamisch verlaufenden Pflegebedarfs. Auf die europäische Pflegepraxis hin adaptierte Klassifikationen liegen vor (Bruggen, 2000). Alle drei Klassifikationsbereiche erfasst die in Entwicklung befindliche Internationale Klassifikation der Pflegepraxis (ICNP) des Weltpflegeverbandes (ICN) (Mortensen, 1999).

Entscheidend für unsere Fragestellung ist neben den Begriffssystemen selbst das System, nach dem die Diagnosen oder Interventionen gruppiert werden. Nach welcher Taxonomie werden die einzelnen Handlungsdimensionen geordnet? Welchen Handlungsmustern oder -typen werden sie zugeordnet? Diese Muster oder Typen könnten einen geeigneten Rahmen abgeben für die begriffliche Neufassung pflegerischer Ausbildungsinhalte. Prüfkriterien für die Eignung sind die oben dargestellten Zielkategorien der Gesundheits- und Pflegetheorie sowie der Theorie personenbezogener sozialer Dienstleistungen.

Die in Tabelle 3 aufgeführten 11 „Funktionellen Verhaltensmuster" hat Gordon für die USA entwickelt und im Jahr 2000 überarbeitet (Gordon & Bartholomeyczik, 2001). Ein Vergleich der traditionellen Klassifikation des Pflegehandelns nach den Lebensaktivitäten (LA) bzw. im deutschen Sprachraum wenig zutreffend übersetzt mit Tätigkeiten des Lebens (ATL) und den „Funktionellen Verhaltensmustern" zeigt die massive Veränderung, die sich im Verständnis von Pflegeproblemen des Patienten und den Aufgaben der professionell Pflegenden vollzieht. Die ATL systematisieren Pflegeprobleme nach einzelnen Tätigkeitsfelder, die sich an physischen Funktionsbereichen orientieren (essen/trinken, sich bewegen, ausscheiden). Den kognitiven sowie psychosozialen Dimensionen des Lebens, die zu pflegerischen Problemen und Interventionsbereichen werden können, kommt nur geringe Bedeutung zu (kommunizieren, arbeiten und spielen, Sexualität erleben). Den einzelnen ATL sind keine standardisierten Pflegeprobleme/Pflegediagnosen und Pflegeinterventionen zugeordnet.

Die „Funktionellen Verhaltensmuster" stellen ebenfalls eine Klassifikation der patientenbezogenen Tätigkeitsfelder der Pflegenden dar. Jedoch unterscheiden sie sich von diesen in wichtigen Punkten. Die Gewichtung zwischen physischen auf der einen und kognitiven/psychosozialen Dimensionen der Verhaltensmuster des Patienten auf der anderen Seite liegt eindeutig auf dem letztgenannten Bereich. Den „Funktionellen Verhaltensmustern" sind die „NANDA-Pflegediagnosen" zugeordnet. Damit steht den Pflegenden und den Pflegeschülern ein anerkanntes System von Fachbegriffen zur Verfügung, das ihnen ermöglicht, die Pflegeprobleme nicht mit individuell gewählten Alltagsbegriffen oder medizinischen Begriffen zu benennen, sondern dafür eine Fachterminologie verfügbar zu haben. Und schließlich liegt den „Funktionellen Verhaltensmustern" eine gänzlich andere Logik zugrunde. Das Berufshandeln der Gesundheits- und Pflegeberufe reduziert sich nicht auf handwerklich technische Verrichtung (Essen reichen), sondern bezieht sich auf die individualisierende Problemlösung. Das Pflegeproblem bzw. die Pflegediagnose, die professionelles Handeln bedingt, ist dabei stets verursacht durch eine individuelle Einschränkung der Fähigkeit des Patienten, sich selbst zu pflegen oder die Lebensaktivitäten selbstbestimmt und aus eigener Kraft zu erfüllen.

Für die professionelle Pflegepraxis und damit auch für die inhaltliche Neukonzipierung der Kernfächer in der Pflegeausbildung hat das Begriffssystem der Lebensaktivitäten (ATL) ausgedient. Die „Funktionellen Verhaltensmuster" sowie die einheitliche Fachterminologie der Pflegediagnosen, -interventionen und -ergebnisse tragen zu einem neuen Verständnis des professionellen Handelns der Gesundheits- und Pflegeberufe bei, wie es die Theorie personenbezogener Dienstleistung und die Gesundheits- und Pflegetheorie beinhalten. Pflegeschüler erwerben künftig nicht mehr nur die handwerklich-technische Kompetenz des Essenreichens oder die Unterstützung des Patienten beim Essen. Vielmehr erlernen sie zusätzlich, dass es sich beim „Essen reichen" je nach Pflegediagnose um sehr verschiedene Interventionen handeln kann. So ist das „Essen reichen" aufgrund einer Pflegediagnose „Selbstpflegedefizit in Bezug auf Ernährung aufgrund kognitiver Verwirrtheit" ein anderes als jenes aufgrund einer Pflegediagnose „Mangelernährung aufgrund von Appetitlosigkeit unter Chemotherapie". Auch wird an diesem Beispiel deutlich, dass professionelles Handeln nicht aus einer Abfolge von Einzelverrichtungen besteht, sondern dass es sich bei den Patienten häufig um Problemkomplexe handelt, bei deren Lösung die Pflegenden instrumentelles und kommunikatives Handeln verknüpfen (z.B. Unterstützung des Patienten beim Essen und gleichzeitig Beratung über Ernährung, Anleitung über Essverhalten, Information über die Ursachen der Appetitlosigkeit etc.).

3.3 Modelle zur Neubestimmung der Kernfächer (zentraler Lernfelder) in der Gesundheits- und Pflegeausbildung

Konzeptionelle Vorarbeiten zum Übergang von einer zersplitterten zu einer integrierten Generalistischen Ausbildung liegen vor. Dies sind zum einen Reformmodelle der Ausbildungsstruktur und -organisation in Pflege und Gesundheitsberufen (vgl. Abschnitt 2.2). Dies sind zum anderen Überlegungen zu grundlegenden Kategorien und Begriffen, die ein geeignetes Gerüst bilden könnten, um die inhaltliche Ausbildungsreform darauf aufzubauen (vgl. Abschnitt 3.2). Überdies existieren in Deutschland bereits eine Reihe von in Umsetzung befindlichen Praxismodellen, die entweder an der Veränderung der Struktur oder der Inhalte oder auch an beiden Reformzielen ansetzen. Zwei solcher Praxismodelle sollen abschließend vorgestellt werden.

Das am Schulzentrum für Krankenpflegeberufe am Klinikum Nürnberg entwickelte und umgesetzte Modell bezieht sich zentral auf die Neubestimmung der Ausbildungsinhalte der Krankenpflegeausbildung und in seiner jetzigen Form nicht auf die Strukturreform der Pflegeausbildung insgesamt. Das Projekt wurde von der Robert Bosch Stiftung sowie der Bundesanstalt für Arbeit gefördert und im Jahr 1999 abgeschlossen. Es wurde wissenschaftlich begleitet und evaluiert (Wagner & Osterbrink, 2001). Derzeit arbeitet die Projektgruppe an der Erweiterung des Modells für die Kinderkrankenpflege.

Das Modell besteht aus 15 „Integrierten Unterrichtseinheiten" (UE). Sie ersetzen die bisher in Einzelfächern unterrichteten pflegerischen Ausbildungsinhalte und umfassen rund 50% der Gesamtausbildung. Als zentrale Ziele werden genannt die Akzentverschiebung von der bisherigen Dominanz des medizinisch-naturwissenschaftlichen Denkens zur Akzentuierung der Eigenständigkeit therapeutisch-pflegerischer Ausbildungsinhalte. Weiter sollen kommunikative und reflektive Fähigkeiten gefördert werden. Dabei sollen neben der Emotionsarbeit, die der Patient bei der Bewältigung seines Krankseins benötigt, auch die gefühlsmäßigen Reaktionen der Pflegenden zum Ausbildungsgegenstand werden. Integriert werden in diesem Modell nicht nur Einzelfächer, sondern mit diesem Begriff soll vor allem die Integration von berufsbezogenen und die eigene Person der Pflegekraft betreffenden Aspekte professionellen Handelns in personenbezogenen Dienstleistungsberufen zum Ausdruck gebracht werden (Wagner & Osterbrink, 2001).

Grundlage für die Themengliederung der „Integrierten Unterrichtseinheiten" sind die „Funktionellen Verhaltensmuster" („Health Patterns") nach Gordon und Bartholomeyczik (2001; siehe oben). Die Titel der Unterrichtseinheiten stimmen mit den Verhaltensmustern jedoch nur teilweise überein. Daran wird die begrenzte Eignung dieses Begriffssystems als Grundlage der Neugestaltung der Ausbildungsinhalte der Pflege deutlich. Während die „Health Patterns" die Pflegeprobleme/Pflegediagnosen aus der Perspektive des Patienten erfassen, ist für die Kennzeichnung von Ausbildungsinhalten ein Begriffssystem notwendig, das zusätzlich die Perspektive des Berufshandelns, des professionellen Leistungsspektrums der Pflege- und Gesundheitsberufe umfasst (Oelke, 2001). Wie das Nürnberger Modell ansatzweise zeigt, wird ein geeignetes Begriffsraster bestehen aus patientenseitig definierten Pflegebedürfnissen, aus professionsseitig anerkannten systematisch-methodischen Handlungsformen (Prozesshandeln, Bedarfsfeststellung, Qualitätssicherung, interprofessionelle Koordination) sowie aus organisationsbezogenem Handeln (Fort- und Weiterbildung, Leistungserfassung, Management und Finanzierung).

Das vom Caritasverband für das Bistum Essen geförderte und vom Institut für Pflegewissenschaft an der Universität Bielefeld wissenschaftlich begleitete Modell einer Gemeinsamen Grundausbildung in der Alten-, Kranken- und Kinderkrankenpflege zielt auf beide Reformaspekte, den Struktur- und den Inhaltsaspekt (Oelke, 2001). Die Umsetzung des Modells wird an ausgewählten Ausbildungseinrichtungen in Nordrhein-Westfalen vorbereitet. Nach einer mehrstufigen Prüfung durch Praxis und Wissenschaft hat die Projektgruppe insgesamt vier Teil-Curricula entwickelt. Das Kernstück ist eine gemeinsame Grundstufe, die rund 70% der Gesamtausbildung umfassen soll und zwei Jahre dauert. Darauf baut die Spezialisierungsstufe auf. Für die Schüler bestehen Wahlmöglichkeiten zwischen fünf Schwerpunkten (alte Menschen, Kinder, chronisch Kranke und körperlich Behinderte, akut Kranke sowie psychisch Kranke und geistig Behinderte). Mit diesen Schwerpunkten wird die als veraltet angesehene Fachgliederung der Pflegeberufe überwunden. Während in der Grundstufe die Lehrinhalte für alle Schüler identisch sind, überwiegen in der Spezialisierungsstufe die schwerpunktbezogenen Inhalt (ca. 80%), analog gehen die gemeinsamen Lehrinhalte auf rund 20% zurück (Oelke, 2001).

Welchen Weg beschreitet das Modell bei der Neugestaltung der Ausbildungsinhalte in den Kernfächern? Die Teil-Curricula sind nach vier fächerintegrativen Lernbereichen aufgebaut. Der vom Stundenumfang umfangreichste Lernbereich heißt

(1) Pflegerische Kernaufgaben. Die übrigen Lernbereiche sind (2) Pflege von Menschen in besonderen Lebenssituationen und Problemlagen, (3) Klientel und Rahmenbedingungen von Pflege sowie (4) Berufliche und persönliche Situation der Pflegenden (Oelke, 2001; vgl. Tabelle 3). Bewusst wurde eine Begriffssystematik gewählt, der berufliche Leistungen der Pflege zugrunde liegen und nicht, wie es bei den Aktivitäten des Lebens oder den „Funktionellen Verhaltensmustern" der Fall ist (vgl. oben), menschliche Grundbedürfnisse des Patienten.

Die aus den Ansätzen von Dienstleistungstheorie sowie der Gesundheits- und Pflegetheorie extrahierten Zieldimensionen der Patientenzentriertheit, des eigenständigen Beitrages der professionellen Pflege zu Heilung und Wohlbefinden des Patienten sowie die Erhaltung der Qualität des Arbeitslebens können mit dieser Neubestimmung der Ausbildungsinhalte erreicht werden. Dies gilt ebenso für die von der Autorin genannten unterrichtspädagogischen und didaktischen Prämissen, insbesondere Problemorientierung und Ausbildung professionsspezifischer Handlungskompetenzen (Oelke, 2001).

4 Schlussfolgerungen

Der vorliegende Beitrag gibt eine Situationsbeschreibung des aktuellen Standes der Reform der Berufsausbildung in der Pflege. In einem ersten Schritt wurden die Vorschläge zur Neuordnung der Ausbildungsstruktur diskutiert. Es zeigte sich, dass über das Ziel, nämlich die Ablösung der zersplitterten Ausbildungszweige durch eine sogenannte generalistische Ausbildung weitgehend Einigung herrscht. Der Weg dorthin ist jedoch voller Hindernisse, da eine Vielzahl von Gesetzen, Finanzierungsgegebenheiten und Organisationsinteressen tangiert sind. Überdies wird die Strukturreform dadurch erschwert, dass die Befürworter der Reform, die Pflegeberufsverbände, die Belange der Pflegeprofession unterstützenden Vereinigungen sowie die Wissenschaft, vergleichsweise geringen Einfluss auf die gesundheitspolitischen Entscheidungsträger Bund und Länder, Kassen, Einrichtungen und deren Verbände haben.

Der zweite Schritt galt der Reform der Ausbildungsinhalte der Pflege- und Gesundheitsberufe. Aus den Ansätzen der personenbezogenen Dienstleistungstheorie sowie der Gesundheits- und Pflegetheorie wurden wissenschaftliche Kriterien entwickelt. Mit deren Hilfe wurden die vorliegenden Reformmodelle bewertet. Der Schlüssel zur inhaltlichen Neuordnung der Ausbildung liegt in einem geeigneten Kategorien- und Begriffssystem zur Benennung der zu vermittelnden Wissensbereiche und Kompetenzen. Das Begriffssystem, mit dem die Berufsgruppe bisher ihr professionelles Handeln beschrieb und das in Gesetzestexten benutzt wurde, um das berufliche Handlungsfeld zu kennzeichnen, ist in hohem Maße unzulänglich. Es reduziert berufliche Pflege auf handwerklich-technische Verrichtungen und auf ärztliche Assistenztätigkeit. In Deutschland existiert bislang kein adäquates Begriffssystem, das Pflege erfassen kann als personenbezogene Dienstleistung, als individualisierende Beziehungsarbeit mit dem Ziel der Lösung komplexer Probleme des Patienten, die sich auf seine Lebensaktivitäten, seine Krankheitssymptome, seine kognitiven und emotionalen Ressourcen zur Bewältigung seiner Situation beziehen.

Anhand von zwei Modellcurricula konnte gezeigt werden, welche Anforderungen ein geeignetes Begriffsraster erfüllen muss, um eine berufsangemessene Kennzeichnung der Handlungsbereiche und Qualifikationen für Pflege und Gesundheitsförderung zu erreichen. Darin werden zum einen die „Funktionellen Verhaltensmuster" („Health Patterns") nach Gordon eingehen, die die Patientenbedürfnisse und Problemlagen klassifizieren, und die eine Grundlage des professionellen Pflegehandelns bilden. Darin werden zum anderen die Kompetenzen und Leistungen der Berufsangehörigen eingehen, die in der Anwendung systematisch-methodischer Handlungskonzepte professioneller, wissenschaftlich fundierter Pflege bestehen. Diese beziehen sich auf Prävention, Akutpflege, Pflege chronisch Kranker und Behinderter, Nachbetreuung und Rehabilitation für Patienten in verschiedenen Lebensphasen und Problemsituationen in ambulanten, stationären, gemeinde- oder betriebsbezogenen Settings. Sie beziehen sich unmittelbar auf den Patienten, aber auch mittelbar auf die Rahmenbedingungen der Versorgung, also auf Qualitätssicherung und Leistungserfassung, auf Administration, Management und Organisationsleitung. Außerdem sollte das Begriffssystem Kompetenzen und Praktiken erfassen, die dazu dienen, die Arbeitskraft der Professionellen im Sinne der Erhaltung der Qualität des Arbeitslebens zu erhalten und zu fördern.

Literatur

Badura, B. (Hrsg.). (1981). *Soziale Unterstützung und chronische Krankheit. Zum Stand sozialepidemiologischer Forschung*. Frankfurt/M.: Suhrkamp.
Badura, B. & Feuerstein, G. (1994). *Systemgestaltung im Gesundheitswesen. Zur Versorgungskrise der hochtechnisierten Medizin und den Möglichkeiten ihrer Bewältigung*. Weinheim: Juventa.
Benner, P. & Wrubel, J. (1997). *Pflege, Stress und Bewältigung*. Bern: Huber.
Bruggen, H. van der (2000). *Pflegeklassifikationen*. Bern: Huber.

Bundesgesetzblatt (2000). *Gesetz über die Berufe in der Altenpflege (Altenpflegegesetz – AltPflG) sowie zur Änderung des Krankenpflegegesetzes* (BGBl I, S. 1513). Bonn: Eigenverlag.

DBfK (Deutscher Berufsverband für Pflegeberufe) (1997). *Berufsbild Altenpfleger(in), Kinderkrankenschwester/-pfleger, Krankenschwester/-pfleger, Krankenpflegehelfer(in)*. Eschborn: DBfK.

Dielmann, G. (1995). Die Aus- und Weiterbildung in der Krankenpflege und ihre Stellung im Bildungssystem der Bundesrepublik Deutschland. In S. Sinkkonen & K. Hornetz (Hrsg.), *Kranken- und Gesundheitspflege in Finnland und Deutschland* (S. 93-100). Frankfurt/M.: Mabuse.

Deutscher Pflegerat (DPR) (Hrsg.). (1998). *Pflegerischer Fortschritt und Wandel. Basispapier zum Beitrag „Wachstum und Fortschritt in der Pflege" im Sondergutachten des Sachverständigenrates für die Konzertierte Aktion im Gesundheitswesen*. Wuppertal: Eigenverlag.

Eckhardt-Abdullah, R. & Nitsch, C. (2000). *Fachliche und rechtliche Angemessenheit der Praxis der Pflegedokumentation*. (Unveröffentlichter Zwischenbericht eines studentischen Forschungsprojekts). Halle: Martin-Luther-Universität Halle-Wittenberg, Institut für Gesundheits- und Pflegewissenschaft.

Eichhorn, S. (1967). *Krankenhausbetriebslehre. Band 1*. Stuttgart: Kohlhammer.

EU-Kommission (1997). *Beratender Ausschuss für die Ausbildung in der Krankenpflege, Europäische Kommission, GD XV: Bericht und Empfehlungen zur Ausbildung der für die Allgemeine Pflege verantwortlichen Krankenschwestern und Krankenpfleger in der Europäischen Union*. (Dokument XV/E/9432/7/96-DE). Brüssel: EU.

EU-Kommission (1998). *Beratender Ausschuss für die Ausbildung in der Krankenpflege, Europäische Kommission, GD XV: Bericht und Empfehlungen zur verlangten Fachkompetenz der für die Allgemeine Pflege verantwortlichen Krankenschwestern und Krankenpfleger in der Europäischen Union*. (Dokument XV/E/8481/4/97-DE). Brüssel: EU.

Evers, G.C.M. (1997). *Theorien und Prinzipien der Pflegekunde*. Berlin: Ullstein Mosby.

Evers, G.C.M. (2000). Klinische Pflegeforschung. *Pflege, 13*, 133-138.

Gordon, M. & Bartholomeyczik, S. (2001). *Pflegediagnosen*. München: Urban & Fischer.

Hellige, B. & Holler, G. (1994). *Leitfaden zur Neuordnung des Pflegedienstes*. Baden-Baden: Nomos.

Hennig, A. & Kaluza, J. (1995). *Krankenschwester Ost*. Berlin: Trafo.

Igl, G. (1998). *Öffentlich-rechtliche Grundlagen für das Berufsfeld Pflege im Hinblick auf vorbehaltene Aufgabenbereiche*. Eschborn: Arbeitsgemeinschaft Deutscher Schwesternverbände und Pflegeorganisationen (ADS).

Johnson, M., Bulechek, G. & McCloskey, A. (Eds.). (2001). *Nursing diagnosis outcomes and interventions: NANDA, NOC and NIC Linkages*. St. Louis: Mosby.

Krüger, H. & Rabe-Kleberg, U. (1996). Pflegewissenschaft als universitäre Ausbildung. In H. Krüger, G. Piechotta & H. Remmers (Hrsg.), *Innovation der Pflege durch Wissenschaft* (S. 11-32). Bremen: Altera.

Küpper, G. (1996). *Weibliche Berufskarrieren in der stationären Krankenpflege.* Bielefeld: Kleine.

Landenberger, M. (1998). *Innovatoren des Gesundheitssystems. Handlungspotentiale von Pflegeorganisationen und Pflegeberufen durch die Gesundheitsreformgesetzgebung.* Bern: Huber.

Landenberger, M. (2002). *Entwicklung, Umsetzung und Evaluierung eines Qualitätssicherungsmodells für die Pflege hämatologisch-onkologischer Patienten.* Halle: Martin-Luther-Universität Halle-Wittenberg, Institut für Gesundheits- und Pflegewissenschaft (in Vorbereitung).

Landenberger, M. & Ortmann, J. (1999). *Pflegeberufe im europäischen Vergleich. Expertise zur Verbesserung der Berufs- und Ausbildungssituation in der Alten-, Kranken- und Behindertenpflege.* Berlin: Senatsverwaltung für Arbeit, Berufliche Bildung und Frauen.

Lauterbach, K.W. & Lüngen, M. (2000). Neues Entgeltsystem nach US-Muster. *Deutsches Ärzteblatt, 97,* 444-447.

Mortensen, R.A. (1999). *ICNP and telematic application for nurses in Europe.* Amsterdam: IOS-Press.

Oelke, U. (2001). Umsetzung und Evaluation des Curriculums. In Caritasverband für das Bistum Essen (Hrsg.), *Gemeinsame Grundausbildung in der Alten-, Kranken- und Kinderkrankenpflege* (S. 23-61). Essen: Caritasverband.

Oevermann, U. (1996). Theoretische Skizze einer revidierten Theorie professionalisierten Handelns. In H.A. Combe & H.W. Helsper (Hrsg.), *Pädagogische Professionalität* (S. 70-182). Frankfurt/M: Suhrkamp.

Orem, D.E. (1997). *Strukturkonzepte der Pflegepraxis.* Berlin: Ullstein Mosby.

Rennen-Allhoff, B. & Bergmann-Tyacke, I. (2000). *Lehrerinnen und Lehrer für Pflegeberufe in Europa.* Bern: Huber.

Robert Bosch Stiftung (Hrsg.). (1992). *Pflege braucht Eliten. Denkschrift.* Gerlingen: Bleicher.

Robert Bosch Stiftung (Hrsg.). (1996). *Pflegewissenschaft: Grundlegung für Lehre, Forschung und Praxis. Denkschrift.* Gerlingen: Bleicher.

Robert Bosch Stiftung (Hrsg.). (2000). *Pflege neu denken.* Stuttgart: Schattauer.

Roper, N., Logan, W.W. & Tierney, A.J. (1983). *Using a model for nursing.* Edinburgh: Curchill Livingstone.

Schaarschmidt, H. (2002). *Vernetzungsansätze und Kooperationsmodelle.* In S. Dieffenbach, M. Landenberger & G. van der Weiden (Hrsg.), *Kooperation in der Gesundheitsversorgung* (S. 91-148). Weinheim: Luchterhand.

Schaeffer, D. (1994). Zur Professionalisierung von Public Health und Pflege. In D. Schaeffer, M. Moers & R. Rosenbrock (Hrsg.), *Public Health und Pflege* (S. 103-126). Berlin: Sigma.

Schaeffer, D. (1999). Entwicklungsstand und -herausforderungen der bundesdeutschen Pflegewissenschaft. *Pflege, 12,* 141-152.

Schöning, B. & Luithlen, E. (1993). *Pflege-Personalregelung.* Stuttgart: Kohlhammer.

Schütze, F. (1996). *Organisationszwänge und hoheitsstaatliche Rahmenbedingungen im Sozialwesen*. In H.A. Combe & H.W. Helsper (Hrsg.), *Pädagogische Professionalität* (S. 183-275). Frankfurt/M.: Suhrkamp.

Schwarzmann, B. (1999). Grund- und Behandlungspflege – Zwei Begriffe mit weitreichenden Folgen für die berufliche Pflege. *Pflege, 12*, 118-124.

Sieger, M. (Hrsg.). (2001). *Pflegepädagogik. Handbuch zur pflegeberuflichen Bildung*. Bern: Huber.

Wagner, F. & Osterbrink, J. (2001). *Integrierte Unterrichtseinheiten*. Bern: Huber.

Professionalisierung der Pflege

Doris Schaeffer

Zusammenfassung

In den vergangenen Jahren begann mit unerwartet hoher Dynamik die Akademisierung der Pflege. Innerhalb von nur fünf Jahren entstand ein großes Netz an Pflegestudiengängen. Zusätzlich hielt Pflegewissenschaft Einkehr in die Hochschullandschaft. Damit verbunden begann der Aufbau einer in der bundesdeutschen Wissenschaftslandschaft neuen wissenschaftlichen Disziplin. Mit der Etablierung von Pflegewissenschaft schickt Deutschland sich an, in einen Prozess nachholender Modernisierung einzutreten. International ist Pflegewissenschaft seit langem eine eigenständige und ausdifferenzierte wissenschaftliche Disziplin und verfügt über eine langjährig gewachsene Tradition als Gesundheits*profession*. Die bundesdeutsche Pflege ist erst jüngst – mit der nunmehr begonnenen Akademisierung – in einen Professionalisierungsprozess eingetreten, dessen Chancen allerdings offen sind, unter anderem weil er sich in Zeiten weitgreifender Umbrüche im Gesundheitswesen und unter den Bedingungen der Ökonomisierung vollzieht. In den nachfolgenden Ausführungen wird zunächst die Frage aufgeworfen, welche inhaltlichen Implikationen mit Professionalisierungsprozessen verbunden sind, wie der Stand des bislang Errrechten einzuschätzen ist und welche Herausforderungen sich stellen, soll dem Unterfangen „Professionalisierung" Gelingen beschert sein. Dabei wird gezeigt, dass die Professionalisierungschancen der Pflege auch, aber nicht einzig davon abhängen, ob sie die traditionalen Merkmale professionellen Handelns auszubilden vermag, sondern auch davon, welche Strategie sie wählt, um zu einer Neupositionierung im professionellen Komplex zu gelangen, wie sie sich in den sich unweigerlich einstellenden Umverteilungs- und Machtprozessen mit anderen Gesundheitsprofessionen zu behaupten und ebenso, inwieweit sie mit innnovativen Lösungen für bislang ungelöste Gesundheitsprobleme aufzuwarten vermag.

1   Einleitung

Noch zu Beginn des letzten Jahrzehnts wurde das bundesdeutsche Gesundheitswesen – und so auch die Pflege – als reformunwillig charakterisiert (Rosewitz & Webber, 1990; Schwartz & Busse, 1994). Sie schienen ziemlich unberührt vom gesellschaftlichen Wandel zu bleiben und sich mit hohem Beharrungsvermögen gegen Veränderungsversuche zu behaupten. All das gehört mittlerweile der Vergangenheit an. Im Gesundheitswesen sind wir inmitten weitgreifender und von Turbulenzen und Hürden begleiteter Umstrukturierungen. Stichworte wie „integrierte Versorgung", „Qualitätssicherung und -entwicklung", Einführung von „Diagnosed Related Groups" (DRGs) markieren diesen Prozess. In der Pflege wiederum wird auf allen Ebenen am Umbau dieses größten und traditionsreichen Gesundheitsberufs gearbeitet. Im Zuge dessen hat sich die Pflege von der Rolle als „Heilhilfsberuf im Schatten des Arztes" (Grauhan, 1990) verabschiedet und ist den Weg in die Professionalisierung und Autonomisierung angetreten. Dieser Prozess vollzieht sich allerdings unter veränderten ökonomischen Bedingungen und dieser Situation wohnen Chancen und Risiken inne: Die fiskalische Krise des Wohlfahrtsstaates und die in seiner Folge angestoßenen Strukturreformen eröffnen einerseits Spielräume für Professionalisierungs- und Autonomisierungsprozesse, andererseits bergen sie – ausgelöst durch die mit ihnen einhergehende Ökonomisierung – neue und andere De-Autonomisierungsgefahren in sich. Von großer Wichtigkeit ist daher, sich immer wieder der Zielvisionen zu vergewissern, damit diese in den Turbulenzen, welche die aktuelle Situation im Gesundheitswesen mit sich bringt, nicht unversehens verloren gehen. Damit ist die Absicht der folgenden Ausführungen dargelegt: Zunächst wird gefragt, was Professionalisierung heißt, dann erfolgt eine Standortbestimmung und abschließend wird die Frage der Professionalisierungsstrategie diskutiert. Zunächst zu den definitorischen Merkmalen von Professionen und Professionalisierungsprozessen.

2 Professionalisierung

Gemeinhin werden Professionen als Dienstleistungsberufe besonderer Art begriffen, die praktisches Handeln unter dem Anspruch von *Erklärung* betreiben (Hartmann, 1972), autonom organisiert sind und über eine besondere *gesellschaftliche Stellung* verfügen. Diese ist der Funktion der Professionen geschuldet, denn gesellschaftlich betrachtet haben sie die Aufgabe, den Fortbestand der Gesellschaft auf der Wertebene sicherzustellen und diese damit vor Selbstdestruktionsprozessen zu bewahren (Parsons, 1968; Parsons, 1980). Vor allem drei Merkmale kennzeichnen ihr Handeln:

Erstens, Professionen erbringen *zentralwertbezogene Leistungen* und gewährleisten die Realisierung von wichtigen, für die Aufrechterhaltung der Gesellschaft relevanten Werten. Dazu gehören Recht, Wahrheit, Moral, Konsens und eben auch Gesundheit – jene Wertuniversalie, zu deren Sicherung sich auch die Pflege ebenso wie andere Gesundheitsprofessionen verpflichtet fühlt.

Bemerkenswert ist ein Weiteres: Weil die Professionen für die Wertregulation der Gesellschaft zuständig sind, folgt professionelles Handeln herkömmlicherweise nicht den Geboten der Profitmaximierung. Zwar dient es auch der Sicherung von

Lebenseinkommen, doch dominiert die Bindung an das gesellschaftliche Gemeinwohl – und damit Uneigennützigkeit – es vor allen anderen Gesichtspunkten (Dewe & Otto, 1984).

Ein *zweites* Merkmal besteht darin, dass Professionen die Kontrolle über die Beurteilung ihrer Leistungen und die Standards ihrer Berufsausübung *selbst* obliegt. Kontrollautonomie erstreckt sich dabei auf zweierlei; sie meint zum einen *organisatorische Unabhängigkeit* von staatlichen Instanzen, beschäftigenden Organisationen und – das ist derzeit besonders zu betonen – auch vom Markt. Mit der Abhängigkeit von Marktmechanismen droht diese Autonomie verlustig zu gehen; ebenso freilich die Gemeinwohlorientierung.

Kontrollautonomie bedeutet zum anderen *Unabhängigkeit von der Leistungsbeurteilung durch die Klienten* (Daheim, 1992; Rüschemeyer, 1972). Sie begründet sich aus dem hohen Grad an fachlicher Kompetenz professioneller Berufe, weshalb die Klienten als „Laien zur Beurteilung professioneller Arbeit kaum in der Lage" gelten (Rüschemeyer, 1972, S. 162). Sie ist aber zugleich auf die besondere Situation der Klienten/Patienten zurückzuführen: Wenn sie sich an eine professionelle Instanz wenden, befinden sie sich gemeinhin in einer Notsituation, die sie allein nicht zu bewältigen vermögen. Sie sind folglich nicht kompetenter Akteur ihrer Situation, in ihrem Urteilsvermögen eingeschränkt und daher in besonderem Maß der Gefahr der Ausnutzung ausgesetzt. Professionen werden deshalb stellvertretend für sie tätig (Oevermann, 1981), regulieren die allein nicht zu bewältigende Problemsituation und dies unter Wahrung ihrer Schutzfunktion: also des Schutzes der Klienten/Patienten vor der Ausnutzung ihrer problematischen Lage (Parsons, 1965).

Zu ergänzen ist, dass Kontrollautonomie nicht etwa mit Kontrolllosigkeit einhergeht. Da aber die gemeinhin üblichen Formen sozialer Kontrolle – etwa bürokratische Überwachung und Leistungsbeurteilung durch Nachfrager – für professionelles Handeln nur begrenzt tauglich sind, ist es durch andere, nämlich professionsintern regulierte Kontrollformen gekennzeichnet. Dazu gehören Verpflichtung auf den professionellen Berufsethos (und auf Berufsstandards), individuelle Selbstkontrolle, Kollegenkontrolle und Kontrolle durch Standesorgane.

Als *Drittes* ist die *inhaltliche Autonomie* anzuführen. Angesprochen ist die Tatsache, dass professionelles Handeln auf *eigenen* wissenschaftlichen und praktischen Instrumenten basiert, die für die Lösung der an die Professionen herangetragenen Probleme genutzt und fallangemessen angewandt werden. Ihm liegt somit eine eigenständige wissenschaftliche und damit allgemeingültige Wissensbasis zugrunde – Rogers (1997) spricht von einem eigenen „body of knowledge". Dieser Wissenskorpus und die Kompetenz, ihn problem- und fallangemessen einzusetzen, wird in akademischen Ausbildungen angeeignet. Professionen gelten deshalb auch als akademische Berufe.

Diese drei Merkmale Zentralwertbezug, Autonomie der Kontrolle und Basierung auf eigenständigem wissenschaftlichen Wissen machen den Kernbestand professionellen Handelns aus. Professionalisierung meint in dieser Perspektive nicht mehr und nicht weniger als den Prozess des Erwerbs dieser Merkmale.[1] Im Folgenden wird versucht, die gegenwärtige Situation der Pflege zunächst formal – entlang den genannten Kriterien zu charakterisieren und auf diese Weise zu einer Standortbestimmung zu gelangen.

3   Standortbestimmung

Nach langem und zähen Ringen wurde zu Beginn des letzten Jahrzehnts mit der Einrichtung akademischer Ausbildungsmöglichkeiten in der Pflege begonnen, womit ein wichtiger Schritt in Richtung Professionalisierung und Autonomisierung erfolgt ist. Bis dahin konnte von Eigenständigkeit der Pflege nicht die Rede sein. Nach einer sehr langen vorberuflichen Tradition wurde die Pflege im 19. Jahrhundert dezidiert als ärztliche Assistenztätigkeit neu konzipiert, wurde dabei zur „unentbehrlichen und geschätzten Hilfskraft des Arztes" (Blum, 1917 in Steppe, 1994, S. 46), wobei die Mediziner es verstanden – wie Steppe mehrfach aufzeigt (1989, 1994) – das karitative Element des Dienstes am Nächsten in den Dienst am Arzt umzuwandeln, der das Monopol auf die Behandlung von Gesundheitsproblemen beansprucht(e). Die enge Umarmung durch die Medizin hatte zur Folge, dass die Pflege zusehends in Sprachlosigkeit versank und sie parallel dazu ihres Propriums – des Eigenen und Besonderen der Pflege – verlustig ging. Spätestens seit Mitte/Ende der 1980er-Jahre ist diese Konstruktion – Pflege als ärztliche Assistenztätigkeit – nicht mehr konsensfähig. Seither wurde der lange Zeit von der Pflege mitgetragene Alleinvertretungsanspruch der Medizin für Gesundheitsfragen aufgekündigt und unter Unterstützung der anfänglich noch zögernden Berufsorganisationen der Weg in die Eigenständigkeit und Professionalisierung gesucht (Schaeffer, Moers & Rosenbrock, 1994). Es wurden Pflegestudiengänge eingerichtet und mit dem Aufbau von Pflegewissenschaft begonnen.

---

[1]   Deprofessionalisierung hingegen bezeichnet den Verlust dieser Merkmale.

Damit begann sich eine Veränderung zu vollziehen, die mittlerweile große Schubkraft entfaltet hat. Um dies zu veranschaulichen, sei erwähnt, dass in den letzten fünf bis acht Jahren circa 50 Pflegestudiengänge entstanden sind, mehrheitlich an Fachhochschulen. Dies zeigt, dass die Akademisierung der Pflege rasch voranschreitet und das ist ein großer und angesichts des langen Vorlaufs überraschender Erfolg, mit dem die Behebung eines großen internationalen Entwicklungsrückstands erfolgt (vgl. auch Landenberger, in diesem Band).

So erfreulich diese Entwicklung ist, darf nicht unterschlagen werden, dass noch etliche Aufgaben der Bewältigung harren. So ist die Grundausbildung in der Pflege bislang völlig aus der Akademisierung ausgenommen. Und der großen Bereitschaft, Pflegestudiengänge an Fachhochschulen einzurichten, steht gegenüber, dass der universitäre Ausbau von Pflegewissenschaft nur zögerlich voranschreitet und an politischen Hürden strandet. Er ist jedoch unerlässlich, um die mit der Akademisierung aufgeworfenen Herausforderungen auf wissenschaftlicher Ebene zu bearbeiten und auch, um Pflegewissenschaftlern den Weg zu Promotionen und Habilitationen zu eröffnen – nicht etwa damit Pflegende die Haube gegen den Doktorhut eintauschen, wie oft sarkastisch unterstellt wird, sondern damit wissenschaftlicher Nachwuchs zukünftig aus eigenen Reihen rekrutiert werden kann und nicht weiter professionsfremd ausgebildet werden muss. Auch was die Schaffung eines eigenständigen Wissenskorpus und eigener wissenschaftlicher und praktischer Instrumente anbetrifft, ist die Entwicklung erst am Anfang (Schaeffer, 1999; Schaeffer, Moers & Steppe, 1997). Das ruft in der Praxis gegenwärtig eine ganze Reihe an Problemen hervor. Beispiele dafür sind etwa die Begutachtungspraxis im Rahmen der Pflegeversicherung, die auf einem Assessmentverfahren aufbaut, dem ein pflegewissenschaftliches Konzept fehlt, ebenso die Begutachtungsrichtlinien, die Pflege aller Professionalisierungsbemühungen zum Trotz erneut auf in Detail zerlegbares handwerkliches Handeln reduzieren oder aber die Qualitätsentwicklungsdebatte, in der sich ebenfalls empfindlich bemerkbar macht, dass es für viele der dabei anzugehenden Fragen noch an pflegewissenschaftlichen Grundlagen mangelt.

In der Summe aber kann trotz der Vielzahl an noch zu bewältigenden Herausforderungen konstatiert werden, dass in den letzten Jahren auf wissenschaftlicher Ebene enorme Fortschritte erreicht worden sind und pflegewissenschaftliches Denken zusehends in die Pflege Einkehr hält.

Betrachten wir nun *Kontrollautonomie*, mit ihren beiden Aspekten organisatorische Autonomie und Unabhängigkeit der Leistungsbeurteilung. Aufgrund der Kürze des eingeleiteten Veränderungsprozesses ist diese noch relativ gering ausgebildet.

Ein Vergleich mit Ländern mit langjähriger Professionalisierungstradition in der Pflege bezeugt allerdings die vorhandenen Potenziale. Dort ist die Pflege mittlerweile in hohem Maß organisationsautonom. In den USA beispielsweise leitet sie selbständig gesundheitsversorgende Einrichtungen, hat eigenständig Zugang zu Patienten, ist selbst für die Einschätzung und Beurteilung des Bedarfs ihrer Klientel zuständig und bestreitet weite Teile der Patientenversorgung – auch solche, die hierzulande in den Bereich der Medizin fallen.

Formal betrachtet ist auch die bundesdeutsche Pflege in manchen Bereichen relativ organisationsautonom – so etwa im Krankenhaus. Dort war sie bislang professionsspezifisch zugeordnet und stand gleichberechtigt neben der Medizin und der Administration. Im Alltag aber war ihr kaum Autonomie zuerkannt: hatte sie zuarbeitende Funktionen für die Medizin und waren ihre Handlungsbedingungen zumeist nicht nach eigenen Kriterien strukturiert, sondern ebenfalls stark durch die Erfordernisse medizinischen Handelns bestimmt (Schaeffer, 1994). Zur Veränderung dessen ist in den vergangenen Jahren viel Innovation erprobt worden: So wurden vielerorts neue Pflegekonzepte und -modelle eingeführt (Zimmer-, Gruppen-, Bezugspflege etc.) und im Zuge dessen auch die Handlungsbedingungen der Pflege eigenen Gesichtspunkten folgend verändert. Gleichzeitig aber machen sich gegenläufige Entwicklungen breit. Gerade auf der Leitungsebene wird der Pflege zur Zeit die organisatorische Unabhängigkeit streitig gemacht. Nicht minder bedenklich stimmen andere Entwicklungen: So haben die Budgetierung und der Bettenabbau im Krankenhaus zur Folge, dass der Personalbestand in der Pflege derzeit drastisch reduziert wird. Stellenweise ist er bereits jetzt auf ein längst der Vergangenheit angehörig geglaubtes Niveau gesunken. Durch die damit einhergehende Verdichtung der Arbeitabläufe sind bereits jetzt viele in mühsamer Kleinarbeit begonnene Innovationen pflegerischer Handlungsbedingungen gefährdet.

Auch hier sind also etliche Herausforderungen zu bewältigen, wobei einerseits zu verhindern ist, dass vorhandene Autonomiespielräume weiter beschnitten werden und andererseits ein höheres Maß an organisatorischer Unabhängigkeit zu erzeugen ist. Um die Dringlichkeit dessen zu unterstreichen, sei ein anderes Aufgabengebiet herangezogen: die ambulante Pflege. Es ist keine Seltenheit, dass die Leitung ambulanter Pflegedienste nicht der Pflege, sondern der Sozialarbeit obliegt. Ohne der Sozialarbeit zu nahe treten zu wollen, ist hier dringend eine Veränderung geboten, wobei darauf zu achten ist, dass die Sozialarbeiter nicht unversehens gegen Betriebswirtschaftler ausgetauscht werden – um einen anderen aktuellen Trend aufzugreifen. Ambulante Pflegedienste müssen zukünftig von Pflegewissenschaftlern mit Managementkompetenz geleitet werden. Das ist nicht nur mit Blick auf die Frage der Professionalisierung zu betonen, sondern auch auf die gerade diesem Bereich innewohnenden immensen Herausforderungen in der Pflege, die zu einem Großteil konzeptioneller Art sind und daher pflegewissenschaftlicher Expertise bedürfen.

Mit Blick auf die *Klientenautonomie*, das heißt die Unabhängigkeit von der Leistungsbeurteilung durch die Nutzer professioneller Dienstleistungen, stellt sich die Situation folgendermaßen dar. Da die Erarbeitung eigenständigen wissenschaftlichen Theorie- und Praxiswissens noch in den Anfängen begriffen ist, steht sie zwangsläufig noch auf relativ schwachen Füßen. Hier wird es in den nächsten Jahren zweifellos zu Veränderungen kommen. Gleichzeitig zeichnen sich auch an dieser Front gegentendenzielle Entwicklungen ab. Angespielt ist auf den gesundheitspolitischen Willen, das bundesdeutsche Gesundheitswesen zu einem konsumentenorientierten Gesundheitswesen umzustrukturieren, wie mit dem Pflegeversicherungsgesetz angestoßen. Einerseits birgt diese Entwicklung die Chance in sich, ein höheres Maß an Patientenorientierung zu realisieren, wie es seitens der Pflege seit Jahrzehnten gefordert wird. Andererseits wohnen ihr Risiken inne, indem die nunmehr zum Kunden deklarierten Patienten zum Kontrolleur erbrachter Leistungen erhoben werden, wie wir es in der ambulanten Pflege schon vorfinden.

Aus professionstheoretischer Sicht ist diese Entwicklung zwiespältig, weil sie die (Klienten-)Autonomie der Pflege empfindlich mindert und übersehen wird, dass Patienten sich von Kunden anderer personenbezogener Dienstleistungen dadurch unterscheiden, dass sie in ihrer Souveränität und somit auch ihrer Urteilsfähigkeit eingeschränkt sind (Schaeffer, 2001). Zwar vermögen sie subjektive Befindlichkeitsurteile zu fällen und diese sollten in der Tat mehr Gehör und Berücksichtigung finden. Fachliche Leistungsbeurteilungen vermögen sie indes nicht abzugeben und sind aufgrund ihrer Souveränitätseinschränkungen zudem – wie erwähnt – der Gefahr der Ausnutzung ausgesetzt. Jeder, der beispielsweise mit der Pflege alter Menschen und hier insbesondere demenziell Erkrankter oder generell Schwerstkranker befasst war, wird wissen, was gemeint ist. Gerade vulnerable Patientengruppen wie diese benötigen eine Schutzinstanz, die Sorge dafür trägt, dass unter dem Vorzeichen von Hilfe erfolgende Übergriffe auf die Person vermieden werden und sie ihrem Bedarf und ihren Bedürfnissen gemäß betreut werden. Wie andere Gesundheitsprofessionen auch, ist die Pflege eine solche Schutzinstanz und benötigt für die Wahrnehmung dessen angemessene Bedingungen. Das heißt freilich nicht, dass das Handeln der Pflege nicht optimierbar sei. Der Weg dahin führt allerdings nicht über externe Leistungskontrolle, sondern über bessere interne Kontrolle bzw. handlungsleitende professionelle Standards und vor allem über Qualifizierung und Schaffung stimmiger Rahmenbedingungen. Hier nach Möglichkeiten der Kurskorrektur zu suchen, scheint sowohl im Interesse der Professionalisierung der Pflege als auch im Interesse der Patienten unerlässlich.

Als Letztes sei in diesem Kontext die Frage des *Zentralwertbezugs* erörtert. Sie scheint auf den ersten Blick weitgehend klar zu sein. Die Pflege war und ist einer der traditionsreichsten Gesundheitsberufe und somit dem Erhalt und der (Wieder-)Herstellung von Gesundheit und gesundheitlichem Wohlbefinden verpflichtet. Auch Gemeinwohlorientierung und Altruismus gehören historisch betrachtet zum Standard pflegerischen Handelns. Allerdings ist durch die Einkehr von Marktmechanismen eine Schieflage eingetreten: Seither gewinnen Kosten- und Profitmaximierungsgesichtspunkte an Gewicht und dem Charakter nach stehen sie in Konflikt mit dem professionellen Ethos der Gemeinnützigkeit. Diese Entwicklung birgt Deprofessionalisierungstendenzen in sich, die gegenwärtig keine Gesundheitsprofession verschont lassen. Auf der Ebene professionellen Alltagshandelns führt sie zu einem kaum lösbaren Orientierungsdilemma, das sich auf die Frage reduzieren lässt: Wem hat die Sorge zu gelten? Dem Patienten/Klienten oder dem Budget? Anders gesagt: Kann der Erfolgsparameter noch darin bestehen, dass für den einzelnen Patienten das Bestmögliche getan wurde oder wird er sich nunmehr daran bemessen, inwiefern Aufgaben optimal im Interesse des Budgets erfüllt wurden? Dieser Interessenkonflikt zwischen finanziellen Vorgaben und professionellen Ansprüchen ist auch der Pflege wohlvertraut. Gravierender noch ist, dass die voranschreitende Ökonomisierung für sie zudem bedeuten könnte, von vornherein in ihren Professionalisierungspotenzialen beschnitten zu werden. Dem entgegenzusteuern, ist sicher eine der derzeit größten Herausforderungen.

Auch der erste Teil der soeben vorgenommenen Einschätzung dürfte nicht durchgängig auf ungeteilten Zuspruch treffen. Definiert sich Pflege wirklich als Gesundheitsberuf? Mag dies für die Krankenpflege zutreffen, so dürfte die Altenpflege dem vermutlich nur bedingt zustimmen. Sie versteht sich weniger als Gesundheits-, denn vielmehr als Sozialberuf und setzt entsprechend andere Aufgabenakzente. Ohne darauf an dieser Stelle inhaltlich eingehen zu wollen, scheint wesentlich, hier eine Klärung vorzunehmen und nach einem *integrierten,* die verschiedenen Bereiche umfassenden Selbst- und Aufgabenverständnis der Pflege zu suchen. Die derzeitige Zersplitterung, die sich auch in der Ausbildungssituation zeigt, dürfte sich für die Bemühungen um Professionalisierung als hinderlich erweisen. Kern dieser Klärung muss die Frage nach dem „Proprium" der Pflege sein, nach ihrem *eigenständigen* Beitrag zur Wertrealisierung, der sie von anderen Professionen unterscheidet (Schaeffer, 1994), wobei dieses ein Beitrag zur Realisierung der Wertuniversalie

„Gesundheit" sein muss, die – nebenbei bemerkt – mehr umfasst als Abwesenheit von Krankheit.

4 Zwischenbilanz

Die zurückliegende Standortbestimmung dürfte trotz ihres etwas ernüchternden Charakters gezeigt haben, dass in den vergangenen 5-10 Jahren zahlreiche Schritte in Richtung Professionalisierung zurückgelegt wurden und dabei beachtliche Erfolge zu verzeichnen sind. Zeitgleich greifen allerdings gegenläufige Entwicklungen und daraus erwachsen derzeit viele Schwierigkeiten. Dennoch aber hat die Professionalisierung der Pflege begonnen und dieses ist – wie ein Blick auf die Geschichte der Professionen bezeugt – ein nicht rückgängig zu machender Prozess. Die aufgezählten Gefahren vermögen ihn zu behindern und die Professionalisierungschancen der Pflege zu begrenzen, ihn jedoch nicht vollständig umzukehren. Damit wird sich der begonnene Wandel der Pflege fortsetzen. Soll er konstruktiv gestaltet werden, ist allerdings notwendig, Richtungs- bzw. Strategieentscheidungen zu fällen, denn bislang verlief dieser Prozess tendenziell wildwüchsig. Ihm lag kein vorgefertigter Plan und keine einheitliche Zielvision zugrunde. Diese zu entwickeln ist unerlässlich. Um daran eine Annäherung zu finden, ist es sinnvoll, die Praxis einer weitgehend professionalisierten Pflege anzuschauen. Dafür bieten sich die Vereinigten Staaten und Großbritannien an. Sie haben den größten Entwicklungsvorsprung aufzuweisen und jeweils unterschiedliche Strategien der Professionalisierung eingeschlagen.[2]

5 Unterschiedliche Professionalisierungsstrategien: die US-amerikanische und die britische Pflege

Um dies für die *USA* zu erörtern, wird auf eine empirische Studie von Patricia Benner zurückgegriffen, die sich mit dem Erwerb professioneller Pflegekompetenz befasst. Obwohl die Studie aus den 1980er-Jahren stammt, bietet sie auch noch heute wertvolle Einsichten in die Frage, was Pflegende in der Praxis alles tun und vor allem, was professionelle Pflege faktisch ist (Benner, 1984). Benner gelangt am Ende ihrer Untersuchung, die sie in Akutkrankenhäusern durchgeführt hat, zu einer Liste

---

[2] Die nachfolgenden Überlegungen gehen auf Diskussionen mit M. Moers zurück, dem an dieser Stelle mein Dank gilt.

von 31 aktuell angetroffenen unterschiedlichen Kompetenzen von Pflegenden, die sie in sieben Hauptbereichen zusammenfasst – eine Liste, die zunächst unsystematisch wirkt. Ihre Stärke liegt aber gerade darin, dass nicht normativ betrachtet wird, was Pflegende tun sollen, sondern was sie faktisch tun. Die sieben hauptsächlichen Kompetenzbereiche sind Benner zufolge:

- *Hilfe und pflegetherapeutische Unterstützung:* eine heilungsförderliche Umgebung und Beziehung schaffen, Patienten begleiten und sie befähigen, sich eigenverantwortlich am Genesungsprozess zu beteiligen, Schmerzbekämpfungsstrategien entwickeln, Angehörige unterstützen und anleiten, den Patienten durch Krisen führen, ihm neue Ziele und Perspektiven eröffnen etc.
- *Anleitende und beratende Funktionen:* Lernsituationen erkennen und schaffen, die Patienten befähigen, die Folgen ihrer Erkrankung in ihr Leben zu integrieren, Sichtweisen der Patienten nachvollziehen und ihnen Deutungen für ihre Situation und ihren Zustand anbieten, Patienten bei der Anpassung an die Krankheit anleiten, Maßnahmen erklären sowie tabuisierte Aspekte von Erkrankungen zugänglich machen.
- *Diagnostik und Monitoring:* Krankenbeobachtung, Antizipation von Verschlechterungen und möglichen Krisen, vorausschauende Sicht auf den Pflege- bzw. den Versorgungsbedarf und seine Veränderungen, Einschätzung der Bewältigungsressourcen und -potenziale des Patienten, ihn in seinen Gesundungsbestrebungen unterstützen, mögliche Widerstände erkennen und ausräumen versuchen.
- *Effektiver Umgang mit sich schnell verändernden Situationen* und ebensolches Handeln in lebensbedrohlichen Krisen: Patientenprobleme und kritische Zustände rasch erfassen, schnell Handlungsstrategien entwickeln und kompetent umsetzen, Beherrschung von Reanimationstechniken, Durchführung medizinischer Maßnahmen bis zum Eintreffen des Arztes.
- Durchführung und *Überwachung therapeutischer Maßnahmen*: i.v.-Infusionen, Medikamentengabe, Prophylaxen, Wundbehandlung.
- *Qualitätsüberwachung der medizinischen Versorgung* (!): Maßnahmen auf ihre Sicherheit überprüfen, Kontrolle unerfahrener Ärzte, Beurteilung des Behandlungsplans und eventuelle Veränderung, Ärzte zur rechten Zeit zu den notwendigen Schritten bewegen.
- *Organisation und Kooperation*: Prioritäten setzen, ein therapeutisches Team aufbauen und eine kooperative Betreuung herstellen, mit Personalmangel und raschem Personalwechsel umgehen, Kooperationskonflikte ausräumen, weitergehende Steuerung der Versorgung inklusive der dazu notwendigen Organisation und Integration.

Bei grober Beschreibung der Inhalte dieser Bereiche sind die beiden ersten unschwer als pflegerische Kompetenzen zu identifizieren. Auffällig ist jedoch, dass weniger manuelle und körpernahe Fähigkeiten, sondern „edukative" Kompetenzen im Vordergrund stehen. In der Tat entspricht dies dem professionellen Selbstverständnis der

Pflege, das allenthalben mit „nursing is teaching" umschrieben wird (National League of Nursing Education, 1997), also im weitesten Sinn edukativen und anleitenden Funktionen überaus hohes Gewicht beimisst. Die nächsten vier Bereiche beziehen sich im Kern auf medizinnahe Aufgaben, wobei auch hier ein interessanter Unterschied aufscheint, der darin besteht, dass Pflege partiell Kontrollfunktionen über die Medizin übernimmt und nicht umgekehrt. Zur Erklärung dessen muss daran erinnert werden, dass amerikanische Krankenhäuser gewissermaßen „Pflegehäuser" sind und auch, dass die Pflege in der Hierarchie der Gesundheitsprofessionen mittlerweile nahezu ranggleich mit der Medizin positioniert ist. Der letzte Bereich umfasst Management-Kompetenzen und dabei fällt die hohe Bedeutung der Kooperationsgestaltung und Versorgungssteuerung auf.

Professionelle Pflege bezieht sich in den USA also sowohl auf den Inhalt von Pflege, wie auch auf den Grad der Selbständigkeit bei der Ausübung der Tätigkeit. Sie zeichnet sich vor allem durch Übernahme vormals ärztlicher Tätigkeiten, also eine „vertikale" Professionalisierungsstrategie, aus. Dieses Ergebnis reflektiert natürlich auch den Ort der Untersuchung, das Akutkrankenhaus, und ein gegenüber dem unseren weit in den medizinischen Bereich hinein erweitertes Pflegeverständnis.

Haug (1995) kommt in ihrer historisch-berufspolitisch angelegten Studie zu dem Ergebnis, dass sich die *englische* Pflege in ihrer Professionalisierungsstrategie weniger auf Übernahme „ärztlicher Tätigkeiten" stützt (vertikale Strategie), sondern mehr auf die eigenständige Übernahme solcher Tätigkeiten, die „von den Ärzten als lästige Routinetätigkeit oder als uninteressantes Betätigungsfeld verstanden werden und (...) die aufgrund neuerer Entwicklungen (Chronifizierung der Krankheitsbilder, neue Behandlungsformen etc.) von Pflegekräften erst entwickelt wurden." (Haug, 1995, S. 31). Diese „horizontale" Professionalisierungsstrategie bezieht sich auf Aufgabenfelder wie Versorgung chronisch Kranker, Betreuung alter Menschen, Versorgung Sterbender (hospice care), Schmerzmanagement, Mobilisation, Brustkrebsvorsorge, oder Diabetesberatung etc. In diesen Aufgabenfeldern hat sie neue Aufgabenstellungen übernommen und ebenfalls neue Rollen ausgebildet. Entscheidend ist auch für die englische Pflege der hohe Grad an Selbständigkeit, mit dem sie diese Aufgaben ausführt.

Das Bemühen um Autonomie teilen sie also mit ihren amerikanischen Kolleginnen. Unterschiedlich sind die Gegenstandsbereiche, auf die sich die Selbständigkeit bezieht. In den USA werden im Zuge des Professionalisierungsprozesses *ganze Bereiche* der Versorgung von der Pflege reklamiert. In Großbritannien zielt die Entwicklung hingegen auf begrenzte Aufgabengebiete, vornehmlich auf Versorgungslücken, die durch Rückzug oder Desinteresse der Medizin entstanden sind. Als Professionalisierungsstrategie ist das folgenreich, denn professionalisiert wird nicht die gesamte Pflege, sondern Teilbereiche, die häufig den Charakter von Nischen haben (Moers & Schaeffer, 2000). Auch für die wissenschaftliche Entwicklung ist dies problematisch, da auch sie sich – wie mittlerweile kritisiert wird (Castledine, 1997) zu sehr an Spezialgebieten ausrichtet. Ganz in diesem Sinn warnt Castledine (1997, S. 270) vor einer ausufernden Spezialisierung und den Folgen der mangelnden Professionalisierung des gesamten Berufstandes.

Fasst man die Betrachtung der Professionalisierungverläufe in den USA und in Großbritannien zusammen, lassen sich also zwei unterschiedliche Strategien erkennen. In den USA zielten die Bemühungen von Beginn an darauf, die „vertikale" Kompetenzgrenze zu verschieben, das heißt ärztlich definierte Aufgaben zu übernehmen und der Medizin auf diese Weise ehemals von ihr besetzte Bereiche abzuringen. Im Zuge dessen entfaltete die Pflege zahlreiche neue Rollen in medizinnahen wie auch in eher medizinfernen, nämlich edukativen und therapeutischen Bereichen. Professionalisierung der Pflege war so gesehen gleichbedeutend mit einer Entwicklung, die auch als „extended and expanded role" bezeichnet wird, also einer generellen Ausweitung pflegerischen Handelns. In Großbritannien wiederum wurde eine „horizontale" Strategie eingeschlagen, in dem eher neue oder von der Medizin vernachlässigte Felder von der Pflege besetzt und dort (und nur dort) neue pflegerische Kompetenzen und Rollen entwickelt wurden – bezeichnet als „advanced nursing practice" entwickelt. Die Arbeitsteilung mit der Medizin blieb lange Zeit unberührt und beginnt sich erst jetzt zu verschieben. So dürfen Pflegende neuerlich kleine chirurgische Eingriffe durchführen und sind partiell Vorschaltinstanz bei dem Zugang zur Medizin.

Wie auch immer, beide Strategien haben ihren „Preis" – dem hohen Grad an Eigenständigkeit der amerikanischen Pflege steht gegenüber, dass sie zunächst eine „Medizinalisierung" durchlief (Moers & Schaeffer, 1993); und dies versucht sie seit der so genannten pflegewissenschaftlichen Wende in den 1960er-Jahren, zu korrigieren. Der englischen Entwicklung ist dies fremd, allerdings ist die Professionalisierung dort bislang auf Spezialbereiche begrenzt und vermochte der Pflege nicht jene professionelle Macht (Freidson, 1986) und Autonomie zu verleihen, wie die amerikanische Pflege sie – allerdings um den Preis von Entfremdungsgefahren – erringen konnte.

6 Lehren für die Professionalisierung der bundesdeutschen Pflege

Abschließend soll nun die Frage erörtert werden, welche Lehren sich daraus für die hiesige Situation ziehen lassen. Die wichtigsten scheinen die folgenden zu sein:

Erstens, in jedem Fall schließt Professionalisierung ein, bisherige Kompetenzgrenzen in der Pflege zu überdenken, ja sie auszudehnen und das ist unabhängig davon, welche Professionalisierungsstrategie eingeschlagen wird. Dies bestätigen die Entwicklungen beider Länder. Mit anderen Worten, professionelle Pflege zeichnet sich nicht einzig dadurch aus, dass die derzeitige fast ausschließlich auf körpernahe Leistungen reduzierte Pflegepraxis auf gesichertere Füße gestellt ist, sondern diese um neue Aufgaben und Kompetenzen erweitert wird – etwa um Prävention, Gesundheitsförderung, Rehabilitation, aber auch um edukative Funktionen wie Anleitung, Beratung und sonstige Unterstützung bei der Sicherung von eigenverantworteter Lebensgestaltung mit und trotz Krankheit oder Funktionseinschränkungen. Ergänzen möchte ich einen von Benner vernachlässigten Kompetenzbereich: die vielfältigen versorgenden Aufgaben professioneller Pflege – etwa bei der Herstellung einer integrierten und kontinuierlichen Versorgung.

Professionalisierung bedeutet so gesehen Neuland zu betreten, neue Aufgaben und Rollen auszubilden und Veränderungen vorzunehmen. Wie die vielen derzeit erprobten Innovationen in der Pflege belegen, hat dieser Prozess längst begonnen. Erinnert sei stellvertretend für andere an die vielen Überleitungspflegeprojekte (Domscheit & Wingenfeld, 1996; Höhmann, Müller-Mundt & Schulz, 1996; Schaeffer, 1998), an die Versuche, Konzept und Rolle der „Clinician Nurse Specialists" auf die hiesigen Verhältnisse zu übertragen (Sieg, 1998), oder an das zu beobachtende Engagement bei der Einführung von Patientenschulung und Beratung (Müller-Mundt, Schaeffer, Pleschberger & Brinkhoff, 2000) oder von Case Management (Ewers & Schaeffer 2000). Diese Auflistung ließe sich problemlos fortsetzen und zeigt – wie gesagt – dass dieser Prozess der Kompetenzausdehnungen und Erprobung neuer Pflegerollen vielerorts im Gang ist. Er wird fortzusetzen sein, auch wenn dies unter den gegebenen Bedingungen nicht immer einfach ist.

Zweitens ist dabei unabdingbar, die Richtung bzw. die Strategie festzulegen und dies mit einer Klärung des Selbst- und Aufgabenverständnisses der Pflege zu verknüpfen. Um Kräfte verzehrende Um- und Irrwege, wie etwa die amerikanische Pflege sie durchlief, zu vermeiden, fiel die Entscheidung hierzulande für die medizinferne Strategie. Das bezeugt zum Beispiel ein Blick auf die Anbindung der Pflegestudiengänge, die bis auf zwei Ausnahmen bewusst nicht an medizinische, sondern sozialwissenschaftliche Fachbereiche angesiedelt wurden. Das ist sinnvoll, um die Ausbildung einer eigenständigen Identität zu ermöglichen und die Wissensbasis der Pflege von der Medizin lösen zu können. Gleichwohl könnte sich auch diese Strategie als hürdenreich entpuppen: nicht nur, weil die Pflege dadurch nunmehr sozialwissenschaftlich überformt werden und den Bezug zu Gesundheitsfragen verlieren könnte, sondern mehr noch: Weil sie sich zu sehr auf einzelne, mit der aufnehmenden Gastdisziplin konvergierende Spezialgebiete begrenzen könnte, wie auch die englische Pflege dies tat. Wie groß diese Gefahr ist, zeigen die derzeitigen Studiengänge: Sie sind zumeist auf die Teilbereiche Management und Pflegepädagogik begrenzt. Hier ist zukünftig eine Ausweitung erforderlich, das heißt es sind Studiengänge notwendig, die auf *alle* Bereiche der Pflege zielen. Ebenso ist erforderlich, auch bei der Professionalisierung die *gesamte* Pflege vor Augen haben, also auch die Grundausbildung einzubeziehen und längerfristig auf akademisches Niveau zu heben. Zugleich darf keinesfalls in Vergessenheit geraten, dass Pflege ein *Gesundheits*beruf ist und sie sich in diesem Feld neu positionieren muss.

Drittens sollte nicht unerwähnt bleiben, dass die Neupositionierung der Pflege im Gefüge der Professionen Machtprozesse nach sich ziehen wird, weil sie gewollt oder ungewollt in die Domänenbereiche anderer Professionen hineinwirkt und bestehende Arbeitsteilungen und Professionsgrenzen in Bewegung bringt. Mit der Sozialarbeit haben diese Auseinandersetzungen bereits begonnen – so etwa im Krankenhaus bei der Organisation der Überleitung und Entlassung. Sie werden aber über kurz oder lang zwangsläufig auch andere Professionen einbeziehen. Die Professionalisierungschancen der Pflege hängen nicht zuletzt davon ab, wieweit sie sich in diesen Macht- und Umverteilungsprozessen behauptet und von der ihr bescheinigten „Selbstbescheidenheit" (Döhler, 1997) verabschiedet. Die Geschichte der amerikanischen Pflege bezeugt, dass ihr dafür beachtliche Potenziale zur Verfügung stehen, die der englischen, dass dafür entsprechende politische Unterstützung unumgänglich ist (ebenda).

Viertens, der Weg in die Eigenständigkeit und Professionalisierung vollzog sich in den beiden Ländern nicht unter Bedingungen der Ökonomisierung, obwohl diese Ökonomisierung beide Länder eher erfasst hat als das hiesige Gesundheitswesen. Die Ökonomisierung bedeutet für alle etablierten Professionen Terrainverluste und geht mit kaum zu lösenden ethischen Turbulenzen einher. Und wiewohl die Ökonomisierung auch die Pflege bedroht – sowohl bei dem soeben Erreichten, wie auch in angestammten Feldern – eröffnen sich mit ihr auch Chancen: Sie bringt verkrustete Strukturen in Bewegung und dies ermöglicht, mit innovativen Lösungen und Konzepten für all die neuen gesellschaftlichen Probleme aufzuwarten, auf welche die klassischen Gesundheitsprofessionen die Antwort schuldig geblieben sind. Das freilich bedeutet für die Pflege, zu lernen, sich nicht in den derzeit vielfältigen Restriktionen zu verfangen, sondern Probleme als Herausforderungen zu begreifen: Die ihnen innewohnenden Chancen für die Überwindung der strukturellen Rückständigkeit des bundesdeutschen Gesundheitswesens (Kühn, 1997) zu nutzen und dabei zugleich unter Beweis zu stellen, dass Pflege einen wertvollen, in seiner Bedeutung unterschätzten Beitrag zu einer effektiven und effizienten Gesundheitsversorgung zu leisten vermag. Diese Veränderung der Sichtweise ist nicht leicht und dennoch erforderlich, denn nur durch Verknüpfung professions- und gesundheitspolitischer Intentionen kann die begonnene Professionalisierung erfolgreich vorangetrieben werden.

Literatur

Benner, P. (1984). *From novice to expert: Excellence and power in clinical nursing practice*. Menlo Park: Addison-Wesley.

Blum, A. (Hrsg.). (1917). *Handbuch der Krankenpflege*. Berlin.

Castledine, G. (1997). Framework for a clinical career structure in nursing. *British Journal of Nursing, 6*, 264-271.

Daheim, H. (1992). Zum Stand der Professionssoziologie. Rekonstruktion machttheoretischer Modelle der Profession. In B. Dewe, W. Ferchoff & F.-O. Radke (Hrsg*.), Erziehen als Profession. Zur Logik professionellen Handelns in pädagogischen Feldern* (S. 21-35). Opladen: Leske + Budrich.

Dewe, B. & Otto, H.-U. (1984). Professionalisierung. In H. Eyferth, H.-U. Otto & H. Thiersch (Hrsg.), *Handbuch Sozialarbeit/Sozialpädagogik* (S. 744-811). Darmstadt: Luchterhand.

Döhler, M. (1997). *Die Regulierung von Professionsgrenzen: Struktur und Entwicklungsdynamik von Gesundheitsberufen im internationalen Vergleich*. Frankfurt/M.: Campus.

Domscheit, S. & Wingenfeld, K. (1996). *Pflegeüberleitung in Nordrhein-Westfalen. Konzeptionelle Entwicklungen, Problemfelder und Anforderungen* (Schriftenreihe des IPW P96-101). Bielefeld: Universität, Institut für Pflegewissenschaft (IPW).

Ewers, M. & Schaeffer, D. (2000). *Case Management in Theorie und Praxis*. Bern: Huber.

Freidson, E.(1986). *Professional power. A study of the institutionalization of format knowledge*. Chicago: University of Chicago Press.

Grauhan, A. (1990). Reflexionen über den Fortschritt in der Krankenpflege. *Deutsche Krankenpflegezeitschrift, 43*, 316-322.

Hartmann, H. (1972). Arbeit, Beruf, Profession. In T. Luckmann & W.M. Sprondel (Hrsg.), *Berufssoziologie* (S. 36-52). Köln: Kiepenheuer & Witsch.

Haug, K. (1995). *Professionalisierungsstrategien, Durchsetzungspotentiale und Arbeitsteilung – Eine Untersuchung bei deutschen und englischen Pflegekräften* (Veröffentlichungsreihe der Arbeitsgruppe Public Health P 95-202). Berlin: Wissenschaftszentrum Berlin für Sozialforschung.

Höhmann, U., Müller-Mundt, G. & Schulz, B. (1996). *Einführung kooperativer Qualitätssicherungskonzepte im Krankenhaus*. Eschborn: Agnes Karll Institut für Pflegeforschung.

Kühn, H. (1997). Managed Care: *Medizin zwischen kommerzieller Bürokratie und integrierter Pflege* (WZB-Discussion-Papers, P 97-202). Berlin: Wissenschaftszentrum Berlin für Sozialforschung.

Moers, M. & Schaeffer, D. (1993). Pflegestudiengänge und Pflegewissenschaft – Erfahrungen aus den USA. *Pflege, 6,* 52-64.

Moers, M. & Schaeffer, D. (2000). Pflegetheorien. In B. Rennen-Allhoff & D. Schaeffer (Hrsg.), *Handbuch Pflegewissenschaft* (S. 35-66). München: Juventa.

Müller-Mundt, G., Schaeffer, D., Pleschberger, S. & Brinkhoff, P. (2000). Patientenedukation – (k)ein zentrales Thema in der deutschen Pflege? *Pflege und Gesellschaft, 5,* 42-53.

National League of Nursing Education. (1997). *A curriculum guide for schools of nursing*. New York: The League.

Oevermann, U. (1981). *Professionalisierung der Pädagogik. Professionalisierbarkeit pädagogischen Handelns* (Unveröffentlichtes Manuskript). Frankfurt/M.: Johann Wolfgang Goethe Universität.

Parsons, T. (1965). Struktur und Funktion der modernen Medizin. Eine soziologische Analyse. *Kölner Zeitschrift für Soziologie und Sozialpsychologie (Sonderheft 3: Probleme der Medizin-Soziologie),* 10-37.

Parsons, T. (1968). Professions. In D.L. Sills (Ed.), *International encyclopedia of the social sciences, Volume 11-12* (pp. 536-547). New York: Macmillan.

Parsons, T. (1980). Sozialstruktur und symbolische Tauschmedien. In S. Jensen (Hrsg.), *Zur Theorie der sozialen Interaktionsmedien* (S. 229-259). Opladen: Westdeutscher Verlag.

Rogers, M. (1997). *Theoretische Grundlagen der Pflege: eine Einführung*. Freiburg i. B.: Lambertus.

Rosewitz, B. & Webber, D. (1990). *Reformversuche und Reformblockaden im deutschen Gesundheitswesen*. Frankfurt/M.: Campus.

Rüschemeyer, D. (1972). Ärzte und Anwälte. Bemerkungen zu einer Theorie der Professionalisierung. In T. Luckmann & W. M. Sprondel (Hrsg.), *Berufssoziologie* (S. 169-181). Köln: Kiepenheuer & Witsch.

Schaeffer, D. (1994). Zur Professionalisierbarkeit von Public Health und Pflege. In D. Schaeffer, M. Moers & R. Rosenbrock (Hrsg.), *Public Health und Pflege. Zwei neue gesundheitswissenschaftliche Disziplinen* (S. 103-126). Berlin: Edition Sigma.

Schaeffer, D., Moers, M. & Rosenbrock, R. (1994). *Public Health und Pflege. Zwei neue gesundheitswissenschaftliche Disziplinen*. Berlin: Edition Sigma.

Schaeffer, D. (1999). Entwicklungsstand und -herausforderungen der bundesdeutschen Pflegewissenschaft. *Pflege, 12,* 141-152.

Schaeffer, D., Moers, M. & Steppe, H. (1997). Pflegetheorien aus den USA – Relevanz für die deutsche Situation. In D. Schaeffer, M. Moers, H. Steppe & A. Meleis (Hrsg.), *Pflegetheorien. Beispiele aus den USA* (S. 281-295). Bern: Huber.

Schaeffer, D. (1998). Die Versorgung von akut kranken Menschen durch integrierte ambulante Versorgungsverbünde in Deutschland. In J.M. Pelikan, A. Stacher, A. Grundböck & K. Krajic (Hrsg.), *Virtuelles Krankenhaus zuhause - Entwicklung und Qualität von ganzheitlicher Hauskrankenpflege* (S. 40-56). Wien: Facultas Universitätsverlag.

Schaeffer, D. (2001). Patientenorientierung und -beteiligung in der pflegerischen Versorgung. In C. von Reibnitz, P. Schnabel & K. Hurrelmann (Hrsg.), *Der souveräne Patient* (S. 49-59). München: Juventa.

Schwartz, F.W. & Busse, R. (1994). Fünf Mythen zur Effizienzsteigerung im Gesundheitswesen: Zur aktuellen gesundheitspolitischen Diskussion in Deutschland. In Jahrbuch für Kritische Medizin (Hrsg.), *Gesundheitskult und Krankheitswirklichkeit*. (Band 23). (S. 149-170). Berlin: Argument.

Sieg, D. (1998). Koordination und Beratung – Eine spezialisierte pflegerische Berufsgruppe betreut Schnittstellen. *Pflegezeitschrift, 51*, 769-773.

Steppe, H. (1989). *Krankenpflege im Nationalsozialismus*. Frankfurt/M.: Mabuse.

Steppe, H. (1994). Caritas und öffentliche Ordnung? – Zur historischen Entwicklung der Pflege. In D. Schaeffer, M. Moers & R. Rosenbrock (Hrsg.), *Public Health und Pflege. Zwei neue gesundheitswissenschaftliche Disziplinen* (S. 43-51). Berlin: Edition Sigma.

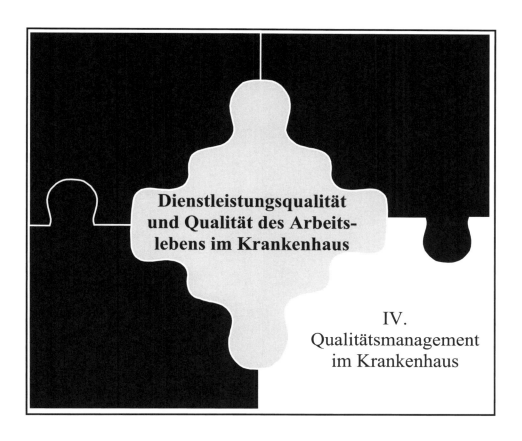

Mitarbeiter- und Klientenorientierung – Konzept und Evaluation von Qualität im Krankenhaus

André Büssing und Jürgen Glaser

Zusammenfassung

Ausgehend von einer Beschreibung vorherrschender Modelle des Qualitätsmanagements wird das Konzept der Mitarbeiter- und Klientenorientierung vorgestellt. Der Ansatz basiert auf dem arbeitspsychologischen Konzept der vollständigen Tätigkeit und stellt Kriterien und Methoden für eine Evaluation vollständiger Gesundheitsdienstleistung im Krankenhaus aus Sicht interner und externer Klienten bereit. Mit einer Repräsentativbefragung von Mitarbeitern, Patienten und deren Angehörigen in einer Fachklinik für Kinder und Jugendliche werden Kriterien für „Befähiger" wie auch für „Ergebnisse" von Qualität empirisch evaluiert, zwischen den Gruppen verglichen und auf Zusammenhänge untersucht. Die Ergebnisse zeigen, dass Bedingungen einer vollständigen Gesundheitsdienstleistung von Mitarbeitern, Patienten und ihren Angehörigen vergleichbare Profile ergeben, jedoch auf unterschiedlichem Niveau. Zudem wird belegt, dass sich Facetten einer vollständigen Gesundheitsdienstleistung für die Vorhersage von Indikatoren zur Qualität des Arbeitslebens von Mitarbeitern wie auch von Indikatoren zur Lebensqualität der Patienten in der Klinik gut eignen. Implikationen für das Qualitätsmanagement im Gesundheitswesen werden abschließend diskutiert.

1   Einleitung[1]

Seit den 1980er Jahren hat sich das Paradigma der Qualitätssicherung mehr und mehr zu einer Strategie des „Total Quality Management" (TQM) gewandelt (vgl. Deming, 1986; Garvin, 1988; Ishikawa, 1985). Wichtige Gründe für diese Entwicklung sind ein anhaltender wirtschaftlicher Druck und Forderungen nach effektiveren und effizienteren Organisationsformen und Arbeitsprozessen verbunden mit Bemühungen um eine höhere Qualität von Produkten und Dienstleistungen. Gesundheitssysteme sind – nicht nur in Deutschland – einem rasch wachsenden Druck ausgesetzt, der insbesondere auf Bestrebungen der Gesetzgebung zurückzuführen ist, die sogenannte Kostenexplosion im Gesundheitswesen zu dämpfen.

---

[1]   Zur englischsprachigen Fassung dieses Beitrags siehe Büssing & Glaser (2003).

Wie alle offenen Systeme werden auch Krankenhäuser durch Input und Output und durch den Transformationsprozess zwischen beiden gesteuert. Mit einigen Reformen des deutschen Gesundheitswesens wurde versucht, die Input-Faktoren zu kontrollieren (z.B. Begrenzung der Behandlungskosten) und den Output der Krankenhäuser (z.B. höhere Auslastung) zu verbessern; jedoch waren diese Versuche mehr oder weniger erfolglos. Nicht zuletzt deshalb rückt der Transformationsprozess und die Qualität von Gesundheitsdienstleistungen mehr und mehr in den Mittelpunkt des Interesses.

Die wohlbekannten TQM-Modelle – insbesondere der US-amerikanische „Malcolm Baldridge National Quality Award" (MBNQA) und der „European Quality Award" (EQA) – richten sich vornehmlich auf zwei Faktoren von Qualität, nämlich Mitarbeiter und Kunden, die zugleich als Hauptfaktoren des Erfolgs gelten. Das sogenannte „Exzellenz-Modell" der „European Foundation for Quality Management" (EFQM, 2002) unterscheidet zwischen „Befähigern" und „Ergebnissen" von Qualität. Mitarbeiter werden als Akteure und „Befähiger" in einem kontinuierlichen Verbesserungsprozess gesehen, wohingegen die Kunden als „Beurteiler" von Ergebnissen der Gesundheitsdienstleistung erachtet werden.

Der Beitrag befasst sich aus einer arbeitspsychologischen Perspektive mit der Rolle der Mitarbeiter und Klienten[2] und ihrem Beitrag zur Qualität; er nimmt dabei Bezug auf das Konzept der Mitarbeiter- und Klientenorientierung im Gesundheitswesen. Die vollständige Gesundheitsdienstleistung wird als zentrales „Befähiger"-Kriterium im Gesundheitswesen identifiziert. Im Folgenden werden zunächst Kriterien und Methoden zur Evaluation einer vollständigen Gesundheitsdienstleistung beschrieben; es werden im weiteren empirische Befunde aus einem Vergleich der Perspektiven von Mitarbeitern und Klienten untersucht und die Wirkung einer vollständigen Gesundheitsdienstleistung auf Indikatoren der Qualität des (Arbeits-) Lebens sowohl von Mitarbeitern wie auch von Patienten analysiert.

---

[2] Wir verwenden den Begriff „Klient", da das Konzept unseres Erachtens in einem breiten Feld von Gesundheitsdienstleistungen anwendbar ist. Der Begriff „Patient" als Teilmenge des weiteren Begriffs „Klient" wird in diesem Beitrag zur Bezeichnung der Kinder und Jugendlichen in der untersuchten psychosomatischen Klinik verwendet.

2 Theorie: Qualität, Mitarbeiter- und Klientenorientierung im Krankenhaus

2.1 Qualität

Das EFQM-Exzellenz-Modell (vgl. Abbildung 1) folgt dem Grundgedanken, dass die „Befähiger" eines Systems verbessert werden müssen, um bessere „Ergebnisse" zu erzielen. Das Modell beschreibt neun Qualitätskriterien und ihre relative Bedeutung für die Gesamtqualität. Unternehmen sollen entlang dieser neun Kategorien beurteilt werden, welche in dem Modell – gemäß etablierten Standards des European Quality Award (EQA) – unterschiedlich gewichtet werden. Innerhalb dieses Kriterienbündels nehmen die Mitarbeiter und die Kunden eine zentrale Stellung ein.

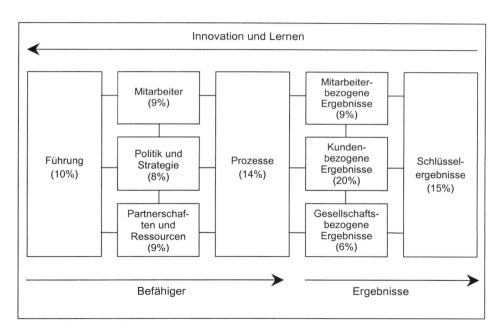

Abbildung 1: Das EFQM-Exzellenz-Modell (nach EFQM, 2002)

Die Mitarbeiterorientierung („Mitarbeiter") und die Mitarbeiterzufriedenheit („Mitarbeiterbezogene Ergebnisse") umfassen 18% von 1.000 möglichen Qualitätspunkten. „Kundenbezogene Ergebnisse" werden mit weiteren 20% der gesamten Qualitätsbemessung gewichtet. Weitere Themen wie „Führung", „Partnerschaften und Ressourcen" stehen ebenfalls mit sogenannten weichen Faktoren einer Organisation in Beziehung. Der Paradigmenwechsel von der Qualitätssicherung zum TQM spiegelt demnach einen Trend wider, der weg von traditionellen betriebswirtschaftlichen Parametern hin zu psychologischen Faktoren des Geschäftserfolgs führt, so etwa durch den Einbezug von Faktoren wie Führung und Mitarbeiter.

Inzwischen haben einige Gesundheitsinstitutionen in Deutschland erste Erfahrungen mit dem EFQM-Exzellenz-Modell gemacht. Nach den Ergebnissen einer empirischen Studie von Moeller (2001) erzielten mehr als die Hälfte der deutschen Krankenhäuser, die den EFQM-Ansatz verwenden, 200-300 Qualitätspunkte, keine einzige Organisation erreichte jedoch mehr als 450 Punkte. Im Vergleich liegt der höchste Wert im industriellen Bereich zwischen 650 und 750 Punkten. Was sind die Gründe für diesen mäßigen Erfolg von TQM nach dem Exzellenz-Modell im Gesundheitswesen? Aus unserer Sicht gibt es drei mögliche Gründe: *Erstens*, TQM-Modelle weisen im Allgemeinen Defizite in ihrer theoretischen Fundierung auf. Die Kriterien sind zwar eingängig, jedoch keineswegs hinsichtlich etablierter Theorien oder Konzepte ausgearbeitet. *Zweitens* sind die Kriterien der TQM-Modelle eher wenig konkret, und es existieren keine validen und reliablen Instrumente zur Messung dieser Kriterien. *Drittens*, das EFQM-Modell hat seine Wurzeln im industriellen Kontext und bildet die relevanten Themen des Gesundheitswesens nicht spezifisch genug ab. Zum Beispiel wird der großen Bedeutung und den spezifischen Aspekten von Interaktionsarbeit zwischen Mitarbeitern und Klienten im Modell keine Rechnung getragen (vgl. Büssing & Glaser, 2001a; Büssing & Glaser, in diesem Band).

Aus diesen Gründen haben Krankenhäuser ebenso wie andere Organisationen die TQM-Strategien einführen, die Herausforderung zu meistern, Qualitätskriterien selbst zu operationalisieren. Häufig verlassen sie sich auf fragwürdige, zum Teil ad hoc entwickelte Methoden zur Mitarbeiter- oder Kundenbefragung. Neben der Tatsache, dass solche Methoden zumeist nicht auf ihre Reliabilität und Validität geprüft werden, lassen sich weitere Probleme nennen. Eines dieser Probleme wurzelt in der Zufriedenheitsforschung. Die Hauptkritik an Zufriedenheitsmessungen richtet sich auf die verzerrten Verteilungen in den meisten Ergebnismustern zur Zufriedenheit, d.h. die Verteilungen sind schief und weisen nicht selten 80, 90 und mehr Prozent an zufriedenen Mitarbeitern oder Klienten auf. Hält man sich vor Augen, dass in zahlreichen Studien zugleich zahlreiche negative Bedingungen konstatiert werden, wie zum Beispiel unzureichende Arbeitsbedingungen und Arbeitsumgebung, hohe Arbeitsteilung, Absentismus und Fluktuation, so erscheinen die positiven Befunde zur Zufriedenheit recht fragwürdig, ein Faktum, das insbesondere in der Arbeitszufriedenheitsforschung immer wieder konstatiert wird (vgl. Büssing, 2002). In den vergangenen Jahren äußern sich einige Forscher zunehmend kritisch und sprechen sogar von artifiziellen Befunden der Zufriedenheitsforschung (vgl. Büssing, 2002;

Carr-Hill, 1992; Sitzia & Wood, 1997; Williams, 1994; Williams, Colye & Healy, 1998).

2.2 Mitarbeiter- und Klientenorientierung

Das Konzept der Mitarbeiter- und Klientenorientierung hat seine Wurzeln in Theorien der Arbeitspsychologie. Bezüglich der *Mitarbeiterorientierung* ist dies die Handlungsregulationstheorie (z.B. Hacker, 1998), die psychologische Prozesse des menschlichen Handelns (z.B. Wahrnehmen, Planen, Denken, Entscheiden) und deren Einflüsse auf Wohlbefinden, Lernen und Entwicklung erklärt. Hauptanliegen der Handlungsregulationstheorie ist die Vollständigkeit von Tätigkeiten. Das Konzept der vollständigen Tätigkeit (vgl. Hacker, 1998; für die Pflege Büssing, 1992a) lässt sich durch folgende Forderungen charakterisieren: Arbeitsaufgaben sollen sowohl in sequenzieller Hinsicht (d.h. integrierte Aufgabenbestandteile der Planung, Durchführung und Evaluation) wie auch in hierarchischer Hinsicht (d.h. Anforderungen auf verschiedenen kognitiven Ebenen wie etwa Problemlösen, Entscheiden oder auch routinierte Informationsverarbeitung) vollständig sein. Vollständige Tätigkeiten lassen sich zudem durch ausreichende Tätigkeitserfordernisse und kognitive Anforderungen, Möglichkeiten zur Kooperation, Autonomie und Lernchancen charakterisieren. Die Grundannahme des Konzepts vollständiger Tätigkeiten besteht darin, dass solche Tätigkeiten positive Wirkungen auf die Leistung und die Qualität des Arbeitslebens haben.

Die Vollständigkeit von Arbeitsaufgaben wird weitgehend bestimmt durch Organisationsstrukturen und die spezifische Art der Arbeitsteilung in Organisationen. In komplexen Organisationen des Gesundheitswesens wie etwa Krankenhäusern sind die Kernaufgaben – Behandlung und Versorgung von Patienten – häufig fragmentiert. Zahlreiche Akteure sind an den Gesundheitsdienstleistungsprozessen beteiligt, und die Klienten werden nicht selten mit unzähligen Personen (Ärzten, Pflegekräften, Funktionspersonal etc.) konfrontiert. Jeder Akteur ist für verschiedene Aufgaben und die Verrichtung spezifischer Arbeitsfunktionen verantwortlich. Die Vollständigkeit von Aufgaben und Arbeitsprozessen im Gesundheitswesen ist ein entscheidender Punkt sowohl für Mitarbeiter wie auch für Patienten (vgl. Büssing, 1992a). Wir gehen davon aus, dass die Vollständigkeit von Arbeitstätigkeiten ganz maßgeblich für die Mitarbeiterorientierung im Gesundheitswesen verantwortlich ist (Büssing & Glaser, 2001b). Mitarbeiterorientierung in diesem Sinne ist folglich keine Frage persönlicher Sichtweisen, wie sie etwa mit Zufriedenheit gemessen werden, sondern ist vielmehr von den Bedingungen der Arbeitsprozesse abhängig.

Mit Blick auf die *Klientenorientierung* als einem vorherrschenden Faktor in allen TQM-Ansätzen ist die Argumentation vergleichbar. Vollständige Gesundheitsdienstleistungsprozesse sind grundlegende „Befähiger" von Klientenorientierung. Im Gegensatz zu dem, was theoretisch eine hohe Klientenorientierung ausmachen sollte, lässt sich die praktische Rolle des Klienten im Krankenhaus schwerlich als die Rolle eines Kunden bezeichnen. Klienten erleben häufig keine Transparenz und sind sich der Ziele, Strukturen und Prozesse der komplexen Dienstleistungsorganisation kaum bewusst. Es mangelt ihnen an Informationen zu täglichen Routinen, Behandlungen und Zuständigkeiten, und sie haben starke Einschränkungen ihrer Autonomie sowie geringe Mitsprachemöglichkeiten hinzunehmen (Larsson & Larsson, 1999; Mead & Bower, 2000). Im Unterschied zu dieser weit verbreiteten tatsächlichen Situation der Klienten im Krankenhaus lassen sich vollständige Gesundheitsdienstleistungsprozesse durch ausreichende Aktivitäten des täglichen Lebens und gesundheitsbezogene Anforderungen, durch Möglichkeiten zur Ko-Produktion, durch Individualität und Autonomie, durch Unterstützung und Lernen charakterisieren. Ähnlich wie bei vollständigen Arbeitstätigkeiten wird davon ausgegangen, dass die psychophysische Gesundheit, die Lebensqualität und die Kompetenzentwicklung der Klienten als Resultate einer vollständigen Gesundheitsdienstleistung zu erwarten sind. Ebenso wie die Mitarbeiterorientierung wird die Klientenorientierung als ein bedingungsbezogenes Konzept angesehen, das sich auf die Bedingungen der Gesundheitsdienstleistung und nicht auf die individuelle Bewertung durch die Klienten bezieht, wie sie etwa mit Zufriedenheitsmessungen vorgenommen wird.

In Ergänzung zu der eingeschränkten Sicht auf die Klienten, die üblicherweise in der Gesundheitsforschung eingenommen wird, erweitern wir die Klientenperspektive um weitere Gruppen, indem etwa Eltern, Angehörige oder gesetzliche Betreuer mitberücksichtigt werden. Eine solche erweiterte Sicht ist besonders bei Kindern und Jugendlichen, alten Menschen und psychiatrischen Patienten angezeigt.

Mitarbeiter- und Klientenorientierung sind folglich eng miteinander verknüpfte Konzepte. Beide Perspektiven verweisen auf die Forderung nach einer vollständigen Gesundheitsdienstleistung, sie sind zwei Seiten derselben Medaille (vgl. Abbildung 2). Die Grundannahme des Ansatzes zur Mitarbeiter- und Klientenorientierung besteht darin, dass eine *gemeinsame Optimierung* zu einer vollständigen Gesundheitsdienstleistung aus Perspektive der Mitarbeiter wie auch aus Sicht der Klienten zu dem führt, was als „Total Quality" bezeichnet wird. Im Einklang mit dieser Vorstellung von einer gemeinsamen Optimierung wurden sowohl Kriterien wie auch reliable und valide Methoden zur Messung von Mitarbeiter- und Klientenorientierung entwickelt. Neben der umfassenden Qualität von Gesundheitsdienstleistungsprozessen – aus dem Blickwinkel der Mitarbeiter- und Klientenorientierung – handelt es sich bei der Qualität des Arbeitslebens und der Lebensqualität der Klienten um die subjektiven, personenbezogenen Ergebnisse. Wie zuvor erwähnt, wird davon ausgegangen, dass eine vollständige Gesundheitsdienstleistung die Qualität des Arbeitslebens der Mitarbeiter ebenso fördert wie die Lebensqualität der Klienten. Das Konzept der Mitarbeiter- und Klientenorientierung wird in Abbildung 2 zusammengefasst.

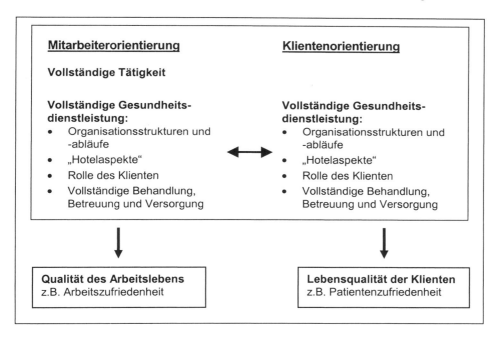

Abbildung 2: Konzept der Mitarbeiter- und Klientenorientierung

2.3 Empirische Befunde

Es finden sich nur wenige Studien, in denen die Perspektiven von Mitarbeitern und Klienten miteinander verknüpft werden. Drei dieser empirischen Studien sollen im Folgenden zusammengefasst und kommentiert werden.

Die erste Studie wurde von Arnetz und Arnetz (1996) in Schweden durchgeführt. Sie entwickelten ein Instrument zur Erfassung von Patientenzufriedenheit und Indikatoren für die Qualitätsurteile von Patienten. Die Autoren argumentieren, dass „three components – care quality, work environment quality and service quality – are interactive and mutually dependent" (Arnetz & Arnetz, 1996, S. 556). Parallel zur

Patientenbefragung wurde eine Fragebogenstudie unter den Krankenhausmitarbeitern durchgeführt, um die Qualität der Arbeitsumgebung zu erfassen. Die Ergebnisse einer schrittweisen multiplen Regressionsanalyse zeigen, dass „information-illness" (unzureichende Information z.B. über Krankheit, Behandlung) und Arbeitsumgebung „were the only significant predictors in this model for a positive overall quality grade from patients" (Arnetz & Arnetz, 1996, S. 561). Die Mitarbeiterurteile zur Arbeitsumgebung wurden mit den Ratings der Patienten verglichen und erwiesen sich in nahezu allen Merkmalen als signifikant schlechter.

Leiter, Harvie und Frizell (1998) führten eine Studie in einem Kanadischen Krankenhaus durch, in der ebenfalls beide Perspektiven integriert werden. Sie untersuchten den Zusammenhang zwischen Patientenzufriedenheit einerseits und der „meaningfulness of work" aus Sicht der Pflegekräfte (z.B. das Gefühl, eine wichtige Arbeit zu tun) und Burnout andererseits. Die Ergebnisse zeigen, dass die Patienten auf solchen Stationen zufriedener waren, auf denen die Pflegekräfte weniger emotional erschöpft waren und eine höhere Bedeutsamkeit ihrer Arbeit erlebten.

Trojan (1999) berichtet über Ergebnisse einer Studie in einem deutschen Krankenhaus. In Ergänzung zu einer ausführlichen Patientenbefragung wurde eine kleine, nicht repräsentative Mitarbeiterbefragung durchgeführt. Die Fragebogen für Patienten und Mitarbeiter waren inhaltlich weitgehend vergleichbar. Die Ergebnisse zeigen einerseits, dass die Mitarbeiter mit Aspekten wie der medizinischen Behandlung und der pflegerischen Versorgung wesentlich unzufriedener waren als die Patienten, und sich zudem kritischer gegenüber organisatorischen Faktoren (z.B. Wartezeiten) und Aspekten der Krankenhausumgebung und -ausstattung äußerten. Andererseits waren die Patienten mit dem Informationsfluss unzufriedener als die Mitarbeiter.

Die drei Studien haben eine wichtige Gemeinsamkeit: Sie vergleichen die Perspektiven von Mitarbeitern und Patienten, um die Qualität der Gesundheitsversorgung zu bestimmen. In dieser Hinsicht ähneln sie unserem Ansatz der Mitarbeiter- und Klientenorientierung. Neben dieser Gemeinsamkeit zeigen sich jedoch wesentliche Unterschiede. Zum einen werden nur in den Studien von Arnetz und Arnetz (1996) und von Trojan (1999) vergleichbare Aspekte aus Sicht der Mitarbeiter und Patienten erfasst, während Leiter et al. (1998) einen Vergleich zwischen unterschiedlichen Kenngrößen durchführten. Keine der Studien hat beide Kategorien – „Befähiger" *und* „Ergebnisse" von Qualität – in der Analyse berücksichtigt. Während Leiter et al. (1998) sich mit Ergebnissen befasst haben (Burnout, Zufriedenheit), lag der Fokus der anderen beiden Studien auf den Bedingungen („Befähigern") der Gesundheitsversorgung. Nicht zuletzt mangelt es allen drei Studien an einer theoretischen

Fundierung. Die Ansätze basieren auf Heuristiken wie etwa der folgenden Aussage: "... that patients are more satisfied with the quality of care they receive in a work environment that they perceive as positive" (Arnetz & Arnetz, 1996, S. 557). Es scheint daher vor allem eine zugrundeliegende Theorie oder ein Modell erforderlich, das einen gemeinsamen Rahmen für den Vergleich zwischen Mitarbeitern und Klienten bietet und so die Validität des Vergleichs sichern lässt.

2.4 Forschungfragen

Vor dem Hintergrund der Grundannahmen aus dem Konzept der Mitarbeiter- und Klientenorientierung (vgl. Abbildung 2) sind die folgenden drei Forschungsfragen von Interesse:

Forschungsfrage 1: Bestehen Unterschiede zwischen den Perspektiven von Mitarbeitern und Klienten hinsichtlich der Facetten einer vollständigen Gesundheitsdienstleistung?
Forschungsfrage 2: Welche Facetten einer vollständigen Gesundheitsdienstleistung sind geeignete Prädiktoren für die Qualität des Arbeitslebens der Mitarbeiter?
Forschungsfrage 3: Welche Facetten einer vollständigen Gesundheitsdienstleistung sind geeignete Prädiktoren für die Lebensqualität der Patienten?

3 Methoden

3.1 Stichproben und Untersuchungsdesign

Das Hauptziel dieser Studie besteht darin, Kernfaktoren der Qualität von Gesundheitsdienstleistungen und insbesondere der Mitarbeiter- und Klientenorientierung zu bestimmen. Die Daten und Ergebnisse, die in diesem Beitrag vorgestellt werden, stammen aus einer Untersuchung in einer psychosomatischen Fachklinik für Kinder und Jugendliche. Die Datenerhebung wurde – sowohl bei Mitarbeitern wie auch bei Patienten – im Herbst 2000 an zwei Stichtagen in Form einer standardisierten schriftlichen Befragung durchgeführt. Die Datenerhebung fand kurz vor der Entlassung der Patienten bzw. nach einem ca. fünfwöchigen Behandlungsaufenthalt in der Klinik statt.

150 Mitarbeiter aus verschiedenen Berufsgruppen und Abteilungen des Krankenhauses nahmen an der Untersuchung teil (Teilnahmequote: 84.3%). Die Fragebogen wurden unter vergleichbaren Bedingungen und unter Anleitung eines Projektmitarbeiters bearbeitet: 43 von 150 Mitarbeitern hatten keinen direkten Kontakt zu Patienten, da sie in der Verwaltung, im Technischen Dienst oder im Versorgungsdienst des Krankenhauses beschäftigt waren. Die Analysen wurden daher auf die 107 Mitarbeiter beschränkt, die im direkten Kontakt mit Patienten in Bereichen der medizinischen und therapeutischen Behandlung, der Pflege, der Erziehung oder des Unterrichts tätig waren.

An den zwei Stichtagen der Datenerhebung wurde zudem eine Patientenbefragung durchgeführt. Zielgruppe waren alle Kinder und Jugendlichen, die in diesem Zeitraum Patienten im Krankenhaus und zudem in der Lage waren, den Fragebogen zu beantworten. Einige Kinder und Jugendliche mussten von der Untersuchung aus Altersgründen (jünger als acht Jahre) oder aufgrund von Beeinträchtigungen in der Lese- oder Verständnisfähigkeit ausgeschlossen werden. 176 Patienten nahmen an der Befragung teil, was einer Vollerhebung (100%) unter den avisierten Patienten entspricht. Die Fragebogen wurden während der Unterrichtsstunden in der Krankenhausschule unter Anleitung der Lehrer bearbeitet.

Bei dieser Untersuchung wurde die zuvor bereits erwähnte, erweiterte Klientenperspektive eingenommen. Begleitend zu der Patientenbefragung wurde daher ein vergleichbarer Fragebogen an die Eltern der Kinder und Jugendlichen verteilt. Die Fragebogen und ein Begleitschreiben mit Informationen zu den Untersuchungszielen wurden postalisch an die Eltern der Kinder/Jugendlichen versandt. 107 Eltern beteiligten sich im vorgesehenen Zeitraum an dieser anonymen Befragung (Rücklaufquote: 60.8%). Die Daten der Eltern wurden hinzugezogen, um die erste Forschungsfrage zu beantworten.

Die Daten aller drei Stichproben (Mitarbeiter, Patienten, Eltern) können mit Teilnahmequoten zwischen 60.8% und 100% als befriedigend bzw. voll repräsentativ bewertet werden. Die nachfolgende Informationsbox gibt weiterführende Informationen zum Krankenhaus und zu den drei Stichproben.

Das Krankenhaus

Die Fachklinik für Kinder und Jugendliche, eine mittelgroße Einrichtung mit 220 Betten, ist voll ausgestattet mit medizinischen und pädagogischen Angeboten. Träger der Klinik ist die Jugendwohlfahrt einer katholischen Diözese in Bayern. 1998 wurde ein TQM-Programm initiiert, und es wurde eine Qualitätskommission aus Mitarbeitern aller Abteilungen eingerichtet. Im Zuge einer erfolgreichen Zertifizierung wurde der Bedarf nach einer systematischen Evaluation der Mitarbeiter- und Klientenorientierung erkannt. In Zusammenarbeit mit dem Lehrstuhl für Psychologie der Technischen Universität München (Univ.-Prof. Dr. André Büssing) wurde ein Projektteam gebildet, das bei der Organisation, der klinikspezifischen Methodenanpassung und der Durchführung der Untersuchung beteiligt war. In Veranstaltungen wurden die Mitarbeiter, Patienten und Eltern über die Hintergründe und Ziele der Studie informiert. Die Ergebnisse wurden mit einem schriftlichen Bericht, in Vorträgen und Diskussionsgruppen zurückgemeldet. Ergebnisse wurden an Qualitätszirkel delegiert, um den fortlaufenden Prozess des TQM zu unterstützen.

Die Mitarbeiter (n=107)

150 Mitarbeiter aus allen Berufsgruppen und Abteilungen der Klinik nahmen teil (84.2% weiblich). Das Durchschnittsalter lag bei 37 Jahren, 4 Monaten; das Dienstalter bei 5 Jahren, 10 Monaten; 7.3% waren in leitender Position tätig. Diese demografischen Angaben repräsentieren die Gesamtbelegschaft. Die Teilnehmer konnten aus Gründen der Anonymität nicht den Stationen zugeordnet werden. 107 Mitarbeiter arbeiteten im direkten Kontakt mit Patienten, ihre Daten werden in den weiteren Analysen verwendet. Folgende Berufsgruppen wurden zusammengefasst: Ärzte/Pflegekräfte/Psychologen (n=18), Sonstige Therapeuten (z.B. Physiotherapeuten/Logopäden; n=14), Erzieher/Sozialpädagogen (n=54), Lehrer (n=21). Für diese Personalgruppen wurden spezifische Fragebogenversionen entwickelt, die sich nur in den Formulierungen zu den jeweiligen Aufgaben in der Gesundheitsdienstleistung unterscheiden (Therapie, Pflege, Erziehung, Unterricht).

Die Patienten (n=176)

Die Behandlung der Kinder und Jugendlichen in der Klinik wird pro Jahr in acht jeweils 6-wöchigen „Durchgängen" organisiert (1.880 Patienten im Jahr 2000). Hauptindikationen sind Ess-Störungen (ca. 50%), Entwicklungs-, Bewegungs- und psychosomatische Störungen (z.B. Asthma bronchiale). Die Patienten werden je nach Alter und Indikation 17 verschiedenen Stationen (1-4 Betten pro Zimmer) zugeordnet und dort mit medizinischen/psychologischen Maßnahmen, therapeutischen und Pflegedienstleistungen, Erziehung und täglichem Unterricht in der Klinikschule behandelt. Zielgruppe der Befragung waren alle Patienten ab acht Jahren mit der Fähigkeit, den Fragebogen zu lesen und zu verstehen. Zunächst wurde eine Pilotstudie mit verschiedenen Gruppen von Kindern/Jugendlichen durchgeführt, um Verständnis und Validität der Fragebogeninhalte zu prüfen. 176 Kinder/Jugendliche im Alter zwischen 8 und 18 Jahren nahmen an der Untersuchung teil (Durchschnittsalter: 13 Jahre, 9 Monate; 37.1% weiblich). Mädchen waren ebenso wie jüngere Kinder unterrepräsentiert. Die Befragung fand während der Unterrichtsstunden unter Anleitung der Lehrer statt. 79.9% der Patienten konnten den Fragebogen ohne Hilfestellung beantworten.

Die Eltern (n=107)

Es wurden alle Eltern der Kinder/Jugendlichen gebeten, an der Befragung teilzunehmen, 107 Eltern (60.8%) folgten diesem Aufruf. Einige Eltern lehnten die Teilnahme ab, weil sie bezweifelten, ausreichend mit der Klinik vertraut zu sein, um ein verlässliches Urteil über Bedingungen der Behandlung und der Dienstleistungen der Klinik abgeben zu können. Ein Matching zwischen Eltern und Kindern/Jugendlichen war wegen der Anonymität nicht möglich. Die Eltern hatten im Mittel zwischen 2.0 und 3.5 persönliche Kontakte zu Mitarbeitern aus verschiedenen Berufsgruppen der Klinik, die meisten Gespräche fanden mit Erziehern und Sozialpädagogen statt.

3.2 Erhebungsmethoden

Bei den Fragebogen für die Mitarbeiter, Patienten und Eltern handelt es sich um zielgruppenspezifische Fassungen des „Münchener Instrument zur Patientenbefragung (MIP)". Der Fragebogen für Mitarbeiter umfasste zudem ein Arbeitsanalyseinstrumentarium und verschiedene Indikatoren zur Qualität des Arbeitslebens (u.a. Arbeitszufriedenheit, Gereiztheit/Belastetheit, Burnout). Der Fragebogen für die Patienten enthielt ergänzende Instrumente zur Lebensqualität in der Klinik (z.B. Zufriedenheit mit dem Personal, Beurteilung des Aufenthalts, aktuelles Wohlbefinden und Empfehlung zur Klinik), wohingegen der Fragebogen für Eltern auf die Fassung des MIP und einige demografische Merkmale beschränkt werden musste, um die Bearbeitungsdauer im Interesse eines ausreichenden Rücklaufs möglichst gering zu halten.

Das *Münchener Instrument für Patientenbefragungen (MIP)* wurde entwickelt, um Facetten einer vollständigen Gesundheitsdienstleistung zu erfassen. Das MIP besteht aus zwei Teilen – der zentrale erste Abschnitt befasst sich mit Bedingungen der Gesundheitsdienstleistung, ein zweiter Abschnitt richtet sich auf die oben genannten Indikatoren zur Lebensqualität im Krankenhaus. Der erste bedingungsbezogene Abschnitt des MIP wurde für die Anwendung bei allen drei Zielgruppen angepasst: Patienten, Mitarbeiter sowie Eltern/Angehörige. Alle Items in den drei Versionen sind inhaltlich vergleichbar und unterscheiden sich lediglich in der spezifischen Formulierung. Zum Beispiel wird das Item „Die Therapeuten berücksichtigen bei der Therapie *meine* Wünsche und Gewohnheiten" (Patientenversion des MIP) zu „Die Therapeuten berücksichtigen bei der Therapie die Wünsche und Gewohnheiten *der Patienten*" (Mitarbeiterversion) bzw. zu „Die Therapeuten berücksichtigen bei der Therapie die Wünsche und Gewohnheiten *meines Kindes*" (Elternversion).

Ein Einsatz des MIP ermöglicht zudem eine Evaluation einer vollständigen Gesundheitsdienstleistung in Bezug auf die spezifischen Dienstleistungen verschiedener Berufsgruppen. Diese Möglichkeit wurde umgesetzt, indem Items systematisch formuliert wurden, zum Beispiel die Begriffe „Therapeuten/Therapie" wurden durch „Ärzte/Behandlung", „Erzieher/Erziehung", „Lehrer/Unterricht" etc. ersetzt, je nach dem, welche spezifische Berufsgruppe untersucht werden sollte (vgl. Stichprobenbeschreibung).

Der bedingungsbezogene erste Abschnitt des MIP umfasst insgesamt 62 Items, die zu vier Skalen zusammengefasst werden. Alle Items werden auf einer fünfstufigen Likert-Skala (1=nein, gar nicht, ..., 5=ja, genau) beurteilt. Die Skala *Organisationsstrukturen und -abläufe* besteht aus fünf Items, die sich auf Information, Transparenz und Vorhersehbarkeit von Strukturen und Prozessen im

Krankenhaus beziehen (z.B. „Zu Beginn des Aufenthalts wurde mir der Tagesablauf auf der Station erklärt"). Die Skala *Versorgungsqualität* umfasst 18 verschiedene „Hotelaspekte" (z.B. „Das Essen schmeckt mir gut"). Die Skala *Rolle des Patienten* untersucht zehn Aspekte der Individualität und Autonomie des Patienten (z.B. „Ich habe hier in der Klinik Möglichkeiten, meinen Tagesablauf mitzugestalten"). Und nicht zuletzt enthält die Skala *Ganzheitliche Behandlung, Pflege und Betreuung* 29 Items, die sich auf Merkmale einer ganzheitlichen Dienstleistung wie etwa der Zuständigkeit, Organisation, Information, Transparenz, Unterstützung, Interaktion (z.B. „Die Therapeuten wenden sich erst dann dem nächsten Patienten zu, wenn sie bei mir ganz fertig sind"). Die Skala *Ganzheitliche Behandlung, Pflege und Betreuung* des MIP wurde in dieser Untersuchung in vier verschiedenen Versionen eingesetzt, um die spezifische Dienstleistung der vier Personalgruppen evaluieren zu können: *Ganzheitliche Behandlung und Pflege, Ganzheitliche Therapie, Ganzheitliche Erziehung* und *Ganzheitlicher Unterricht* – das heißt, jede der vier Skalen umfasst 29 Aspekte in der spezifischen Formulierung für jede der zuvor genannten vier Personalgruppen.

Hinsichtlich der Forschungsfrage 2 wurden die folgenden Indikatoren zur Qualität des Arbeitslebens der Mitarbeiter eingesetzt: *Arbeitszufriedenheit* wurde mit dem Fragebogen „Aspekte von Arbeitszufriedenheit" (vgl. Büssing, 1992b) untersucht. Der Fragebogen umfasst 22 Items, die unterschiedliche Aspekte der Arbeit und Organisation in Krankenhäusern thematisieren (z.B. Zusammenarbeit mit Kollegen, Aufstiegsmöglichkeiten, Arbeitsklima). Alle Aspekte werden auf einer fünfstufigen Likert-Skala (1=sehr schlechte Seite, ..., 5=sehr gute Seite) beurteilt. *Gereiztheit/ Belastetheit* wurde mit einer adaptierten Fassung der Skala von Mohr (1991) mit neun Items untersucht, die auf einer fünfstufigen Likert-Skala (1=nein, gar nicht, ..., 5=ja, genau) beurteilt werden. *Emotionale Erschöpfung* und *Depersonalisation* wurden mit den gleichnamigen Skalen der Deutschen Fassung des Maslach Burnout Inventory (MBI-D; vgl. Büssing & Perrar, 1992) gemessen. Die Skalen setzen sich aus neun bzw. fünf Items zusammen, die auf einer sechsstufigen Häufigkeitsskala (1=nie, ..., 6=sehr oft) eingestuft werden.

Zur Messung der Lebensqualität der Patienten im Krankenhaus wurden folgende Indikatoren verwendet: Die Skala *Zufriedenheit mit dem Personal* enthält Items zu 20 verschiedenen Berufsgruppen und Diensten im Krankenhaus, die auf einer vierstufigen Antwortskala (1=sehr unzufrieden, ..., 4=sehr zufrieden) beurteilt werden. Zudem wurden drei Einzelitems verwendet, die sich auf das *Gesamturteil zum Klinikaufenthalt* (6=ungenügend, ..., 1=sehr gut), auf das *Aktuelle Wohlbefinden* des

Patienten (1=sehr schlecht, ..., 4=sehr gut) und die *Empfehlung zur Klinik* seitens der Patienten (1=nein, 2=ja) beziehen.

Die Reliabilität der Skalen, die ihre Güte in zahlreichen früheren Studien unter Beweis gestellt hatten, wurde in dieser Untersuchung erneut überprüft. Die Reliabilitätsschätzungen (Cronbachs's alpha) der sieben Skalen des MIP, die Facetten einer vollständigen Gesundheitsdienstleistung messen, sind in Tabelle 1 dokumentiert. Sechs Skalen zeigen eine gute Reliabilität in allen drei Versionen (Mitarbeiter, Patienten, Eltern) mit Werten zwischen .80 und .93. Eine Skala – Rolle des Patienten – erzielt ausreichende Ergebnisse mit .69 (Version für Mitarbeiter und Eltern) bzw. .61 (Patientenversion). Die Reliabilität der Kriterien zur Messung der Qualität des (Arbeits-) Lebens erreicht ein gutes Niveau: Arbeitszufriedenheit = .92; Gereiztheit/Belastetheit = .91; emotionale Erschöpfung = .91; Depersonalisation = .81; Zufriedenheit der Patienten mit dem Personal = .85. Bei weiteren drei Kriterien zur Messung der Lebensqualität der Patienten im Krankenhaus handelt es sich um Einzelitems: Gesamtbeurteilung des Aufenthalts im Krankenhaus, aktuelles Wohlbefinden und Empfehlung zum Krankenhaus.

Tabelle 1: Vergleich (ANOVA) zwischen Mitarbeitern und Klienten in Bezug auf sieben Facetten einer vollständigen Gesundheitsdienstleistung

Facetten einer vollständigen Gesundheitsdienstleistung	MW (α)* M (n=107)	MW (α) P (n=176)	MW (α) E (n=107)	p** (ges)	p (M-P)	p (M-E)	p (P-E)
Organisationsstrukturen/-abläufe	4.53 (.89)	3.93 (.80)	4.61 (.85)	≈0	≈0	≈1	≈0
"Hotelaspekte"	3.65 (.86)	3.55 (.86)	4.08 (.90)	≈0	.61	≈0	≈0
Rolle des Patienten	3.65 (.69)	3.38 (.61)	3.91 (.69)	≈0	≈0	.002	≈0
Ganzheitliche Behandlung/Pflege	3.47 (.92)	3.45 (.84)	3.94 (.89)	≈0	≈1	≈0	≈0
Ganzheitliche Therapie	3.63 (.92)	3.45 (.87)	3.98 (.92)	≈0	.029	≈0	≈0
Ganzheitliche Erziehung	3.74 (.90)	3.63 (.88)	4.07 (.91)	≈0	.28	≈0	≈0
Ganzheitlicher Unterricht	3.68 (.89)	3.52 (.89)	4.01 (.93)	≈0	,11	≈0	≈0

* MW: Mittelwert; α: Cronbach's alpha; M: Mitarbeiter, P: Patienten, E: Eltern.
** p: p-Werte des Haupteffekts (ges) der ANOVA bzw. p-Werte der paarweisen Vergleiche zwischen Mitarbeitern (M), Patienten (P) und Eltern (E).

4 Ergebnisse

4.1 Unterschiede aus Sicht der Mitarbeiter und der Klienten

Die Forschungsfrage 1 nach Unterschieden in den Facetten einer vollständigen Gesundheitsdienstleistung aus Sicht der Mitarbeiter und der Klienten (Patienten und Eltern) wurde mit Hilfe einer einfaktoriellen Varianzanalyse (ANOVA) untersucht. Die Ergebnisse sind aus Tabelle 1 ersichtlich. Sie lassen sich folgendermaßen zusammenfassen: die drei Gruppen – Mitarbeiter, Patienten und Eltern – unterscheiden sich statistisch bedeutsam in allen sieben abhängigen Variablen. Die weiterführenden paarweisen Vergleiche (t-Tests) zeigen, dass die Urteile der Eltern hinsichtlich der sieben Facetten einer vollständigen Gesundheitsdienstleistung das vergleichsweise höchste Niveau erzielen, während die Urteile der Patienten signifikant niedriger und auf einem mittelmäßigen Niveau liegen. Mehr oder weniger zwischen den Ergebnissen dieser beiden Gruppen von Patienten und Eltern liegen die Urteile der Mitarbeiter. Das heißt, mit einer einzigen Ausnahme – Organisationsstrukturen und -abläufe – beurteilen die Mitarbeiter die Qualität der Gesundheitsdienstleistung deutlich schlechter als die Eltern. Jedoch fallen die Urteile der Mitarbeiter in Bezug auf Organisationsstrukturen und -abläufe, Rolle des Patienten und ganzheitliche Therapie deutlich besser aus als diejenigen der Patienten. Hingegen bestehen keine Unterschiede zwischen diesen beiden Gruppen bezüglich ganzheitlicher Behandlung und Pflege, ganzheitlicher Erziehung und ganzheitlichem Unterricht.

4.2 Vollständige Gesundheitsdienstleistung und Qualität des Arbeitslebens der Mitarbeiter

Die Forschungsfrage 2 nach Zusammenhängen zwischen Facetten einer vollständigen Gesundheitsdienstleistung und Kriterien zur Messung der Qualität des Arbeitslebens der Mitarbeiter wurden anhand schrittweiser hierarchischer Regressionsanalysen überprüft. Es wurden vier separate Analysen für die Stichprobe der Mitarbeiter und die abhängigen Variablen Arbeitszufriedenheit, Gereiztheit/Belastetheit, Emotionale Erschöpfung und Depersonalisation berechnet. Als Prädiktorvariablen wurden in allen vier Regressionsanalysen die sieben Facetten einer vollständigen Gesundheitsdienstleistung des MIP verwendet.

Die Ergebnisse der schrittweisen Regressionsanalysen sind aus Tabelle 2 ersichtlich. Sie zeigen ein konsistentes und nachvollziehbares Muster: Arbeitszufriedenheit, Gereiztheit/Belastetheit und Emotionale Erschöpfung werden jeweils durch eine der sieben Facetten einer vollständigen Gesundheitsdienstleistung vorhergesagt, nämlich der ganzheitlichen Therapie, während die Burnout-Dimension „Depersonalisation" durch drei Facetten determiniert ist: Ganzheitliche Behandlung und Pflege, Rolle des Patienten sowie ganzheitlicher Unterricht.

Tabelle 2: Schrittweise Regressionsanalysen von Kriterien zur Messung der Qualität des Arbeitslebens der *Mitarbeiter* (n=107) auf sieben Facetten einer vollständigen Gesundheitsdienstleistung

Prädiktoren	Arbeits-zufriedenheit		Gereiztheit/ Belastetheit		Emotionale Erschöpfung		Deperso-nalisation	
	β*	p**	β	p	β	p	β	p
Organisationsstrukturen/-abläufe	.00	≈1	.04	.70	.01	.91	.03	.75
„Hotelaspekte"	.15	.19	.01	.93	.02	.90	.12	.35
Rolle des Patienten	.10	.26	-.02	.83	-.14	.15	**-.24**	**.009**
Ganzheitliche Behandlung/Pflege	.16	.23	-.09	.60	-.12	.41	**-.31**	**.003**
Ganzheitliche Therapie	**.65**	**≈0**	**-.37**	**≈0**	**-.53**	**≈0**	.16	.28
Ganzheitliche Erziehung	.06	.52	.06	.59	-.03	.80	.09	.47
Ganzheitlicher Unterricht	.16	.091	.01	.93	-.05	.63	**-.23**	**.020**
Erklärte Varianz	**R=.65**	**≈0**	**R=.37**	**≈0**	**R=.53**	**≈0**	**R=.61**	**.020**

* β: Standardisierte Beta-Koeffizienten der Prädiktoren im letzten Schritt der Regressionsgleichung.
** p: p-Werte der standardisierten Beta-Koeffizienten bzw. p-Wert von R.

Die Varianzaufklärung der abhängigen Variablen ist für Arbeitszufriedenheit (R=.65) und Depersonalisation (R=.61) am höchsten und liegt für emotionale Erschöpfung (R=.53) sowie für Gereiztheit/Belastetheit (R=.37) auf einem mittleren Niveau. Alle statistisch signifikanten Beta-Koeffizienten der Regressionsgleichungen weisen in die erwartete Richtung. Positive Zusammenhänge lassen sich für Facetten einer vollständigen Gesundheitsdienstleistung und Arbeitszufriedenheit nachweisen. Im Gegensatz dazu, und damit ebenfalls wie erwartet, haben die signifikanten Zusammenhänge zwischen Facetten einer vollständigen Gesundheitsdienstleistung mit Gereiztheit/Belastetheit, emotionaler Erschöpfung und Depersonalisation der Mitarbeiter negative Vorzeichen.

4.3 Vollständige Gesundheitsdienstleistung und Lebensqualität der Patienten im Krankenhaus

Die Forschungsfrage 3 nach Zusammenhängen zwischen Facetten einer vollständigen Gesundheitsdienstleistung und Kriterien zur Messung der Lebensqualität der Patienten im Krankenhaus wurden ebenfalls anhand schrittweiser hierarchischer

Regressionsanalysen überprüft. Hierbei wurden erneut vier separate Analysen für die Stichprobe der Patienten und die folgenden abhängigen Variablen zur Messung der Lebensqualität im Krankenhaus berechnet: Zufriedenheit mit dem Personal, Gesamtbeurteilung des Klinikaufenthalts, aktuelles Wohlbefinden und Empfehlung zur Klinik. Als Prädiktorvariablen in allen Regressionsanalysen kamen wiederum die sieben Facetten einer vollständigen Gesundheitsdienstleistung des MIP zum Einsatz.

Die Ergebnisse der schrittweisen Regressionsanalysen in Tabelle 3 belegen, dass die Facette „Hotelaspekte" hier der maßgebliche Prädiktor ist. Darüber hinaus zeigt sich eine zweite Facette, nämlich die Rolle des Patienten, als Prädiktor für das Kriterium „Gesamturteil zum Klinikaufenthalt", und ganzheitliche Behandlung und Pflege erweist sich als zusätzlicher Prädiktor für die Zufriedenheit mit dem Personal.

Die Varianzaufklärung für zwei Kriterien zur Messung der Lebensqualität der Patienten im Krankenhaus – die Gesamtbeurteilung des Aufenthalts sowie die Zufriedenheit mit dem Personal – fällt mit Werten von R=.64 und R=.60 vergleichsweise hoch aus, während die Empfehlung zum Krankenhaus (R=.46) und das aktuelle Wohlbefinden weniger enge Zusammenhänge zu Facetten einer vollständigen Gesundheitsdienstleistung aufweisen. Erneut haben alle signifikanten Beta-Koeffizienten der Regressionsgleichungen die erwarteten Vorzeichen. Die Ergebnisse belegen positive Zusammenhänge zwischen Facetten einer vollständigen Gesundheitsdienstleistung und allen vier Kriterien zur Lebensqualität der Patienten im Krankenhaus.

Tabelle 3: Schrittweise Regressionsanalysen von Kriterien zur Messung der Lebensqualität der *Patienten* im Krankenhaus (n=176) auf sieben Facetten einer vollständigen Gesundheitsdienstleistung

Prädiktoren	Zufriedenheit mit Personal β*	p**	Gesamturteil zum Aufenthalt β	p	Aktuelles Wohlbefinden β	p	Empfehlung zur Klinik β	p
Organisationsstrukturen/-abläufe	.03	.74	-.03	.70	-.09	.31	-.08	.37
„Hotelaspekte"	**.47**	**≈0**	**.44**	**≈0**	**.40**	**≈0**	**.46**	**≈0**
Rolle des Patienten	.03	.71	**.27**	**≈0**	-.02	.82	.16	.07
Ganzheitliche Behandlung/Pflege	**.19**	**.014**	.10	.19	-.06	.49	.06	.50
Ganzheitliche Therapie	.10	.30	.02	.76	.00	.96	.08	.32
Ganzheitliche Erziehung	.13	.14	.15	.050	-.03	.73	.09	.29
Ganzheitlicher Unterricht	.14	.09	-.06	.45	-.09	.28	.10	.22
Erklärte Varianz	**R=.60**	**.014**	**R=.64**	**≈0**	**R=.40**	**≈0**	**R=.46**	**≈0**

* β: Standardisierte Beta-Koeffizienten der Prädiktoren im letzten Schritt der Regressionsgleichung.
** p: p-Werte der standardisierten Beta-Koeffizienten bzw. p-Wert von R.

5 Diskussion

In diesem Beitrag wurde das Konzept der Mitarbeiter- und Klientenorientierung als Ansatz zum Qualitätsmanagement im Gesundheitswesen vorgestellt und untersucht. Der theoretische Hintergrund dieses Ansatzes basiert zum einen auf Theorien der Arbeitspsychologie und hier insbesondere auf dem Konzept der vollständigen Tätigkeit und seiner Anwendung auf das Gesundheitswesen (vgl. Abbildung 2). Darüber hinaus wird mit dem Ansatz Bezug zu Grundannahmen des TQM und insbesondere zum Qualitätsmodell der EFQM genommen, das unseres Erachtens einen geeigneten Rahmen bietet, da es die Rolle der Mitarbeiter und der Klienten für das Qualitätsmanagement in Unternehmen betont.

Eine Stärke des EFQM-Modells liegt darin, dass es eine Offenheit bietet und Spezifikationen zulässt. Umgekehrt liegt darin zugleich eine Schwäche, gerade wenn es um die praktische Umsetzung und Messung der Qualitätsfaktoren geht. Das Konzept der Mitarbeiter- und Klientenorientierung versucht, diese Probleme in mehrfacher Hinsicht aufzulösen. *Erstens*, es bietet eine theoretische Begründung im Rahmen der Handlungsregulationstheorie und erlaubt somit eine theoriegeleitete Spezifizierung von Merkmalen. *Zweitens*, mit diesen Merkmalen wird es möglich, zuverlässige Instrumente abzuleiten, um Qualität im Gesundheitswesen in Bezug auf „Befähiger" wie auch „Ergebnisse" zu messen (vgl. Abbildung 1). Befähiger werden als Bedingungen einer vollständigen Gesundheitsdienstleistung und Ergebnisse als subjektive Indikatoren für Qualität operationalisiert. Und *drittens* ist das Konzept in besonderem Maße für das Gesundheitswesen geeignet, da es die Mitarbeiter- und Klientenperspektive vor einem gemeinsamen theoretischen Hintergrund integriert, und somit einen validen Vergleich zwischen diesen beiden essenziellen Gruppen im Gesundheitswesen ermöglicht.

Die Untersuchung richtet sich auf zwei charakteristische Teile des Konzepts: auf den Vergleich zwischen Mitarbeitern und Klienten sowie auf den Zusammenhang zwischen Bedingungen einer vollständigen Gesundheitsdienstleistung als „Befähiger" sowie den subjektiven Indikatoren für Qualität als „Ergebnisse". Die Untersuchung wurde bei Mitarbeitern, Kindern/Jugendlichen und ihren Eltern – sozusagen den internen und externen Kunden – einer psychosomatischen Fachklinik durchgeführt. Die Rolle und der Einfluss von Angehörigen bzw. Eltern lässt sich gerade im Fall von Kindern/Jugendlichen kaum überschätzen. Sie sind nicht nur externe Klienten, die letztlich für Klinikaufenthalt und -auswahl verantwortlich sind; vielmehr ist ihr Urteil auch wichtig für das Image einer Klinik in der Öffentlichkeit. Jedoch finden sich im Vergleich zu der Fülle an wissenschaftlichen Arbeiten zur Patientenzufriedenheit in der einschlägigen Literatur nur wenige Untersuchungen, welche die Perspektive von Angehörigen und Eltern mit in Betracht ziehen (z.B. Abbey, Schneider & Mozley, 1999; Almberg, Grafstrom & Winblad, 1997; Herzberg & Ekman, 1996); und keine dieser Untersuchungen vergleicht die Sichtweisen der unterschiedlichen Gruppen auf Bedingungen der Gesundheitsdienstleistung.

Mit Blick auf die Ergebnisse unserer Untersuchung lässt sich zunächst festhalten, dass alle in der Untersuchung verwendeten Skalen sich bei allen drei Gruppen (Mitarbeiter, Kinder/Jugendliche, Eltern) als reliabel und somit als geeignet für die weiteren Analysen erwiesen haben. Die Ergebnisse zur ersten Fragestellung zeichnen ein klares Bild: Die Evaluation von Bedingungen einer vollständigen Gesundheitsdienstleistung unterscheidet sich ganz beträchtlich zwischen Mitarbeitern, Kindern/Jugendlichen und Eltern. Die Eltern und mit einer Einschränkung – nämlich den Urteilen zu Organisationsstrukturen und -abläufen – auch die Mitarbeiter beurteilen die Facetten einer vollständigen Gesundheitsdienstleistung wesentlich günstiger als die Patienten. Alle drei Gruppen erachten die Information, Transparenz und Vorhersehbarkeit der Organisationsstrukturen und -abläufe in der Klinik als ausreichend oder gut. In den sechs weiteren Facetten einer vollständigen Gesundheitsdienstleistung, d.h. „Hotelaspekten", Rolle des Patienten, ganzheitliche Behandlung und Pflege, ganzheitliche Therapie, ganzheitliche Erziehung und ganzheitlicher Unterricht liegt das Urteil der Kinder und Jugendlichen auf mittlerem Niveau, während die Eltern hier ein gutes bis sehr gutes Niveau an Qualität attestieren.

Diese Ergebnisse sind aus mehreren Gründen bemerkenswert. Zunächst ist das Muster der Ergebnisse zu den Facetten einer vollständigen Gesundheitsdienstleistung zwischen den drei Gruppen sehr ähnlich – wenn auch auf jeweils unterschiedlichem Niveau. Dies kann als Beleg für die differenzielle Validität der Ergebnisse gewertet werden. Darüber hinaus zeigen die Ergebnisse, dass die jungen Patienten – im Unterschied zu anderen Studien – die Bedingungen der Gesundheitsdienstleistung keineswegs sehr positiv beurteilen. Dies kann verschiedene Gründe haben: zum einen das Alter der Patienten und ihre unverfälschte Meinung. Im Unterschied zu Erwachsenen scheinen Kinder und Jugendliche offenere und ehrliche Urteile zu treffen (gerade zum Ende des Klinikaufenthalts), womöglich weil sie nicht in der Rolle eines formalen Vertragspartners oder bezahlenden Kunden sind. Zum anderen haben die Patienten – wie auch die Mitarbeiter und Eltern – die Bedingungen der Gesundheitsdienstleistung beurteilt und waren nicht nach Einstellungen im Sinne der Zufriedenheit oder des Wohlbefindens gefragt. Deshalb resultieren auch nicht die wohlbekannten hohen Anteile an zufriedenen Patienten (vgl. Jacob & Bengel, 2000; Ware, Snyder, Wright & Davies, 1983; Wensing, Grol & Smits, 1994). Ein weiterer

Aspekt ist auffällig: Der Grad der positiven Einschätzung korrespondiert mit der „Nähe" der jeweiligen Gruppe zum Gesundheitsdienstleistungsprozess. Die Patienten als diejenige Gruppe, die am stärksten direkt betroffen ist und die Eltern als externe Klienten kommen offensichtlich zu einem sehr ähnlichen Urteilsmuster, jedoch auf recht unterschiedlichem Niveau.

Die Ergebnisse zu den Forschungsfragen 2 und 3 deuten auf mittlere bis starke Zusammenhänge zwischen Facetten einer vollständigen Gesundheitsdienstleistung einerseits und der Qualität des (Arbeits-)Lebens andererseits hin. Nach diesen Ergebnissen scheinen beide – Mitarbeiter wie auch Kinder/Jugendliche – durch die Vollständigkeit von Gesundheitsdienstleistungsprozessen im Krankenhaus in ihrem Urteil beeinflusst zu werden. Jedoch gibt es bemerkenswerte Unterschiede zwischen den beiden Gruppen. Während die Qualität des Arbeitslebens der Mitarbeiter in einem engen Zusammenhang zu Facetten einer vollständigen Behandlung steht (ganzheitliche Therapie, Behandlung/Pflege, Unterricht), ist die Lebensqualität der Kinder und Jugendlichen während ihres Klinikaufenthalts maßgeblich durch die „Hotelaspekte" bestimmt. Eine bedeutsame, aber untergeordnete Stellung als Prädiktoren nehmen bei den jungen Patienten die Facetten „Rolle als Patient" und „Ganzheitliche Behandlung und Pflege" im Hinblick auf das Kriterium Zufriedenheit mit dem Personal ein.

Die Ergebnisse belegen die arbeitspsychologische Überlegung, nach der die Qualität des Arbeitslebens der Mitarbeiter vor allem durch den Inhalt der Arbeit und weniger durch technische und materielle Bedingungen beeinflusst wird. Die Klienten – auch Kinder und Jugendliche – können ebenfalls Bedingungen der Gesundheitsdienstleistung durchaus beurteilen, wie die Ergebnisse unserer Pilotstudie zur Validität der Instrumente gezeigt hat. Jedoch scheint ihnen die Bedeutung dieser Bedingungen für ihre Rekonvaleszenz und für den Erfolg des Krankenhausaufenthalts vergleichsweise weniger präsent bzw. bewusst zu sein. „Hotelaspekte" wie etwa gut eingerichtete Zimmer, schmackhafte Mahlzeiten und freundliches Personal spielen offenkundig die tragende Rolle bei der Beurteilung von Qualität. Heutzutage gelten die Patienten mehr und mehr als mündige Kunden von Gesundheitseinrichtungen. Dennoch scheint eine deutliche Kluft zwischen ihrer Rolle als Beurteiler der Dienstleistungsqualität und ihrem tatsächlichen Wissen über die Bedeutung spezifischer Prozesse der Behandlung und Versorgung zu existieren. Daher sollte ein wichtiger Aspekt, nämlich die Information der Patienten über Funktionen und Bedingungen der Gesundheitsdienstleistung, in Gesundheitseinrichtungen zukünftig stärkere Beachtung finden (vgl. Rubin, 1990; Mead & Bower, 2000).

Eine interessante Frage stellt sich mit der Verallgemeinerbarkeit der Ergebnisse auf andere Bereiche des Gesundheitswesens. Zum einen könnte die vergleichsweise moderate Beurteilung der Qualitätsaspekte durch die Patienten charakteristisch für die untersuchte Stichprobe von Kindern und Jugendlichen sein. Zum anderen könnte aber auch das spezifische Setting einer psychosomatischen Fachklinik mit einem eher langen Behandlungsaufenthalt von sechs Wochen für die kritischeren Qualitätsurteile der Patienten verantwortlich sein. In jedem Fall kann davon ausgegangen werden, dass die Patienten in unserer Stichprobe mit den Gesundheitsdienstleistungsprozessen vertrauter sind als etwa Patienten eines Allgemeinkrankenhauses, die sich zumeist nur eine Woche oder wenige Tage in der Einrichtung aufhalten. Um diese Frage zu beantworten ist es erforderlich, den Ansatz der Mitarbeiter- und Klientenorientierung in verschiedenen Bereichen des Gesundheitswesens, insbesondere in Allgemeinkrankenhäusern, psychiatrischen und Rehabilitationskliniken, in Altenpflegeheimen und in der ambulanten Versorgung anzuwenden. In allen genannten Bereichen – mit Ausnahme von Rehabilitationskliniken – führen wir bereits solche Studien durch, und erwarten, die Frage nach der Verallgemeinerungsfähigkeit absehbar beantworten zu können.

Einige Verbesserungsmöglichkeiten zur Untersuchung sollten nicht unerwähnt bleiben. Leider war es nicht möglich, eine paarweise Zuordnung zwischen Mitarbeitern, Patienten und ihren Eltern herzustellen. Dies ist den verbindlichen Erwartungen an eine Anonymität der Daten und den strikten Vereinbarungen zum Datenschutz geschuldet. Aus denselben Gründen war es auch nicht möglich, Patienten den Stationen zuzuordnen. Es wird eine der Herausforderungen für zukünftige Forschung sein, einen Weg zu finden, um solche Zuordnungsprobleme zu lösen, zumal dies eine umfassendere Testung des Konzepts der Mitarbeiter- und Klientenorientierung ermöglichen würde.

Eine weitere Verbesserungsmöglichkeit ist von Interesse. Zukünftig soll auch die Arbeitssituation der Mitarbeiter berücksichtigt werden (d.h. Arbeitsanforderungen, Arbeitsbelastungen und arbeitsbezogene Ressourcen). Durch Einbezug weiterer Kriterien zur Mitarbeiterorientierung (z.B. Aspekte einer vollständigen Tätigkeit; vgl. Abbildung 2) in die Evaluation, lässt sich die Hypothese untersuchen, nach der die Vollständigkeit der Gesundheitsdienstleistung maßgeblich durch die Arbeitsteilung und den korrespondierenden Grad der Vollständigkeit von Arbeitsaufgaben im Organisationssystem des Krankenhauses beeinflusst wird.

Abschließend sollte auf den möglichen Nutzen von Untersuchungen mit dem Konzept der Mitarbeiter- und Klientenorientierung in Krankenhäusern und anderen

Einrichtungen des Gesundheitswesens hingewiesen werden. Die erklärte Varianz bei der Messung der Qualität des (Arbeits-)Lebens im Krankenhaus ist keineswegs überwältigend, aber mit Blick auf die differenzierten Ergebnismuster durchaus akzeptabel. Zum einen lassen sich durch bestimmte Facetten einer vollständigen Gesundheitsdienstleistung Arbeitszufriedenheit (42% Varianz) und Depersonalisation (37% Varianz) in einem befriedigenden Maß aufklären. Aus der Literatur ist bekannt, dass beide Kriterien ebenso wichtig für die Arbeitssituation der Mitarbeiter wie auch für die Interaktion zwischen Mitarbeitern und Klienten sind. Zum anderen lässt sich die Zufriedenheit mit dem Personal (36% erklärter Varianz) und das Gesamturteil zum Klinikaufenthalt (41% erklärter Varianz) ebenfalls durch Bedingungen einer vollständigen Gesundheitsdienstleistung erklären. Die Güte des Konzepts ist daher sehr zufriedenstellend.

Darüber hinaus stehen mit der Evaluation von Bedingungen einer vollständigen Gesundheitsdienstleistung („Befähiger" von Qualität) wichtige Informationen zu bestehenden Defiziten und Potenzialen von Qualität im Gesundheitswesen zur Verfügung. Die Ergebnisse geben konkrete Hinweise für die praktische Verbesserung von Gesundheitsdienstleistungsprozessen, was wiederum die Zufriedenheit sowohl der internen wie auch der externen Klienten steigern lässt. Studien zur Patientenzufriedenheit sollten folglich nicht nur aus Sicht des Marketing geschätzt werden. Viele Einrichtungen nutzen hohe Zufriedenheitsquoten für solche Zwecke und als Argument, den organisationalen Status Quo beizubehalten. TQM sollte jedoch vielmehr als aktive Suche nach und Beseitigung von Schwachstellen und Defiziten in Organisationen verstanden werden. Eine Verbesserung von Qualität lässt sich vor allem dadurch erzielen, dass Schwachstellen und Verbesserungsmöglichkeiten aufgedeckt werden.

Die Ergebnisse von Untersuchungen zur Mitarbeiter- und Klientenorientierung und insbesondere zu den Bedingungen einer vollständigen Gesundheitsdienstleistung lassen sich gut in die Arbeit von Qualitätszirkeln in Gesundheitseinrichtungen integrieren. Denn sie dienen nicht nur der Evaluation wichtiger „Befähiger" von Dienstleistungsqualität, sondern zugleich der Entwicklung konkreter Verbesserungsmaßnahmen. Vor allem in Kombination mit Nachuntersuchungen zu Ergebnissen von Maßnahmen zur Organisationsentwicklung und Arbeitsgestaltung sind solche Studien hilfreich; denn sie erlauben, das vorherrschende Paradigma der Qualitätssicherung in einen strategischen Prozess der kontinuierlichen Qualitätsverbesserung umzumünzen, in dem Mitarbeiter und Klienten im Mittelpunkt stehen.

Literatur

Abbey, A., Schneider, J. & Mozley, C. (1999). Visitors' views on residential homes. *British Journal of Social Work, 29,* 567-579.

Almberg, B., Grafstrom, M. & Winblad, B. (1997). Caring for a demented elderly person: burden and burnout among caregiving relatives. *Journal of Advanced Nursing, 25,* 109-116.

Arnetz, J.E. & Arnetz, B.B. (1996). The development and application of a patient satisfaction measurement system for hospital-wide quality improvement. *International Journal for Quality in Health Care, 8,* 555-566.

Büssing, A. (1992a). *Organisationsstruktur, Tätigkeit und Individuum. Untersuchungen am Beispiel der Pflegetätigkeit.* Bern: Huber.

Büssing, A. (1992b). A dynamic view of job satisfaction in psychiatric nurses in Germany. *Work & Stress, 6,* 239-259.

Büssing, A. (2002). Motivation and satisfaction. In A. Sorge (Ed.), *Organization* (pp. 371-387). London: Thomson Learning.

Büssing, A. & Glaser, J. (2001a). Interaction work: Concept, measurement, and results from nursing. In J. de Jonge, P. Vlerick, A. Büssing & W. B. Schaufeli (Eds.), *Organizational psychology and health care at the start of a new millenium* (pp. 175-196). München: Hampp.

Büssing, A. & Glaser, J. (2001b). Mitarbeiter- und Patientenorientierung in der Pflege als Teil des Qualitätsmanagements – Stand und Forschungsbedarf. *Pflege, 14,* 339-350.

Büssing, A. & Glaser, J. (2003). Employee and client orientation. Concept and evaluation of quality in health care. In J. Hellgren, K. Näswall, M. Sverke & M. Söderfeldt (Eds.), *New organizational challenges for human service work.* Hampp: München (im Druck).

Büssing, A. & Perrar, K.-M. (1992). Die Messung von Burnout. Untersuchung einer Deutschen Fassung des Maslach Burnout Inventory (MBI-D). *Diagnostica, 38,* 328-353.

Carr-Hill, R. A. (1992). The measurement of patient satisfaction. *Journal of Public Health Medicine, 14,* 236-249.

Deming, W. E. (1986). *Out of the crisis: quality, productivity and competitive position.* Cambridge, Mass.: MIT.

European Foundation for Quality Management [EFQM]. (2002). *EFQM Excellence Model* (abrufbar als www-Dokument unter URL http://www.efqm.org [28.02.02])

Garvin, D.A. (1988). *Managing quality: the strategic and competitive edge.* New York: Free Press.

Hacker, W. (1998). *Allgemeine Arbeitspsychologie. Psychische Regulation von Arbeitstätigkeiten.* Bern: Hans Huber.

Herzberg, A. & Ekman, S.L. (1996). How the relatives of elderly patients in institutional care perceive the staff. *Scandinavian Journal of Caring Sciences, 10,* 205-211.

Ishikawa, K. (1985*). What is Total Quality Control? The japanese way.* Englewood Cliffs: Prentice-Hall.

Jacob, G. & Bengel, J. (2000). Das Konstrukt Patientenzufriedenheit. *Zeitschrift für Klinische Psychologie, Psychiatrie und Psychotherapie, 48*, 280-301.

Larsson, B.W. & Larsson, G. (1999). Patients' views on quality of care. Do they merely reflect their sense of coherence? *Journal of Advanced Nursing, 30*, 33-39.

Leiter, M. P., Harvie, P. & Frizzell, C. (1998). The correspondence of patient satisfaction and nurse burnout. *Social Science & Medicine, 47*, 1611-1617.

Mead, N. & Bower, P. (2000). Patient-centredness. A conceptual framework and review of the empirical literature. *Social Science & Medicine, 51*, 1097-1110.

Moeller, J. (2001). The EFQM excellence model. German experiences with the EFQM approach in health care. *International Journal for Quality in Health Care, 13*, 45-49.

Mohr, G. (1991). Fünf Subkonstrukte psychischer Befindensbeeinträchtigungen bei Industriearbeitern: Auswahl und Entwicklung. In S. Greif, E. Bamberg & N. Semmer (Eds.), *Psychischer Streß am Arbeitsplatz (S. 91-119)*. Göttingen: Hogrefe.

Rubin, H.R. (1990). Can patients evaluate the quality of hospital care? *Medical Care Review, 47*, 267-326.

Sitzia, J. & Wood, N. (1997). Patient satisfaction: A review of issues and concepts. *Social Science & Medicine, 45*, 1829-1843.

Trojan, A. (1999). Qualität im Krankenhaus – Die Sicht der Mitarbeiterinnen und Patientinnen im Vergleich am Beispiel eines „gesundheitsfördernden Krankenhauses". In Bundesanstalt für Arbeitsschutz und Arbeitsmedizin (Hrsg.), *Prävention arbeitsbedingter Gesundheitsgefahren in Pflegeberufen (S. 164-183)*. Bremerhaven: Wirtschaftsverlag NW.

Ware, J.E., Snyder, M.K., Wright, R. & Davies, A.R. (1983). Defining and measuring patient satisfaction with medical care. *Evaluation and Program Planning, 6*, 247-263.

Wensing, M., Grol, R. & Smits, A. (1994). Quality judgements by patients on general practice care: a literature analysis. *Social Science & Medicine, 38*, 45-53.

Williams, B. (1994). Patient satisfaction: A valid concept? *Social Science & Medicine, 38*, 509-517.

Williams, B., Colye, J. & Healy, D. (1998). The meaning of patient satisfaction: An explanation of high reported levels. *Social Science & Medicine, 47*, 1351-1359.

Ergebnisqualität durch Leistungstransparenz für Krankenhausleistungen

Günter Neubauer und Roland Nowy

Zusammenfassung

Das Thema „Ergebnisorientierung" ist im Bereich der Gesundheitsversorgung aktueller denn je. Insbesondere Magazine wie „FOCUS", aber auch die Stiftung Warentest greifen diese Thematik immer wieder auf und erzielen mit diesen Ausgaben besonders hohe Auflagen. Die Vorgehensweise dabei ist allerdings eher journalistisch angelegt und stößt somit vor allem auf Seiten der Ärzteschaft auf deutliche Kritik und Ablehnung. Mit der Gesetzgebung zur Einführung einer DRG-basierten Vergütung für Krankenhäuser möchte die Bundesregierung verstärkt die Messung der Ergebnisqualität von Krankenhausleistungen fördern. Jedoch fehlen bislang hierzu konkrete Vorgaben für die Umsetzung dieser Forderung. In diesem Beitrag soll aufgezeigt werden, welche Möglichkeiten bestehen, Ergebnisse im Gesundheitssektor zu messen und diese den Betroffenen zugänglich zu machen. Als wichtige Voraussetzung für mehr Ergebnisqualität im Krankenhaussektor wird eine erhöhte Leistungstransparenz gesehen. Jedoch sind bislang viele Leistungserbringer im Krankenhausbereich nicht bereit, ihre Leistungen und Ergebnisse in der Öffentlichkeit transparent darzustellen, da sie teilweise befürchten, dass ihre Daten falsch interpretiert werden könnten. Außerdem wird in diesem Beitrag auf Probleme der Verbreitung solcher Informationen eingegangen und es werden Lösungsmöglichkeiten anhand von Beispielen aus dem In- und Ausland aufgezeigt.

1 Einführung

Der Beitrag gliedert sich im Weiteren in fünf Abschnitte. In Abschnitt 2 wird die Begrifflichkeit von Ergebnisqualität erläutert. Hier geht es vor allem um die Abgrenzung der Begriffe Struktur-, Prozess- und Ergebnisqualität. Abschnitt 3 beschreibt Wege zu mehr Leistungstransparenz, sowie deren Vorteile für die einzelnen Akteure im Gesundheitswesen. Im Anschluss daran gibt der vierte Abschnitt eine Übersicht über die Ziele einer ergebnisorientierten Patientenversorgung. Im fünften Abschnitt werden schließlich konkrete Umsetzungsmöglichkeiten aufgezeigt. Dabei werden einige bereits realisierte Lösungswege aus dem In- und Ausland vorgestellt. Im Ausblick des letzten Abschnitts soll der Patient im Mittelpunkt stehen. Wir werden zeigen, wie der informierte Patient mithelfen kann, das gesamte Gesundheitssystem und insbesondere die Krankenhausversorgung stärker auf die Ergebnisse hin auszurichten.

Unsere Ausführungen konzentrieren sich auf das allgemeine Thema der Ergebnisorientierung. Obwohl sich die Beispiele auf Krankenhäuser beziehen, können die abgeleiteten Folgerungen dem Grundsatz nach auf den gesamten Gesundheits- bzw. Dienstleistungssektor übertragen werden.

2 Ergebnisqualität von Krankenhausleistungen: Was ist das?

Unter Qualität wird hier das Ausmaß verstanden, in dem ein Gut bzw. eine Leistung definierte, gewollte Eigenschaften erreicht. Quantitativ kann Qualität damit auf einer Skala zwischen 0 und 1 gemessen werden. Üblicherweise wird der Begriff Qualität inhaltlich in drei Teile zerlegt: in Strukturqualität, Prozessqualität und Ergebnisqualität (Donabedian, 1980). Wir wollen im Nachfolgenden kurz auf diese Begriffe eingehen.

Strukturqualität wird damit beschrieben, dass sie die Produktionsbedingungen von Leistungen unter dem Aspekt der Qualität beschreibt. Im Krankenhaussektor bedeutet dies, dass unter Strukturqualität das Ausbildungsniveau der eingesetzten Berufe, die Qualität der Sachausstattung ebenso wie die Qualität der Infrastruktur verstanden wird. Hierbei wird unterstellt, dass für die Erstellung von Krankenhausleistungen ganz bestimmte Ausbildungs- und Ausstattungsqualitäten erforderlich sind. Gleichzeitig geht man aber davon aus, dass man von einer bestimmten Strukturqualität auf eine bestimmte Prozess- und Ergebnisqualität schließen kann. Genau an dieser Stelle setzt nun die Kritik ein. Zwar ist es richtig, dass die Strukturqualität gerade bei Dienstleistungen eine notwendige Voraussetzung ist, aber eben keine hinreichende Bedingung. Die Strukturqualität bildet das Qualitätspotenzial zutreffend ab, kann aber über die Ausschöpfung dieses Potenzials nur wenig aussagen. Aus diesem Grunde wird generell die Strukturqualität als Voraussetzung formuliert, kann aber nicht mit der aktuell erreichten Qualität gleichgesetzt werden.

Um diese Lücke zwischen Qualitätspotenzial und Qualitätsrealität zu schließen, wird die Prozessqualität einbezogen. Unter Prozessqualität versteht man einen Leistungsprozess, der gesetzte Eigenschaften erfüllt. Diese Eigenschaften sollen ein bestimmtes Leistungsergebnis wiederum gewährleisten. Die Prozessqualität hat im Dienstleistungsbereich einen besonderen Wert. Denn Dienstleistungen werden in einem Prozess erstellt, an dem sowohl der Leistungsersteller als auch der Leistungsempfänger direkt und unmittelbar zusammenwirken. Von daher ist die Prozessqualität ein Teil der Qualität, die der Leistungsempfänger direkt erhält. Im Krankenhaus kann beispielsweise die Prozessqualität daran abgelesen werden, wie lange der Patient auf Behandlungsprozeduren zu warten hat. Verkürzt sich die Wartezeit zum Beispiel vor der Röntgenaufnahme, so wird dies vom Patienten unmittelbar als eine höhere Leistungsqualität empfunden. In Dienstleistungsprozessen kommt also der Prozessqualität ein höherer Stellenwert zu als bei der Warenproduktion, an welcher der Produktabnehmer nicht direkt beteiligt ist. Doch trotz dieser direkten Verknüpfung der Prozessqualität mit den Patienten ist die Prozessqualität noch nicht mit der Ergebnisqualität gleichzusetzen.

Unter Ergebnisqualität werden die Eigenschaften zusammengefasst, die einen gewollten Gesundheitszustand nach abgeschlossener Behandlung beschreiben. Die verschiedenen Eigenschaften können wiederum unterschiedlich gewichtet werden. Ganz allgemein liegt die Ergebnisqualität einer Krankenhausbehandlung darin, in welchem Umfang ein Patient nach der Behandlung den von Arzt und Patient gewollten Gesundheitszustand erreicht. Im Wesentlichen kann ein solcher Gesundheitszustand mit physiologischen, funktionalen oder mentalen Fähigkeiten beschrieben werden. Oft kann aber auch das Ergebnis auf eindimensionale Indikatoren verkürzt werden. Letzteres liegt beispielsweise vor, wenn die Mortalitäts- bzw. Letalitätsrate einer bestimmten Behandlungsgruppe zur Kenngröße erklärt wird. In der Regel werden aber Ergebnisse mehrdimensional definiert, so dass das Problem der Gewichtung der einzelnen Ergebnisvariablen auftaucht.

Bei der Bewertung und Gewichtung verschiedener Ergebnisgrößen kann die Einschätzung der betroffenen Patienten von der Vorgabe bzw. der Meinung der Experten gravierend abweichen. So kann für einen Patienten das beschwerdefreie Aufwachen aus einer Narkose zu einem wichtigen Ergebnis der Behandlung gehören, während für Experten der Prozess des Aufwachens von nachrangiger Bedeutung ist. An dieser Stelle ist auch von Bedeutung, inwieweit die Ergebnisse wahrgenommen werden bzw. inwieweit die Betroffenen über eine entsprechende Beurteilungskompetenz verfügen. Gerade im Gesundheitssektor wird den Patienten oft von den Leistungserbringern jegliche Urteilskraft abgesprochen. Dies hat zur Folge, dass der Patient in die Beurteilung der Ergebnisse nicht oder nur am Rande einbezogen wird. An dieser Stelle setzt heute auch eine umfassende Diskussion über ein „Empowerment" der Patienten ein.

3 Leistungstransparenz als Voraussetzung für Ergebnisqualität

Unter Leistungstransparenz verstehen wir, dass Dritten die Leistungsabläufe (Prozessqualität) ebenso wie die Leistungsergebnisse (Ergebnisqualität) durch Informationen transparent gemacht werden. Die Bereitstellung von Informationen über den Leistungsprozess selbst und über dessen erwartete Leistungsergebnisse kann dann als nächstes den Prozess der Bewertung durch die Betroffenen und Beteiligten auslösen.

An dieser Stelle ist bereits eine Warnung aus ökonomischer Sicht einzufügen. Da Leistungsergebnisse nicht ohne Aufwand zu erreichen sind, ist stets der Mehrleistung auch der Mehraufwand gegenüberzustellen, wenn sich die ökonomische Machbarkeit zur Diskussion stellt. Wenn wir im Weiteren die zweiseitige Betrachtung wenig beachten, dann deswegen, weil wir uns hier auf die Leistungs- und Ergebnisseite beschränken wollen. Dienstleistungen stellen einen komplexen Leistungsprozess dar, der nicht einfach gemessen und beurteilt werden kann, so dass sich die Frage stellt, welche Leistungen auf welche Weise für wen transparent gemacht werden sollen (Neubauer, 1997).

Vor allem in der angelsächsischen Diskussion werden immer wieder als Ergebnisparameter für die Krankenhausbehandlung genannt:
- die krankheitsspezifische Mortalitätsrate im Krankenhaus und 30 Tage nach dem Krankenhausaufenthalt;
- die krankenhausbedingten Infektionsraten;
- die Rate der ungeplanten Krankenhauswiederaufnahmen in einem undefinierten Zeitraum;
- diverse krankheitsspezifische Ergebnisparameter wie zum Beispiel die Entbindungsrate mit Kaiserschnitt etc.

Auch für den Bereich der Rehabilitation ist die Definition von Ergebnisparametern möglich und wird bereits heute in Projekten als Grundlage für eine ergebnisorientierte Vergütung eingesetzt. Als mögliche Ergebnisparameter kommen beispielsweise in Frage (Neubauer & Nowy, 1998):
- Arbeitsunfähigkeitstage nach einer erfolgreich durchgeführten Rehabilitationsmaßnahme;
- Medikamentenverbrauch nach einer Rehabilitation;
- Rate der Wiedereingliederung ins Berufsleben.

Methodisch können solche Ergebnisparameter freilich nur für eine im statistischen Sinne genügend große Zahl von Eingriffen wiedergegeben werden. Aus diesem Grunde wird nie der Einzeleingriff und dessen Erfolg als Maßstab gelten können.

Das bedeutet aber auch, dass transparente Leistungsergebnisse das Problem der Haftpflicht nicht ersetzen. Die Haftpflicht eines Krankenhauses oder des behandelnden Arztes bezieht sich stets auf einen Einzelfall, während sich Leistungstransparenz immer auf eine statistisch große Fallzahl beziehen muss. Eine nicht zu verkennende Folge von Leistungstransparenz kann eine erhöhte Zahl von Haftpflichtfällen sein, da Patienten angeregt werden, ihren individuellen Behandlungserfolg mit dem statistisch zu erwartenden Erfolg zu vergleichen und entsprechende Rückschlüsse zu ziehen (Ehlers, 1998).

Wichtig ist auch, für wen die Ergebnisse eines Krankenhauses bzw. einer Krankenhausabteilung transparent gemacht werden sollen. Neben den Patienten sind auch die Versicherten, die überweisenden und behandelnden Ärzte sowie die Krankenversicherungen in die Überlegungen einzubeziehen.

Patienten, die auf der Suche nach einem geeigneten Arzt sind, verbinden damit die Hoffnung, dass sie durch ihre Suche einen höheren Behandlungserfolg erreichen können. Um eine gezielte Suche einleiten zu können, braucht der Patient Informationen über die in Frage kommenden Diagnose- und Therapieverfahren sowie über die jeweiligen Ergebnisse bzw. Erfolge der verschiedenen Ärzte, die diese Verfahren durchführen. Liegen entsprechende Informationen vor, so kann der hilfesuchende Patient das Risiko eines Behandlungsmisserfolges reduzieren. Der Erkrankte kann verschiedene Erfolgswahrscheinlichkeiten der in Frage kommenden Ärzte vergleichen und dann seine entsprechende Wahl treffen. In welchem Umfang ein Patient gezielt sucht, hängt auch von der Art der Erkrankung ab. Chronisch Kranke können sehr viel stärker aufgrund ihrer persönlichen Erfahrung Ergebnis-Informationen verarbeiten als etwa Akuterkrankte. Für Letztere spielt der Grad der Dringlichkeit der Behandlung eine wichtige Rolle. Von einem Notfallpatienten können selbst die am besten aufbereiteten Informationen nicht genutzt werden. Bei planbaren Behandlungen hingegen bleibt den Patienten in aller Regel genügend Zeit sich die entsprechenden Informationen zu beschaffen und zu bewerten. Letzteres kann auch im Familien- und Bekanntenkreis gemeinsam geschehen.

Für Versicherte spielen entsprechende Ergebnis-Informationen nur indirekt eine Rolle. Dies ist dann der Fall, wenn ihre Krankenversicherung spezifische Verträge mit einzelnen Leistungserbringern getroffen hat und die Krankenversicherung erwartet, dass die Versicherten diese speziellen Leistungserbringer aufsuchen. In einem solchen Fall wird schon beim Versicherungsabschluss die Qualität der Leistungserbringer, die mit der Krankenversicherung zusammenarbeiten, eine hohe Bedeutung haben. Allerdings wird ein Gesunder, der nicht weiß, welche Gesundheitsleistungen er benötigen wird, nur eine eher allgemeine Entscheidung treffen. Hier spielt der Ruf eines Krankenhauses oder eines bestimmten Arztes eine Rolle ohne dass ganz spezifische Ergebnisvariablen zu bestimmten Eingriffen bekannt sein müssen. Je höher der Gesunde die Wahrscheinlichkeit einschätzt, Gesundheitsleistungen in Anspruch nehmen zu müssen, umso mehr wird er sich um entsprechende Informationen bemühen. So sind ältere Menschen in der Regel an Gesundheitsinformationen stärker interessiert als Jüngere. Generell kann aus dem vielfältigen Angebot in den Medien gefolgert werden, dass Informationen über Gesundheitsthemen einen hohen Stellenwert haben.

Für überweisende und behandelnde Ärzte sind Ergebnis-Informationen über die jeweiligen Krankenhäuser ebenfalls von erheblichem Wert. Einweisende Ärzte wollen, dass ihre Patienten in kompetente Hände weitergegeben werden. Hierzu ist es aber erforderlich, dass dem einweisenden Arzt auch entsprechende Leistungsergebnisse der Einrichtungen zugänglich sind. Heute verfügen einweisende Ärzte in der Regel über wenig objektive Informationen. Aber nicht nur einweisende Ärzte, auch behandelnde Ärzte können ein unmittelbares Interesse an Leistungstransparenz haben. Vor allem leistungsstarke Ärzte profitieren nämlich davon, wenn ihre Ergebnisse den einweisenden Ärzten bekannt sind.

Transparenz ist auch aus Sicht der Krankenversicherungen von hohem Interesse. Schließlich stellen die Ergebnisse ein Stück Leistung dar, für die sie finanziell aufzukommen haben. Ergebnis-Informationen sind für Krankenversicherungen darüber hinaus interessant, da sie ihre Versicherten auf leistungsstarke Einrichtungen aufmerksam machen können. Noch weiter reicht das Interesse der Krankenversicherungen, wenn sie mit einzelnen Krankenhäusern selektiv Verträge abschließen können. In einem solchen Fall werden sich die Krankenversicherungen vor allem um die besten Einrichtungen bemühen. Für diese Auswahl benötigen sie aber entsprechende Informationen über die Qualität der Leistungsergebnisse. Bis heute ist es den Krankenversicherungen in Deutschland verwehrt, besondere Verträge mit leistungsstarken Krankenhäusern abzuschließen. Durch die neuen Vorschriften werden im SGB V § 140a ff. erste Spielräume in diese Richtung eingeräumt. Auch im Bereich der Vergütung können die Krankenkassen dazu übergehen, bessere Leistungsergebnisse auch höher zu vergüten. Diese Möglichkeit wird heute so gut wie nicht genutzt, da die statistischen Grundlagen fehlen.

Als letzte Gruppe könnten auch die Arbeitgeber an den Leistungsergebnissen von Ärzten interessiert sein. Für die Arbeitgeber spielt vor allem der Zeitraum der Arbeitsunfähigkeit ihrer Arbeitnehmer eine wichtige Rolle. Behandlungen, die auf eine verkürzte Arbeitsunfähigkeit hinwirken, wären aus Sicht der Arbeitgeber zu bevorzugen. Hierbei spielt die Qualität von Rehabilitationseinrichtungen eine wichtige Rolle. Doch auch hierzu gibt es bislang in Deutschland keine systematischen Auswertungen, welche die Behandlungen selbst, noch die jeweiligen behandelnden Einrichtungen, auf ihre benötigten Behandlungszeiten hin vergleichen.

Gerade die letzten Anmerkungen machen deutlich, dass der Bedarf an Leistungstransparenz recht unterschiedlich von den einzelnen betroffenen Gruppen bewertet werden kann. Von daher wird Leistungstransparenz eine gewisse Vielfalt aufweisen müssen, wenn sie den verschiedenen Anforderungen gerecht werden will.

4 Ziele einer ergebnisorientierten Patientenversorgung

Eine Orientierung des Gesundheitssystems an den Ergebnissen zwingt alle Akteure darüber nachzudenken, welche Ziele dem Gesundheitssystem zu setzen sind. Diese Ausrichtung an den gewünschten Zielen kann auch direkte Rückwirkungen auf eine Überprüfung der jeweiligen Versorgungsstrukturen haben. Auf den Prüfstand sind zu stellen:
- medizinische Behandlungsprozeduren hinsichtlich ihrer Wirksamkeit;
- medizinische Einrichtungen hinsichtlich ihrer Leistungsorientierung und Wirtschaftlichkeit.

Neben der Überprüfung der Ergebnisorientierung ist aber auch die Einbeziehung der Patienten in die Beurteilung ein eigenes Ziel. Gerade im Gesundheitswesen läuft das System stetig Gefahr, sich von den Bedürfnissen und Einschätzungen der Patienten weg zu bewegen und dem Urteil von Experten ein übermäßig hohes Gewicht einzuräumen. Aber auch im Gesundheitsbereich muss dem Patienten vermehrt der Status eines Kunden zugeordnet werden. Der Patient als Kunde muss in die Lage versetzt werden, seine eigenen Bedürfnisse zu artikulieren und durch gezielte Wahl der jeweiligen Krankenhausbetriebe kundzutun, welches Krankenhaus seinen Bedürfnissen am besten entspricht. Eine solche Mitsteuerung der Gesundheitsversorgung durch die Patienten ist nicht nur wünschenswert, sondern auch ökonomisch notwendig. Es führt dazu, dass leistungsstarke Krankenhäuser dafür sorgen, dass ihre Ergebnisqualität auch den Patienten mitgeteilt wird. Freilich darf nicht verkannt werden, dass sich hier mit dem strikten Werbeverbot im Gesundheitssektor Konflikte ergeben können.

Mehr Ergebnisorientierung kann auch dazu führen, dass wissenschaftliche Erkenntnisse der Medizin wie der Ökonomie verstärkt das tatsächliche Leistungsgeschehen bestimmen. So wären Verfahren des „Health-Technology-Assessment" (HTA) (Sachverständigenrat für die Konzertierte Aktion im Gesundheitswesen, 1998) verstärkt einzusetzen und dessen Ergebnisse allen Beteiligten transparent zu machen. Ebenso kann die „Evidence Based Medicine" (EBM) dazu eingesetzt werden, Maßstäbe für Ergebnisparameter zu evaluieren.

Ergebnisorientierte Patientenversorgung ist auch eine Basis für eine ergebnisorientierte Vergütung für die Krankenhausbetriebe (Nowy, 2002). Oft wird die ergebnisorientierte Patientenversorgung durch das jeweilige Vergütungssystem konterkariert oder zumindest behindert. Aus diesem Grunde sind hier entsprechende Abgleichungen vorzunehmen. Dabei ist es klar, dass die ergebnisorientierte Vergütung dem Ziel einer ergebnisorientierten Patientenversorgung zu dienen hat. Letztlich ist also die Vergütung ein Weg zu mehr Patientenorientierung, ein Aspekt, mit dem wir uns im nächsten Abschnitt beschäftigen werden.

5 Wege zu mehr Leistungstransparenz und Ergebnisorientierung

Systematisch lassen sich die Wege zu mehr Transparenz und Ergebnisorientierung in eher qualitativ orientierte Ansätze und in eher quantitativ und monetär orientierte Ansätze unterscheiden. Wir wollen diese Zweiteilung hier im Weiteren ebenfalls aufgreifen und weiter verfolgen.

5.1 Qualitative Ansätze

Die qualitativen Ansätze werden heute vor allem durch die Diskussion von Behandlungsleitlinien beherrscht. Daneben sind aber Ansätze zur Patientenorientierung über Zufriedenheitsmessungen der Patienten ebenso wie der sogenannte Ansatz des Konsumerismus zu nennen.

In Deutschland wird der Entwicklung von Behandlungsleitlinien ein hoher Stellenwert zum Erreichen von mehr Ergebnisqualität zugeordnet. Behandlungsleitlinien enthalten für spezifische Krankheiten Empfehlungen für die diagnostischen und therapeutischen Maßnahmen. Die Arbeitsgemeinschaft der Wissenschaftlich Medizinischen Fachverbände (AWMF) hat bereits eine Vielzahl von Leitlinien erarbeitet und im Internet veröffentlicht. Behandlungsleitlinien sind von vornherein stärker auf die

Ärzte hin orientiert, als dass sie Patienten informieren wollten. Dennoch ist auch die Forderung häufig anzufinden, dass Behandlungsleitlinien auch für Patienten verständlich formuliert sein sollten. Neben der Frage der Verständlichkeit von Behandlungsleitlinien ist aber auch die Frage der Verbindlichkeit dieser Leitlinien von hoher Bedeutung. Noch immer wehrt sich die Fachwelt gegen einen höheren Grad der Verbindlichkeit von Behandlungsleitlinien. Zwar ist es verständlich, dass nur evidenzbasierte und gesicherte Leitlinien verbindlich gemacht werden können, doch selbst dies wird zur Zeit in Deutschland abgelehnt. Für Patienten wäre es aber schon eine Hilfe zu wissen, ob ein Krankenhaus Behandlungsleitlinien befolgt. Daneben ist es von Interesse, zu wissen, welche Qualität diesen Behandlungsleitlinien wiederum selbst zukommt, wenn es mehrere Behandlungsleitlinien für das gleiche Krankheitsbild geben sollte.

Vor allem die Nutzung der modernen Medien könnte den Behandlungsleitlinien einen größeren Bekanntheitsgrad bei den Patienten bzw. Versicherten verschaffen. Schon heute werden die Homepages der verschiedenen Krankenhäuser von Laien häufig aufgesucht und gelesen. Hier können die Medien wiederum eine neue Dimension in die Leistungstransparenz einbringen. Einen ersten Ansatz hierzu hat die Bayerische Krankenhausgesellschaft (BKG) unternommen. Auf deren Homepage können Informationen über Krankenhäuser in Bayern abgerufen werden (www.bkg-online.de). Allerdings sind hier keine Daten über die Ergebnisqualität in den einzelnen Krankenhäusern erhältlich.

Wünschenswert wäre es ferner, wenn es in Deutschland von den verschiedenen Fachgesellschaften einen quasi amtlich vorgegebenen Standard von Behandlungsleitlinien gäbe, damit diese auch jeweils regelmäßig überarbeitet werden und somit sichergestellt wird, dass der neueste Stand der Wissenschaft berücksichtigt wird.

Befragungen der Patienten nach ihrer Zufriedenheit sind ebenfalls ein Weg zu mehr Leistungsorientierung bzw. Patientenorientierung (Selbmann, 2000). Die Patientenzufriedenheit ist gleichzeitig ein Bestandteil des Ergebnisses einer Behandlung, so dass neben der Einschätzung der Patienten auch direkt ein Teil des Ergebnisses erfasst wird. Die wissenschaftliche Messung der Patientenzufriedenheit erfolgt mittels klassischer Fragebögen, die mit statistischen Methoden ausgewertet werden. Im Schweizer Projekt „Outcome 98", bei dem der sogenannte Pickerfragebogen eingesetzt wurde, fand diese Vorgehensweise bereits erfolgreich Anwendung (Hochreutener & Eichler, 1999).

Nahe verwandt mit der Befragung der subjektiven Zufriedenheit sind auch die Methoden, die unter dem Begriff des Konsumerismus zusammengefasst werden. Dieser Ansatz verfolgt das Ziel, die Referenzen der Patienten möglichst gut zu erfassen und darauf den Leistungs- und Behandlungsprozess eines Krankenhauses abzustimmen. Es geht darum, dem Kunden möglichst die Leistungen zu offerieren, die er auch präferiert. Hierzu muss das Krankenhaus dann auf seine eigenen Leistungsfähigkeiten hinweisen, die für die Deckung der Patientenwünsche geeignet sind. Die Transparenz und Informationspolitik der Krankenhäuser zielt hier also eher auf eine Kundengewinnung hin als auf ein objektiv messbares hohes Versorgungsergebnis. An dieser Stelle melden sich dann auch wieder die Bedenken insbesondere von Experten.

Der starken Patienten- und Kundenorientierung steht heute oft auch der Ansatz des Total Quality Management (TQM) (z.B. Schmutte, 1998) gegenüber. Bei diesem Ansatz geht es eher darum, dass von Experten ausgearbeitete Prozessabläufe als qualitativ hoch stehend eingestuft werden. Die Befolgung solcher qualitativ bewerteten Prozessabläufe werden dann als Qualitätssiegel und Merkmal eines Krankenhauses anerkannt. Zwar betont der Ansatz des TQM stets, dass auch der Patient ein Teil dieser Betrachtung ist, doch stehen eindeutig die betrieblichen Abläufe aus Sicht der Beschäftigten selbst im Mittelpunkt. Von daher kann das TQM als prozessorientiert eingestuft werden.

Zu weiteren Ansätzen zur Qualitätsmessung und -sicherung, die bereits in deutschen Krankenhäusern Anwendung finden, zählen beispielsweise eine Zertifizierung nach DIN ISO EN 9000 ff., das Verfahren der European Foundation for Quality Management (EFQM), das KTQ-Verfahren oder das Qualitätsmodell Krankenhaus (vgl. Eichhorn, 1997; Kaltenbach, 2000). Für den Bereich der Rehabilitation sind insbesondere das Qualitätssicherungsprogramm der Rentenversicherung und das Zertifizierungsverfahren nach DEGEMED relevant, wenngleich auch in Rehabilitationskliniken die für Krankenhäuser genannten Verfahren angewendet werden (Egner, 1999).

In einigen dieser Qualitätssicherungsprogramme spielt auch die Qualität des Arbeitslebens der Arbeitnehmerinnen und Arbeitnehmer in diesen Einrichtungen eine bedeutende Rolle. Denn die Qualität der Leistungen einer Einrichtung basiert – gerade im Gesundheitsbereich – auf der Qualität der Arbeitsleistung der Mitarbeiter. Demnach werden diese Einrichtungen als positiv eingestuft, in denen eine hohe Zufriedenheit der Mitarbeiter belegt werden kann.

5.2 Quantitative Ansätze

Zu den quantitativen Ansätzen zählen wir Versuche, die Leistungsergebnisse von Krankenhäusern numerisch abzubilden. An erster Stelle sind hier die Veröffentlichung von krankenhausindikationsspezifischen Sterblichkeitsraten zu nennen. Hierbei werden wichtige Einflüsse, wie das Alter der Patienten durch Standardisierung neutralisiert. Diese Vorgehensweise wird als Risiko-Adjustierung bezeichnet und ist eine wichtige Voraussetzung für die Durchführung von Krankenhausvergleichen (Schneeweiss & Sangha, 2000). Darüber hinaus werden die spezifischen Letalitätsraten der Krankenhäuser mit dem Durchschnitt aller Krankenhäuser verglichen. Auf diesem Gebiet besitzen vor allem die USA eine langjährige und differenzierte Erfahrung. Dort werden die Krankenhäuser, ähnlich wie andere Einrichtungen, zum Beispiel die Universitäten, in Ranglisten veröffentlicht. Häufig sind hierbei Zeitschriften die treibenden Agitatoren. So wird in der Zeitschrift „U.S. News and World Report" jährlich eine Krankenhaus-Rangliste veröffentlicht. Diese beinhaltet als ein bestimmendes Merkmal die Mortalitätsrate.

Auch in England und Frankreich gibt es entsprechende Ansätze. In Frankreich wurde beispielsweise in der Zeitschrift „Sciences et Avenir" (1997) „La liste noire des hopitaux" veröffentlicht, in der die 100 chirurgischen Krankenhausabteilungen mit den höchsten Mortalitätsraten enthalten sind. Bereits 1994 wurde in der englischen Zeitung „The Daily Telegraph" (1994, 17. Dezember) unter der Überschrift „Hospital ‚death league' tables provoke outcry" die nachfolgende Übersicht veröffentlicht (vgl. Tabelle 1).

Wie der Tabelle 1 zu entnehmen ist, schwanken die Raten um bis zu 100 Prozent. In Deutschland hat sich vor allem die Zeitschrift „Focus" in den letzten Jahren mit der Beurteilung von Ärzten und Krankenhäusern intensiv journalistisch auseinandergesetzt (Neubauer, 1998). Das große Öffentlichkeitsinteresse hat sich in hohen Verkaufsauflagen niedergeschlagen. Daneben musste auch eine Klage der bayerischen Ärztekammer wegen unerlaubter Werbung durchgestanden werden.

Tabelle 1: Mortalitätsraten englischer Krankenhäuser im Vergleich (aus: The Daily Telegraph, 1994, December 17)

HEART ATTACK PATIENTS			
	Patients Admitted	Died within 30 days	Mortality rate (%)
Hospitals with lowest rates			
Western General Hospitals NHS Trust	1,032	165	15.47
Borders General Hospital Acute Unit	786	132	16.31
Dundee Teaching Hospitals NHS Trust	2,371	427	17.74
West Glasgow Hospitals University NHS Trust	2,133	370	17.83
Aberdeen Royal Hospitals NHS Trust	2,547	438	18.10
Hospitals with highest rates			
Fife Healthcare NHS Trust	885	292	29.56
Grampian Healthcare NHS Trust	471	190	26.54
Royal Alexandra Hospitals NHS Trust	1,398	338	25.68
Argyle & Bute Unit	496	134	25.01
Law Hospital NHS Trust	1,404	330	24.81

Wegweisend für die Transparenzdiskussion in Deutschland ist der Tätigkeitsbericht des Kreiskrankenhauses Alt-/Neuötting (1996). Darin veröffentlicht das Krankenhaus unter anderem die nachfolgende Tabelle 2.

Tätigkeitsberichte wie der von Alt-/Neuötting sind in Deutschland immer noch die Ausnahme. Für potenzielle Patienten wäre auch eine systematische Zusammenstellung der Ergebnisse mehrerer Krankenhäuser von höherem Wert. Erste Ansätze hierzu hat die HELIOS Kliniken GmbH unternommen, indem sie erstmals im Jahr 2000 einen medizinischen Jahresbericht veröffentlichte. In diesem sind unter anderem für sämtliche Häuser der Klinikgruppe differenziert nach den wichtigsten Indikationsgebieten die Mortalitätsraten dargestellt und einem auf Deutschland bezogenen Durchschnittswert gegenübergestellt (HELIOS Kliniken GmbH, 2000).

Tabelle 2: Leistungstransparenz für Patienten: Auszüge aus dem Tätigkeitsbericht eines Krankenhauses (aus: Kreiskrankenhaus Alt-/Neuötting, 1996, S. 27)

Schenkelhalsfraktur* QS Chirurgie Nordrhein 1995				
	Alle Kliniken		**KKH Alt-/Neuötting**	
Erfasste Patienten	4.769	100 %	34	100 %
Operiert	4.221	88,5 %	30	88,2 %
Alter über 81 Jahre (operierte Pat.)	2.481	58,8 %	17	56,7 %
Liegezeit präoperativ (Tage median)		1		1
Liegezeit postoperativ (Tage median)		22		15
Gesamtliegezeit (Tage median)		24		16
OP-Verfahren: Nagelung	123	2,8 %	0	0 %
Postoperative Komplikationen	1.190	26,8 %	4	13,3 %
Verstorben	269	6,1 %	1	3,3 %
Entlassungsart:				
Nach Hause	2.673	59,2 %	26	86,7 %
Verlegung Klinik/Reha	1.232	27,8 %	3	10,0 %
Pflegeheim	308	6,9 %	1	3,3 %
Pat. Mobilisiert mit Vollbelastung	2.973	67,1 %	26	86,7 %

* Nur mediale und laterale SHF ohne pertrochant. Fraktur

Einen Ansatz in diese Richtung haben Neubauer, Lindl und Bartsch (1999) gemacht. In einem Patientenführer für die Herzchirurgie in Bayern wurden die Eingriffe typisiert und dann für zehn Herzchirurgien in Bayern – eine Einrichtung verweigerte ihre Mitwirkung – die Zahl der Eingriffe verglichen. Dieses Projekt hatte mit viel Misstrauen seitens der Kliniken, aber anfänglich auch seitens der Krankenkassen, zu kämpfen. Dennoch sind die Anfänge gemacht. Die modernen IuK-Technologien unterstützen das Anliegen nachhaltig, trotz vieler emotionaler und rechtlicher Hemmnisse.

6 Ausblick: Stärkung der Rolle der Betroffenen

Das Gesundheitswesen wird durchdrungen von den Interessen vieler Beteiligter. Die Betroffenen, die aktuellen und potenziellen Patienten, sind hingegen weitgehend nur passiv eingebunden. Das führt dazu, dass alle Beteiligten sich als Interessenvertreter der Patienten verstehen und eigene Interessen in diesem Vertretungsanspruch einfließen lassen.

Die Patienten können aber nur dann ihre Interessen zumindest teilweise selbst wahrnehmen, wenn sie sich durch Informationen über die Leistungen ein Urteil bilden können. Leistungstransparenz ist damit eine wichtige Voraussetzung für eine Patientenmitwirkung an der Steuerung der Gesundheitsversorgung. Freilich muss neben die Leistungstransparenz auch ein Stück Kostenverantwortung treten, damit eine symmetrische Mitwirkung erreicht wird.

Da die meisten Leistungserbringer im Gesundheitswesen nicht von sich aus dazu bereit sind, für mehr Transparenz zu sorgen, ist es Aufgabe des Gesetzgebers, entsprechende Schritte einzuleiten. Erste Ansätze hierzu sind bereits erkennbar, jedoch wurden die Vorgaben bislang eher halbherzig umgesetzt (Ehlers & Münker, 2001).

Wie die Beispiele aus dem Ausland zeigen, führt eine Veröffentlichung von Leistungsdaten der Krankenhäuser zu einer entsprechenden Resonanz. In Deutschland liegen ähnliche Daten bereits heute vor, jedoch werden sie nicht der Öffentlichkeit zugänglich gemacht. Aus Sicht der Leistungserbringer liegt der Grund hierfür in der Möglichkeit der Fehlinterpretation der Daten wie Mortalitätsraten durch die Versicherten bzw. Patienten. Allerdings werden diese Daten in der Zukunft verstärkt von verschiedenen Zeitschriften veröffentlicht werden, so dass es für die Leistungserbringer eher vorteilhaft wäre, wenn sie von sich aus diese Informationen zur Verfügung stellen würden. Denn dadurch könnten sie zu einer objektiven und risiko-adjustierten Leistungstransparenz beitragen.

Das große Interesse der Patienten an Daten über die Qualität von Gesundheitsleistungen zeigt, dass die Leistungserbringer auf diese Entwicklung reagieren müssen. Die Patienten werden, insbesondere aufgrund der Informationen über die neuen Medien wie das Internet, künftig erheblich informierter gegenüber einem Arzt auftreten und gerade bei chronischen Erkrankungen auf den Behandlungsprozess einwirken. Damit wird sich das Verhältnis Patient-Arzt grundlegend ändern, was auch Auswirkungen auf die Qualität des Behandlungsergebnisses zur Folge hat.

Literatur

Kreiskrankenhaus Alt-/Neuötting (Hrsg.). (1996). *Tätigkeitsbericht 1.1.1991 – 31.12.1995 der Abteilung für Chirurgie*. Altötting: Kreiskrankenhaus.

Donabedian, A. (1980). *Explorations in quality assessment and monitoring. Vol. I: The definition of quality and approaches to its assessment*. Ann Arbor: Health Administration Press.

Egner, U. (1999). Das Qualitätssicherungsprogramm der Rentenversicherung. In Gesellschaft für Versicherungswirtschaft und -gestaltung (Hrsg.), *Informationsdienst Nr. 270 der GVK* (S. 26-30). Köln: GVK.

Ehlers, A.P.F. (1998). Leistungs- und Preistransparenz für Versicherte und Patienten: ihre juristische Beurteilung. In G. Neubauer & C. Schallermair (Hrsg.), *7. Neubiberger Krankenhausforum. Mehr Eigenverantwortung durch Leistungs- und Preistransparenz in der Krankenhausversorgung* (S. 54-63). Neubiberg: Universität der Bundeswehr, Institut für Volkswirtschaftslehre.

Ehlers, A.P.F., Münker, J.-U. (2001). Ein staatlicher Patientenvertreter brächte viele Vorteile. *f&w führen und wirtschaften im Krankenhaus, 18*, 301-302.

Eichhorn, S. (1997). *Integratives Qualitätsmanagement im Krankenhaus: Konzeption und Methoden eines qualitäts- und kostenintegrierten Krankenhausmanagement*, Stuttgart: Kohlhammer.

HELIOS Kliniken GmbH (Hrsg.). (2000). *Kompetenz in Medizin. Medizinischer Jahresbericht der HELIOS Kliniken Gruppe 1999*. Fulda: HELIOS Kliniken GmbH.

Hochreutener, M.-A. & Eichler, K. (1999). *Schlussbericht Outcome 98*. Zürich: Gesundheitsdirektion des Kantons Zürich.

Kaltenbach, T. (2000). Instrumente des Qualitätsmanagements. In P. Eichhorn, H.-J. Seelos & J.-M. Graf von der Schulenburg (Hrsg.), *Krankenhausmanagement* (S. 338-357). München: Urban & Fischer.

Neubauer, G. (1997). Wissenschaftliche Grundlagen einer verstärkten Ergebnisorientierung im Gesundheitswesen: Umsetzung und Patientenorientierung. In U. Laaser & A. Schwalbe (Hrsg.), *Das Gesundheitswesen in Deutschland: Von der Ausgaben- zur Ergebnisorientierung. Reader zum 5. Gesundheitswissenschaftlichen Kolloquium in Bielefeld* (S. 95-106). Bielefeld: Fakultät für Gesundheitswissenschaften.

Neubauer, G. (1998). Die Rolle des Patienten aus der Sicht des Sachverständigenrates. In G. Neubauer & R. Schenk (Hrsg.), *Patientenorientierung im Gesundheitswesen: Erfahrungen und Perspektiven* (S. 1-10). München: Zuckerschwerdt.

Neubauer, G., Lindl, C. & Bartsch, P. (1999). *Patientenführer für die Herzchirurgie in Bayern. Wo wird was wie oft gemacht?* Neubiberg: Universität der Bundeswehr, Institut für Volkswirtschaftslehre.

Neubauer, G. & Nowy, R. (1998). Konzepte zur Kosten- und Nutzentransparenz in der Rehabilitation, *f&w führen und wirtschaften im Krankenhaus, 15*, 341-345.

Nowy, R. (2002). *Ergebnisorientierte fallbasierte Vergütung: eine methodische und empirische Analyse der Vergütung von stationären Krankenversorgungsleistungen*. Bayreuth: PCO.

The Daily Telegraph (1994, 17. Dezember). Hospital ‚death league' tables provoke outcry. *The Daily Telegraph*, 4.

Sciences et Avenir (1997, Oktober). La liste noire des hopitaux. *Sciences et Avenir*, 127.

Sachverständigenrat für die Konzertierte Aktion im Gesundheitswesen (1996). *Sondergutachten 1995 – Gesundheitsversorgung und Krankenversicherung 2000: Mehr Ergebnisorientierung, mehr Qualität und mehr Wirtschaftlichkeit.* Baden-Baden: Nomos.

Sachverständigenrat für die Konzertierte Aktion im Gesundheitswesen (1998). *Sondergutachten 1997 – Gesundheitswesen in Deutschland: Kostenfaktor und Zukunftsbranche. Band II. Fortschritt und Wachstumsmärkte, Finanzierung und Vergütung.* Baden-Baden: Nomos.

Schmutte, A.M. (1998). *Total Quality Management im Krankenhaus*. Wiesbaden: Deutscher Universitäts-Verlag.

Selbmann, H.-K. (2000). Messen der Qualität. In P. Eichhorn, H.-J. Seelos & J.-M. Graf von der Schulenburg (Hrsg.), *Krankenhausmanagement* (S. 309-321). München: Urban & Fischer.

Schneeweiss, S. & Sangha, O. (2000). Weiterentwicklung von Krankenhausbetriebsvergleichen: Wie wichtig ist Risiko-Adjustierung für den Krankenhausvergleich? In G. Sieben & M. Litsch (Hrsg.), *Krankenhausbetriebsvergleich: ein Instrument auf dem Weg zu leistungsorientierten Preisen im Krankenhausmarkt* (S. 131-147). Berlin: Springer.

Qualitätsmanagementsystem und Zertifizierung in einer Fachklinik für Kinder- und Jugendmedizin

Hermann Mayer

Zusammenfassung

Die am tatsächlichen Bedarf orientierte Leistung in einer möglichst hohen Qualität und zu einem vergleichsweise günstigen Preis anzubieten, wird zur immer zentraleren Aufgabe im Management von Kliniken. Den Einsatz vorhandener Ressourcen zu optimieren, die Potenziale neuer Konzepte zu nutzen und die Organisationsstrukturen und zentralen Abläufe auf die Erfüllung von Kundenanforderungen auszurichten, sind wichtige Aufgaben für eine erfolgsorientierte Gestaltung der zukünftigen Entwicklung von Kliniken. Dabei werden drei Qualitätsbereiche unterschieden: Strukturqualität, Prozessqualität und letztlich Ergebnisqualität. Dieser Beitrag stellt einige grundsätzliche Überlegungen zur Prozessqualität anhand der Erfahrungen einer Fachklinik für Kinder- und Jugendmedizin dar. Dabei werden die wesentlichen Schritte zur erfolgreichen Umsetzung eines Qualitätsmanagementsystems erläutert. Des Weiteren wird die Möglichkeit der internen und externen Bewertung des Qualitätsstandards beschrieben, und es wird auch auf Alternativen hingewiesen.

1   Einleitung

Umstrukturierung, Kostendämpfung und die Festlegung von Bettenkapazitäten in Fachkliniken sind Schlagworte, mit denen der Aufbau eines Qualitätsmanagementsystems (QM-Systems) im stationären Bereich begleitet wird. Die „richtige", also am tatsächlichen Bedarf orientierte Leistung, in einer möglichst hohen Qualität und zu einem vergleichsweise günstigen Preis anzubieten, wird zur immer zentraleren Aufgabe im Management von Kliniken. Den Einsatz vorhandener Ressourcen (Mitarbeiter, Finanzen, technische und räumliche Ausstattung) zu optimieren, die Potenziale neuer Konzepte in der Therapie zu nutzen und die Organisationsstrukturen und zentralen Abläufe auf die Erfüllung von Kundenanforderungen auszurichten, sind dabei wichtige Aufgaben für eine erfolgsorientierte Gestaltung der zukünftigen Entwicklung von Kliniken.

In dieser Situation erscheint es sinnvoll, sich auf die wesentlichen Aufgaben eines QM-Systems in der Fachklinik zu besinnen, nämlich im Interesse des Patienten und der Mitarbeiter die Aufgaben in der Klinik so zu strukturieren, dass langfristig wirtschaftliche Sicherheit und eine ständige Verbesserung der Arbeits- und Verwaltungsabläufe erreicht werden kann.

Auf dem Markt und im Angebot finden sich zur Zeit eine Vielzahl von Managementsystemen, die eine Orientierung erschweren. Unklar ist außerdem, welche weiteren Vorgaben Politik und Selbstverwaltung zusätzlich zu ihrer mittlerweile gesetzlich verankerten Aufforderung an die Einführung eines QM-Systems machen werden.

Es werden drei Qualitätsbereiche unterschieden: Strukturqualität, Prozessqualität und letztlich Ergebnisqualität (vgl. Egner, Gerwinn, Müller-Fahrnow & Schliehe, 1998). Diese drei Bereiche sind als Teile einer Gesamtaufgabe zu sehen, wobei generelle Qualitätsverbesserung als das zu erstrebende Ziel betrachtet wird. In der Regel sind die drei Bereiche trennbar: Strukturqualität bezieht sich auf die bauliche und medizinisch-technische Ausstattung, Prozess- und Ergebnisqualität befasst sich unter anderem mit Mitarbeiter- und Patientenorientierung bzw. mit Mitarbeiter- und Patientenzufriedenheit (vgl. Büssing & Glaser, 2001).

Im Folgenden werden einige Überlegungen zur Prozessqualität anhand der Erfahrungen einer Fachklinik dargestellt. Es handelt sich dabei um die Klinik Hochried, eine Fachklinik für Kinder- und Jugendmedizin in Murnau am Staffelsee. Der Träger der Klinik ist die Katholische Jugendfürsorge Augsburg. Entsprechend der Einweisungsdiagnose und dem Alter erfolgt die Aufnahme auf eine bestimmte Station. Auf einer Station sind in der Regel 12-15 Kinder oder Jugendliche. Auf den Mutter-Kind-Stationen werden etwa 10-12 Kinder in Begleitung ihrer Mütter/Väter aufgenommen. In der Regel sind die Patienten für vier bis sechs Wochen in der Klinik untergebracht, pro Durchgang werden rund 200 Patienten betreut. Die Schwerpunktindikationen für eine Aufnahme sind Adipositas, Hyperkinetisches Syndrom, Entwicklungsstörungen, Asthma und Neurodermitis.

1.1 Qualitätsziele

Primäre Aufgabe der gesamten weiteren Entwicklung einer Fachklinik ist die Einführung eines QM-Systems, wobei der Patient und seine Familie im Mittelpunkt stehen. Die globalen Qualitätsziele sind auf drei Ebenen angesiedelt:
1. Die Klinik ist dem Patienten und seiner Familie gegenüber zu einer qualitativ guten Behandlung verpflichtet. Dies beinhaltet neben Diagnostik und Therapie auch ein adäquates Management, das Verluste an Lebensqualität vermeidet.
2. Die Klinik hat die Verpflichtung zu einer qualitativ guten Medizin sowohl gegenüber dem Träger, als auch den Kostenträgern: der Träger fordert ein Management, das medizinisch richtig und wirtschaftlich akzeptabel ist; der Kostenträger

erwartet eine, dem Preis-Leistungs-Verhältnis angepasste, gute Qualität für seine Versicherten.
3. Die Klinik ist eingebunden in das gesamte Gesundheitssystem des Landes und trägt durch seine Medizin dazu bei, dass Kosten gemindert und Missbrauch in der Leistungserbringung vermieden wird.

Die Einführung stabiler Prozesse auf den drei vorgenannten Ebenen ermöglicht vorhersehbar und nachvollziehbar die jeweils vernünftigen diagnostischen und therapeutischen Schritte zu definieren und insbesondere deren adäquate Preis-Leistungsrelation überprüfbar sicherzustellen. Diese globalen Qualitätsziele werden durch konkrete Ziele ergänzt.

1.2 Bedeutung der Qualitätssicherung im Gesundheitswesen

Die Anforderungen an eine spezialisierte Fachklinik ergeben sich aus einem Gesundheitssystem, das im Wandel begriffen ist. Die Strukturreform des Gesundheitswesens – dokumentiert an einer Reihe von Gesetzen in den letzten Jahren – soll mittelfristig zu einer Selbststeuerung des Systems führen, in dem Wirtschaftlichkeit und Qualität der medizinischen Versorgung Priorität haben. Vor dem Hintergrund knapper werdender Mittel sind nach Auffassung der Gesundheitsministerkonferenz permanente Bemühungen um einen zielgerichteten Ressourceneinsatz erforderlich, die einen hohen Qualitätsanspruch mit entschlossenem Kostenmanagement verbinden.

Aus diesem Grund hat die Gesundheitsministerkonferenz 1996 in der „Entschließung zur Gewährleistung und systematischen Weiterentwicklung der Qualität im Gesundheitswesen" Forderungen zur Struktur-, Prozess- und Ergebnisqualität aufgestellt. Diese Entschließung macht die wachsende Bedeutung der Qualitätssicherung im Bereich der Gesundheitsversorgung deutlich. Unter schärfer werdenden wirtschaftlichen Rahmenbedingungen werden nur Kliniken Bestand haben, die sich einer konsequenten Qualitätsdarlegung nach außen nicht verschließen. Die Kostenträger erwarten Qualitätsmanagement als Unternehmenspolitik und Qualität als explizites Leistungskriterium.

1.3 Bedeutung des Qualitätsmanagementsystems für die Klinik

Qualitätsdarlegung nach innen und außen ist ein wesentliches Merkmal, patienten- und mitarbeiterorientierte Abläufe zu schaffen, die einem zukunftsweisenden Konzept entsprechen. Im Bereich der stationären medizinischen Rehabilitation in einer

Fachklinik kann eine Klinik mit der Einführung eines QM-Systems diesem Ansatz Rechnung tragen. Die Bedeutung und der Nutzen eines QM-Systems lässt sich dabei für Patienten, für Mitarbeiter und für die Klinik beschreiben:

- Für den Patienten bedeutet das QM-System kontinuierliche Verbesserung der Behandlungs- und Pflegequalität, Verbesserung der Abläufe in seinem Sinne und somit letztlich Verbesserung der Ergebnisqualität in seiner Versorgung.
- Für die Mitarbeiter bedeutet das QM-System verbesserte Transparenz und Kommunikation, aber auch Motivation durch Beteiligung in der Gestaltung des eigenen Arbeitsfeldes.
- Für die Klinik bedeutet das QM-System zunächst Vertrauensgewinn gegenüber dem Patienten, aber auch Wettbewerbsvorteil und verstärkte Identifikation der Mitarbeiter mit der Klinik (Corporate Identity).

2 Implementierung eines Qualitätsmanagementsystems in einer Fachklinik

Ein QM-System dient der systematischen und strukturierten Darstellung und Verknüpfung der Steuerungsabläufe einer medizinischen Einrichtung. Dabei ist die Festlegung von Verantwortung für die Qualität und von Zielen zur Erreichung einer bestimmten Qualität wesentlich. Es können verschiedene Systeme unterschieden werden: Systeme, die einer vorgegebenen Struktur folgen und Systeme, die einer Selbststeuerung unterliegen. Grundsätzlich sollte sich eine Klinik zwischen diesen beiden Systemen entscheiden und vorab ausreichend klären, welche Form des Systems im QM-System für die Klinik am geeignetsten ist. Für eine Implementierung komplexerer Systeme wie etwa dem System der „European Foundation for Quality Management" (EFQM) sollten bereits Erfahrungen und Kenntnisse im Qualitätsmanagement vorliegen.

1993 wurde vom Verband deutscher Rentenversicherungsträger die Einführung eines VDR-Qualitätssicherungsprogramms beschlossen, das seit Anfang 1994 umgesetzt wird. Dieses Programm soll interne Maßnahmen zur Qualitätssicherung fördern und geeignete Instrumente zur Evaluation in den drei Dimensionen der Struktur-, Prozess- und Ergebnisqualität bereit stellen. Schwerpunkte des Programms sind (vgl. Mayer & Petermann, 2000):

- Erfassung von Strukturqualität;
- Therapiepläne;
- Qualitätsscreening;
- Patientenbefragung;
- Förderung der inneren Qualitätssicherung (Qualitätszirkel).

Auf Initiative des VdAK-AEV (Verband der Angestellten-Krankenkassen und Arbeiter-Ersatzkassen-Verband) hat sich 1997 die Bundesärztekammer dazu entschlossen, entsprechend bewährten internationalen Ansätzen etwa der „Joint Commission on Accreditation of Healthcare Organizations" (vgl. www.jcaho.org) gemeinsam mit der deutschen Krankenhausgesellschaft und anderen Organisationen ein Verfahren zur Beurteilung und Zertifizierung von Krankenhäusern zu entwickeln. Mit dem KTQ-Programm („Kooperation für Transparenz und Qualität im Krankenhaus"; vgl. www.ktq.de) sollte sich die Zertifizierung im Krankenhausbereich endgültig durchsetzen. Das KTQ-Instrumentarium wurde an 25 Pilotkrankenhäusern erprobt und mittlerweile wurden Visitoren mit dem KTQ-Katalog ausgebildet. Dieses Zertifizierungsverfahren sollte in der Selbstverwaltung für Kliniken zur Verfügung stehen.

Die Schwierigkeit für Kliniken besteht nun darin, sich für ein QM-System zu entscheiden, das für den Entwicklungsstand und die Organisationsform der Klinik geeignet ist.

2.1 Entscheidung für ein Qualitätsmanagementsystem nach DIN EN ISO

Die DIN EN ISO gibt eine Struktur vor, teilweise auch Inhalte und lenkt so die Einführung des QM-Systems in geordnete Bahnen. Dabei können die beteiligten Bereiche schrittweise dazulernen. Der Aufbau eines QM-System nach DIN EN ISO stellt eine Möglichkeit dar, ein QM-System strukturiert in einer Klinik einzuführen. Ein Vorteil dieses Systems ist die in den Kriterien vorgegebene Struktur, welche die Einführung in der Klinik erleichtert. Allerdings müssen Begriffe aus diesen Kriterien (QM-Elemente) für den Einsatz innerhalb der Klinik neu beschrieben und umgesetzt werden. Abbildung 1 zeigt schematisch den nach DIN angestrebten Ablaufplan des Qualitätsmanagements.

Die DIN EN ISO gibt Kriterien vor, die zum Normvergleich herangezogen werden können. Sie sind Grundlage für die interne und externe Überprüfung. Die verstärkte Kundenorientierung der neuen DIN EN ISO 9001:2000 macht es erforderlich, regelmäßig die Erwartungen der Zielgruppen (Patienten, Ärzte, Kostenträger) an das Angebot der Klinik zu erheben. Ebenso wurde die Mitarbeiterorientierung ausgebaut, was sich in regelmäßigen Erhebungen zur Mitarbeiterzufriedenheit niederschlagen wird (vgl. auch Abschnitt 3.2.4).

Akkreditierte Zertifizierer können dann gemäß den ISO-Normen die gesamte Klinik auf Vorhandensein und Konformität mit dem QM-System überprüfen und/ oder spezielle Teile des Versorgungssystems zertifizieren.

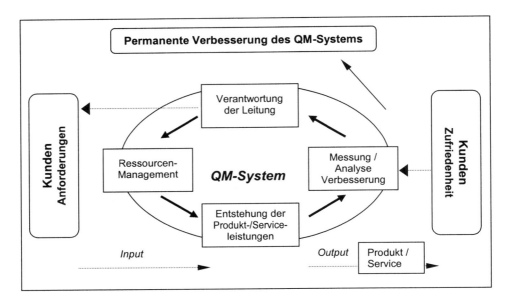

Abbildung 1: Qualitätsmanagement nach DIN EN ISO 9000 ff. (nach Schmutte, 2000)

2.2 Vorschläge für einen praxisorientierten Weg zum Qualitätsmanagement

Unabhängig von den grundsätzlichen Entscheidungen des Klinikträgers bzw. der Klinikleitung zur Einführung eines internen QM-System, können von der Klinik selbst bereits Schritte unternommen werden, um ein internes QM-System einzuführen. Aus der bisherigen Erfahrung kann festgestellt werden, dass die Einführung eines QM-Systems nicht von der Leitung delegiert werden kann, sondern dass die Einführung wesentliche Aufgabe der Klinikleitung selbst ist.

Zunächst sollte jede Klinik – falls nicht bereits vorhanden – ein Organigramm (vgl. Abschnitt 3.1) erstellen und allen Mitarbeitern bekannt machen. Da im Organigramm auch der Qualitätsmanagementbeauftragte (QM-Beauftragter) der Klinik ausgewiesen sein sollte, wäre die Festlegung eines QM-Beauftragten der nächste Schritt. Sinnvoll ist es, für diese Position in den Anfängen eines QM-Systems eine in der gesamten Klinik anerkannte Persönlichkeit zu benennen, die sich in allen Bereichen der Klinik gut auskennt und die nötigen Kompetenzen besitzt, um ein QM-System einzuführen. Die Entscheidung für einen QM-Beauftragten bedeutet auch, dass dieser bestimmte Schlüsselqualifikationen vorweisen sollte. Eine Schulung zum QM-Beauftragten und internen Auditor ist ein möglicher Weg.

Im weiteren Vorgehen empfiehlt sich, bevor ein System implementiert wird, einen Qualitätszirkel zu gründen, der sich möglichst aus Mitarbeitern aller Fachbereiche der Klinik zusammensetzen sollte. Die Entscheidung gegen einen Qualitätszirkel nur auf Leitungsebene ist aus der Erfahrung begründet, dass ein internes QM-System nur dann eingeführt werden kann, wenn alle Fachabteilungen und Bereiche der Klinik integriert werden. Dies wird durch regelmäßige Sitzungen des Qualitätszirkels sichergestellt.

Zugleich ist es notwendig, die Mitarbeiter zu informieren und fortzubilden. Dies kann in einer Fortbildungsveranstaltung für die gesamte Klinik erfolgen, die wesentlich auch zur Mitarbeitermotivation beitragen soll. Es hat sich als positiv erwiesen, dazu externe Referenten aus anderen, bereits zertifizierten Kliniken einzuladen, die bereits Erfahrungen mit der Einführung eines QM-Systems vorweisen können.

Nach einer solchen Informations- und Fortbildungsveranstaltung für alle Mitarbeiter muss die Entscheidung für die Schulung von mehreren Qualitätsbeauftragten erfolgen. Je nach Größe der Klinik ist zu entscheiden, wieviele Qualitätsbeauftragte für die Einführung eines QM-Systems notwendig sind. Die Wahl von Mitarbeitern zu Qualitätsbeauftragten sollte von den Leitungen der Fachbereiche bzw. von der Klinikleitung vorgenommen werden. Es ist darauf zu achten, dass kompetente und motivierte Mitarbeiter geschult werden, da die Einführung des QM-Systems hohe Anforderungen an die beteiligten Mitarbeiter stellt.

In Abbildung 2 sind die einzelnen Schritte, die wesentlich für die Einführung eines QM-Systems sind, exemplarisch und in stufenweiser Abfolge dargestellt. Grundsätzlich sollte bei der Einführung eines internen QM-Systems ein strukturierter Weg eingeschlagen werden. Darüber müssen sich zunächst der Träger der Klinik und die Klinikleitung gemeinsam klar werden. Danach besteht die Möglichkeit unter den angebotenen Systemen des Qualitätsmanagements zu entscheiden. Zur Einführung ist eine Grundsatzerklärung zur Qualitätspolitik sinnvoll. Die Schritte zum Aufbau des QM-Systems wurden in der Klinik Hochried in einem längeren Prozess erarbeitet und den Qualitätsbeauftragten der Klinik in internen Schulungen vermittelt. Die wesentlichen Schritte werden im folgenden Abschnitt erläutert.

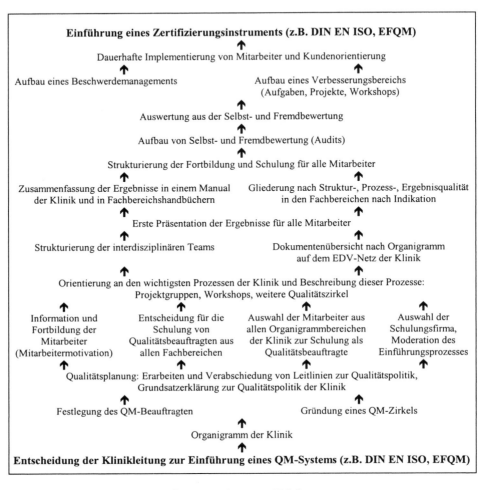

Abbildung 2: Schritte zum Aufbau eines internen QM-Systems

3 Der Weg der Klinik Hochried zum Qualitätsmanagement-System

3.1 Voraussetzungen

Zunächst wurde die Organisation der Klinik im Organigramm dargestellt, das den aktuellen Entwicklungen in der Klinik stets angepasst wird (vgl. Abbildung 3).

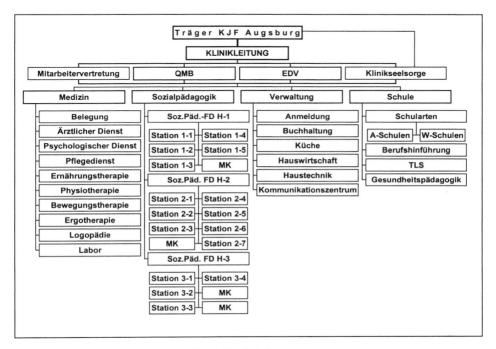

Abbildung 3: Organigramm der Klinik Hochried

3.1.1 Fachabteilungen und deren Qualitätsziele

Im Zentrum des Qualitätsmanagements der Klinik ist der Patient und seine Familie. Der Patient steht im Mittelpunkt aller Dienstleistungen und sämtliche Prozesse sind auf ihn ausgerichtet. Jeder auf den Patienten bezogene Prozess muss in seiner Leistung, Funktion und Qualität festgelegt, gesteuert und überprüfbar sein.

Das Ziel der stationären Behandlung besteht nach den Kriterien der „International Classification of Impairments, Disabilities and Handicaps" (ICIDH) darin, hinsichtlich des Primärprozesses Schädigungen, Fähigkeitsstörungen und Beeinträchtigungen zu minimieren und die Entwicklung von Sekundärprozessen zu verhindern.

Die Behandlung zielt nicht nur darauf ab, eingeschränkte und benachteiligte Personen zu befähigen, sich ihrer Umwelt anzupassen, sondern auch darauf, in ihre unmittelbare Umgebung und in die Gesellschaft als Ganzes einzugreifen, um ihre soziale Integration zu erleichtern. Alle Maßnahmen zielen somit auf:
- die Beseitigung und Vorbeugung von krankheits- oder behinderungsbedingten körperlichen und psychischen Fähigkeitsstörungen;
- die Vorbeugung von Sekundärprozessen;
- die Sicherung und Wiederherstellung der Eingliederung der Betroffenen in Schule, Ausbildung, Beruf, Familie und Gesellschaft (VDR, 1998).

Entsprechend diesem Auftrag und den Qualitätszielen, die dabei zu verfolgen sind, ist ein interdisziplinäres Konzept in Diagnostik und Therapie erforderlich. Wesentlicher Bestandteil der umfassenden Maßnahmen ist ein nach interdisziplinärer Diagnostik (Assessment) zunächst klinikstationär eingeleitetes „Case-Management", das über den stationären Aufenthalt hinaus fortgeführt bzw. geplant werden muss. Die Einbeziehung der Familie und des häuslichen Umfeldes in den Gesamtplan der therapeutischen Hilfen ist die Voraussetzung für eine erfolgreiche Wiedereingliederung. Die Planung und Festlegung der Ziele der therapeutischen Hilfen werden in einem regelmäßigen Monitoring im Hinblick auf das Ergebnis überprüft und sind Grundlage des qualitativen Managements.

3.1.2 Personal und Mittel

Um die genannten Ziele erreichen zu können, liegt es in der Verantwortung der Leitung, gut ausgebildetes Fachpersonal und ausreichende Mittel zur Verfügung zu stellen. Die Anstellung von Fachpersonal ist im Fall der Klinik Hochried zentral über den Träger geregelt und findet in enger Abstimmung mit diesem statt. Die Orientierung am Personalstellenplan, der im Pflegesatz genehmigt ist und die Absprache mit der Mitarbeitervertretung ist grundsätzliche Voraussetzung. Die Kontrolle durch den Kostenträger wird in Zukunft zunehmend eine Rolle spielen.

Die Bereitstellung von ausreichenden Mitteln, um die Versorgung der Patienten sicherzustellen, ist in einem eigenen Verfahren geregelt und findet in Absprache mit dem Träger in regelmäßigen Kontakten statt. Die von den Kostenträgern aufgestellten Strukturstandards sind dabei zu berücksichtigen.

3.1.3 Der Qualitätsmanagementbeauftragte

In der Klinik Hochried ist der QM-Beauftragte dafür verantwortlich, dass das Qualitätsmanagement als dauerhafte Aufgabe in einem dynamischen Prozess umgesetzt wird. Wichtigste Aufgaben betreffen die übergeordneten Elemente:
- Qualitätsplanung;
- Qualitätslenkung;
- Qualitätsprüfung.

Der QM-Beauftragte stellt sicher, dass das QM-System zum Beispiel gemäß der Internationalen Norm ISO 9001 eingeführt, eingerichtet und aufrechterhalten wird. Er berichtet der Klinikleitung und der Geschäftsführung des Trägers über die Leistung des QM-Systems. Er trifft die Entscheidung und trägt letztlich die Verantwortung für die Verwaltung und die Inhalte des QM-Handbuchs (vgl. Abschnitt 3.2.3) sowie für die Erstellung und Wartung der QM-Anweisungen und deren Beachtung.

Erfahrung, Autorität, Befugnis, Kompetenz und vor allem die Fähigkeit im Umgang mit Mitarbeitern und das Wissen um Problemlösungsstrategien sind eine wesentliche Voraussetzung.

3.1.4 Die Qualitätsbeauftragten

Innerhalb der Klinik werden von der Leitung Mitarbeiter aus allen Fachbereichen als Qualitätsbeauftragte (QBs) bestimmt. Diese nehmen an der unten beschriebenen Schulung zum QM-System teil und sind Multiplikatoren des QM-Systems in ihren jeweiligen Fachbereichen. Es wird von der Leitung festgelegt, dass diese QBs innerhalb ihres Fachbereichs wiederum Untergruppierungen in Qualitätszirkeln bilden, die an den Aufgaben zur Etablierung des QM-Systems gemeinsam arbeiten, um so alle Mitarbeiter in das QM-System einzubeziehen.

Das Einbringen von Fachkompetenz in das QM-System, durch Erstellen von Verfahrensanleitungen, Arbeitsanleitungen und Formularen, und die Motivation aller Mitarbeiter der Bereiche ist Ziel der Arbeit der QBs. Aus den geschulten QBs wird von der Leitung ein Qualitätszirkel gegründet, der aus Mitarbeitern aller Fachbereiche besteht.

3.1.5 Bewertung des QM-Systems

Die Einführung des QM-Systems kann nur dann erfolgreich stattfinden, wenn alle wesentlichen Grundsätze zum Qualitätsmanagement konsequent verfolgt werden. Der Qualitätsgedanke muss durch alle Ebenen der Klinik und über die Abteilungen hinweg gelebt und umgesetzt werden. Die Motivation aller Mitarbeiter der Klinik ist unabdingbare Voraussetzung. Die Struktur und die Organisation der Klinik wird transparent, qualitätsgesichert in den Abläufen geregelt und dokumentiert.

Die Klinikleitung der Klinik Hochried verpflichtet sich, einmal jährlich eine schriftliche Bewertung des QM-Systems durchzuführen. Grundlage für diese Bewertung sind: Auditberichte (intern, extern), Begehungen, Fehlermeldungen, Gespräche und standardisierte Befragungen von Patienten und Mitarbeitern. Die Leitung trägt ebenso die Verantwortung, dass Korrekturen – sollten sie erforderlich sein – durchgeführt und überwacht werden.

3.2 Das Qualitätsmanagementsystem

3.2.1 Qualitätsplanung

Mit dem QM-System soll eine gleichbleibende und hohe Qualität der durchgeführten Arbeitsprozesse gewährleistet werden. Dieser Anspruch wird durch eine kontrollierte Einführung neuer Prozesse und durch eine Verbesserung bereits eingeführter Prozesse erreicht. Durch die Festlegung von Abläufen und Verantwortlichkeiten soll das QM-System einerseits Vorgaben machen, um bestmögliche Qualität für die zu erbringenden Dienstleistungen zu erreichen, anderseits können Maßnahmen erarbeitet werden, um Fehler so früh wie möglich zu erkennen bzw. um möglichen Fehlern vorzubeugen.

Diese Forderungen sind in 20 Elementen festgelegt, die für die Zertifizierung der Klinik erfüllt werden müssen (DIN, 1998). Das QM-System muss zunächst passend zur Realität der Klinik aufgebaut werden. Die einzelnen Elemente sind in einer entsprechenden Dokumentation zusammengeführt, die dem jeweiligen Benutzer den Zugang zu den relevanten Teilen des QM-Systems ermöglichen.

3.2.2 Organisation des Qualitätsmanagementsystems

Schulung der Mitarbeiter

Erstes Ziel im Qualitätsmanagement ist zunächst die Qualitätsschulung der Mitarbeiter, so dass ein Qualitätsmanagement eingeführt werden kann. Klar ist dabei, dass Qualität in der Leistungserbringung der Klinik über eine Zertifizierung nicht nachgewiesen werden kann, jedoch ist die Bescheinigung über eine ordentliche Struktur und den Ablauf der Leistungserbringung der einzelnen Abteilungen ein erster Schritt. Qualitätssicherung braucht neben Engagement vor allem auch überzeugte Mitarbeiter. Gute Fachkompetenz und Motivation sind ebenso Voraussetzung wie die Überprüfbarkeit der Maßnahmen. Qualität muss zu überprüfbaren Ergebnissen führen.

Einführung von Qualitätszirkeln

Von den geschulten Qualitätsbeauftragten der Klinik wurde ein Qualitätsmanagementzirkel (QM-Zirkel) der Klinik gegründet, in dem alle Fachbereiche der Klinik vertreten sind. Die Mitglieder des QM-Zirkels treffen sich einmal pro Woche an einem festgelegten Termin zu einer QM-Zirkelsitzung, um das QM-System der Klinik zu betreuen. Der QM-Zirkel steht den einzelnen Fachbereichen für Lösungen von komplexen Organisationsproblemen zur Verfügung und setzt sich als Ziel, das QM-System der Klinik voranzubringen und zu begleiten. Folgende Merkmale zeichnen den QM-Zirkel der Klinik Hochried aus:

- Zielorientierung für gemeinsame Problemlösungen;
- Verständnis der Fachbereiche untereinander;
- erfolgreiche Kooperation mit anderen Bereichen;
- kreative Verbesserungsvorschläge durch Diskussion im QM-Zirkel;
- Erfolgserlebnisse bei der Realisierung der Verbesserungsvorschläge;
- Motivation aller Mitarbeiter der Klinik im Hinblick auf das QM-System.

Es ist festgelegt, dass nicht jedes Mitglied des QM-Zirkels bei jeder Sitzung anwesend sein muss, aber aus jedem Fachbereich muss immer ein Mitglied vertreten sein. Ein Protokoll einer jeden Sitzung stellt die Information aller sicher. Die QM-Zirkelsitzung wird vom QM-Beauftragten geleitet, das Protokoll wird vom QM-Sekretariat erstellt und an alle Mitglieder verteilt.

Nach Einführung des QM-Systems werden regelmäßig vor der QM-Zirkelsitzung Themenschwerpunkte benannt, die dann in der Sitzung bearbeitet werden. Ein entsprechendes Vorschlagswesen wurde dazu entwickelt und stellt die Repräsentanz aller Bereiche in den Themen sicher.

Dokumentation und Sicherung im Qualitätsmanagementsystem

Im QM-Handbuch der Klinik Hochried sind alle Elemente für QM-Maßnahmen entsprechend der Gliederung aufgeführt. Für Verfahrensanleitungen (VA) und Arbeitsanleitungen (AA) wurden EDV-Masken erstellt, ebenso für Formulare (vgl. Abschnitt 3.2.3). Die VAs und die AAs sind in der Gliederung festgelegt und lassen nur in den Gliederungspunkten Texteingaben zu, die Formulare können frei gestaltet werden. Durch Passwortvergabe für den jeweiligen Fachbereich ist die Erstellung von VAs, AAs und Formularen in Verfahrensanleitungen geregelt.

Die Dokumentation erfolgt auf einer Intranetoberfläche und bietet somit Lesezugriff für alle Mitarbeiter mit Passwort.

Qualitätsschulungen, interne und externe Audits

Qualitätsschulungen für die Mitarbeiter der Klinik sind erforderlich, um ein QM-System in der Klinik einführen zu können. Die Schulungen in der Klinik Hochried werden regelmäßig durchgeführt und sind dokumentiert. Das eingeführte QM-System wird durch Auditierung auf Übereinstimmung mit der Norm intern (interne Audits) und durch unabhängige Organisationen (externe Audits) überprüft. Ein entsprechender Auditplan wird in der Klinik vorgehalten.

Ziel der QM-Schulungen ist stets, international anerkannte QM-Systeme (DIN EN ISO) zu nutzen, um sie auf die besonderen Bedingungen der Arbeit einer Fachklinik anzupassen. Hierbei werden die individuellen Belange der Klinik berücksichtigt. Nach Vorlage aller Dokumente und Regelung aller Abläufe im Sinne der DIN EN ISO wird die Klinik extern zertifiziert.

3.2.3 Orientierung an der Prozessqualität in der Klinik Hochried

Das Qualitätsmanagementhandbuch

In der Klinik Hochried wurde neben dem QM-System ein Handbuch entwickelt. Das QM-System und das QM-Handbuch nach DIN EN ISO 9001 (DIN, 1998) sind in 20 Kapitel unterteilt, die ein Strukturraster vorgeben. Die Umsetzung dieser 20 QM-Elemente auf die Bedürfnisse einer Fachklinik wurde in dem QM-Handbuch der Klinik vorgenommen (vgl. Tabelle 1). Die Beschreibung dieser Elemente ist eine Vorgabe bei der Zertifizierung nach DIN EN ISO. Diese vorgegebene Struktur und die schriftliche Dokumentation fördern das Prozessdenken innerhalb der Klinik, die Qualitätsverbesserung in den jeweiligen Prozessen wird dadurch angeregt.

Das QM-Handbuch ist somit eine sinnvolle Zusammenfassung aller Abläufe und beinhaltet neben diesen 20 Elementen der DIN EN ISO 9001 auch alle Dokumente, Verfahrens- und Arbeitsanleitungen der einzelnen Fachbereiche der Klinik sowie die Prüfverfahren. Es legt in Schriftform fest, unter welchen Bedingungen und mit welchen Zielen medizinische Leistungen erbracht werden.

Tabelle 1: QM-Elemente nach DIN EN ISO 9001 am Beispiel der Klinik Hochried

QM-Elemente	Umsetzung in der Klinik
1. Verantwortung der Leitung	Organisationsstruktur mit Verantwortung, Qualitätspolitik und Qualitätsziele, Leitbild / Einrichtungsphilosophie, finanzielle und personelle Ressourcen, Bewertung des QM-Systems
2. Qualitätsmanagement	Einführung und Aufrechterhaltung eines QM-Systems, Verfahrens- und Arbeitsanleitungen: „QM-Handbuch", QM-Dokumentation
3. Vertragsprüfung/Prüfung des Behandlungsauftrags	Indikations-/Leistungskatalog, Belegungssteuerung, Gutachten, Ablauforganisation Aufnahme, Patientenerwartungen
4. Designlenkung/Neu- und Weiterentwicklung	Einführung neuer, wissenschaftlich fundierter Behandlungsverfahren, Modifikation des bestehenden Leistungsspektrums, Projektmanagement
5. Lenkung der Dokumente und Daten	Qualitätsrelevante Daten (system-, prozess-, patientenbezogen), Regelungen und Verantwortungen zur Prozesslenkung, definierte Erstellung, Prüfung, Freigabe, Archivierung, Datenschutz
6. Beschaffung	Beschaffung von Produkten und Dienstleistungen, Lieferantenauswahl und -bewertung, Beschaffungsablauf (Budgetprüfung, Bestellung, Prüfung etc.)
7. Umgang mit Patienteneigentum	Regelungen über Umgang: Registrierung, Aufbewahrung/Lagerung, Rückgabe, Verfahren bei Verlust/Beschädigung
8. Kennzeichnung und Rückverfolgbarkeit von Produkten/ Dienstleistungen	Dokumentation/Kennzeichnung sämtlicher erbrachter Leistungen (Diagnostik und Therapie), Rückverfolgbarkeit, Reklamationsbearbeitung
9. Prozesslenkung	Einhaltung von medizinischen Standards entsprechend dem Konzept der Klinik, Ablaufpläne für Diagnostik, Therapie, Verwaltungsprozesse, technische Prozesse, Neuplanung, Überwachung, Unterlagen
10. Prüfungen	Eingangs-, Zwischen- und Enduntersuchungen, Vorgänge, Planung, Durchführung, Dokumentation; Funktionsfähigkeit med. Geräte
11. Prüfmittelüberwachung	Regelmäßige Überwachung eingesetzter Prüfmittel (z.B. Eichung) Überprüfung von Methoden, die zur Erfüllung der Qualitätsanforderungen eingesetzt werden, Verfahren bei Fehlern an Prüfmitteln
12. Prüfstatus/Dokumentation von Untersuchungs- und Behandlungsverlauf	Zu jedem Zeitpunkt Zuordnung/Dokumentation/Transparenz der Ergebnisse bei sämtlichen Leistungen in allen Fachbereichen
13. Lenkung fehlerhafter Dienstleistungen/Produkte	Verfahren bei Unregelmäßigkeiten, fehlerhaften Leistungen und Ergebnissen (Meldung, Erfassung, Auswertung)
14. Korrektur- und Vorbeugemaßnahmen	Fehler erkennen, melden, analysieren, vermeiden, Überwachung von Maßnahmen, Katastrophensituationen, „Beschwerdemanagement"
15. Handhabung, Lagerung, Verpackung, Konservierung, Versand	Umgang mit Labormaterialien, Medikamenten, Patientenbefunde, Produkte für Küche, Zwischenlagerung, Verantwortung/Zuständigkeit
16. Lenkung von Qualitätsaufzeichnungen	Umgang mit der Patientenakte (Dokumentation, Verteilung, Archivierung, Zugang), Auswertung von Patientenfragebögen, Archivierung
17. Interne Qualitätsaudits	Struktur-, Prozess-, Ergebnisqualität überwachen (Auditarten), regelmäßige Überprüfung der Forderungen des QMS im Hinblick auf die Mitarbeiter, Planung, Ergebnisdokumentation, Korrektur
18. Schulung und Qualifikation (Personalentwicklung)	Schulungsbedarf eruieren, interne oder externe Schulungen planen, Schulungsergebnisse überwachen, Vorschlagswesen
19. Wartung/Nachbetreuung des Patienten	Aufrechterhaltung des Behandlungsergebnisses, Patienten- und Elternschulung, Aufbau eines *„Case managements"*
20. Statistische Methoden/Rückmeldung über Behandlungserfolg	Verfahren, Fallauswertungen, Diagnose und Behandlungsstatistik, Patienten- und Mitarbeiterzufriedenheit, Sammlung der Daten

Das Organigramm

Klinikleitung, Mitarbeitervertretung, EDV-Abteilung und der QM-Beauftragte werden als übergeordnete Abteilungen definiert, aus der sich die weiteren Gliederungen der einzelnen Fachbereiche im Organigramm (Medizin, Sozialpädagogik, Verwaltung, Schule) ergeben (vgl. Abbildung 3). Die Klinik ist in die Gesamtorganisation des Trägers eingebunden. Das Leitbild des Trägers macht die grundsätzlichen Vorgaben, nach der die Klinik in ihrer Struktur aufgebaut ist. Von Vorteil ist es, alle Abläufe in einem Handbuch zusammenzufassen, das etwa auf Intranetbasis allen Mitarbeitern der Klinik zur Verfügung steht (vgl. oben).

Fachbereichshandbücher

Neben der Erstellung eines umfassenden QM-Handbuchs für die Klinik, das in der neuen DIN EN ISO 9001:2000 nicht mehr in der Elementbeschreibung erforderlich ist (vgl. Eckert, 1999), ist es von Vorteil, Fachbereichshandbücher anzulegen. In diesen Fachbereichshandbüchern sind ebenso wie in dem zentralen Handbuch alle wichtigen Dokumente und Prozessbeschreibungen sowie deren Prüfverfahren für den jeweiligen Fachbereich spezifisch dokumentiert und stehen so zum Beispiel bei der Einarbeitung neuer Mitarbeiter für den jeweiligen Fachbereich zur Verfügung.

Das interne System in der Übersicht

In Abbildung 4 ist die Intranetoberfläche des klinikinternen QM-Systems dargestellt, wobei ein wesentlicher Punkt die Dokumentenübersicht darstellt. In ihr sind entsprechend dem Organigramm der Klinik alle Verfahrens- und Arbeitsanleitungen sowie das Formularwesen zusammengefasst und für die Mitarbeiter zugänglich.

Verfahrensanleitungen beschreiben wesentliche Prozesse der einzelnen Bereiche der Klinik, die im Hinblick auf ihre Schnittstellen (Interdisziplinarität) abzustimmen sind. Arbeitsanleitungen beschreiben die Arbeitsprozesse im Fachbereich selbst. Das gesamte Formularwesen der Klinik ist im Hinblick auf diese Prozessbeschreibungen aufzubauen. In Abbildung 5 ist eine Verfahrensanleitung dargestellt, die wesentlich für den Klinikbereich ist – der Arztbrief. Daraus ist ersichtlich wie komplex einerseits die Abläufe sind, andererseits wie anhand einer Checkliste auch die Abläufe sichergestellt werden können.

Verweise zu Dokumenten, Übersichten, Info-Medien	
QM-Handbuch	**Qualitätsbeauftragte der Klinik**
BFK Begriffe-Formulare-Kürzel	**Teilnehmer QM-Zirkel**
Dokumentvorlagen	**Interdisziplinäre Teams**
	Organisationsplan
Dokumentenübersicht Verfahrensanleitungen Arbeitsanleitungen Formulare	**Zertifizierung** Audit Protokolle Mitteilungen
Freigabeordner	**Auditplan Muster**
QMS-Aufgaben Verbesserungsbereich	**Interner Auditplan 2000**
Fortbildungs- /Schulungsbedarf	**Überwachungsaudit**
Projektübersicht	**Interdisziplinäre Workshops** Indikationsbezogen Themenbezogen
Organigramm Träger	**Plan Mitarbeitergespräche**
Organigramm Klinik	**Ergebnisse MPO 2000**
Organigramm, personell	
Homepage	

Abbildung 4: Intranetoberfläche des klinikinternen Qualitätsmanagementsystems

3.2.4 *Orientierung an der Struktur- und Ergebnisqualität in der Klinik Hochried*

Wie eingangs erwähnt, ist Prozessqualität nur einer von drei Qualitätsbereichen, die anderen beiden Bereiche sind Struktur- und Ergebnisqualität. Eine große Rolle werden die Kostenträger in Zukunft der Strukturqualität beimessen, wenn es um den Klinikvergleich geht. In der Klinik Hochried sind dies im Bereich der Strukturqualität insbesondere bauliche Massnahmen und eine stetige Ausweitung und Verbesserung der medizinisch-technischen Ausstattung. Bevor dieser Schritt vollzogen wird, muss jedoch jeder dieser Bereiche erst vollständig erfasst und beschrieben werden. Das gleiche gilt im Rahmen der Strukturqualität für Diagnostik und Therapie, wo ein Katalog interdisziplinärer Diagnostik (KID) sowie ein Katalog interdisziplinärer Leistungen (KIL) aufgestellt wurde. Ebenso wurden die Indikationsbereiche der Fachklinik anhand ICD 10 festgelegt. Für die Schwerpunktindikationen der Klinik Hochried sind entsprechenden Ablaufpläne für Diagnostik, Therapie und Verlauf der stationären Behandlung aufgestellt worden. Zur stetigen Anpassung an neueste Erkenntnisse in Diagnostik und Therapie entsprechend der Leitlinien der Arbeitsgemeinschaft der Wissenschaftlichen Medizinischen Fachgesellschaften (AWMF) sind interdisziplinäre Workshops eingerichtet worden, die nach einem regelmäßigen Zeitplan arbeiten. Die Ablaufpläne der Schwerpunktindikationen werden im Rahmen interner Audits einmal jährlich überprüft.

Bezüglich der Ergebnisqualität werden von verschiedenen QM-Systemen unterschiedliche Schwerpunkte im Hinblick auf die Klinikergebnisse vorgegeben. Innerhalb der EFQM-Kriterien wird in Befähiger- und Ergebniskriterien unterschieden. Die Ergebniskriterien enthalten Patienten- und Mitarbeiterzufriedenheit, gesellschaftliche Verantwortung und Schlüsselergebnisse. Dieses komplexe System der Bewertung erfordert einen relativ hohen Aufwand. Sollte sich eine Klinik für die EFQM-Kriterien entschieden haben, ist die Dokumentation der Klinikergebnisse in diesem System gut möglich. Der Bewertungskatalog der KTQ ist dagegen zur Zeit erst in der Erprobung. Auch hier spielt die Patientenorientierung eine herausragende Rolle und gleichzeitig ist die Mitarbeiterorientierung ein wesentlicher Bewertungspunkt.

In der Klinik Hochried wurde das MPO-Konzept von Büssing und Glaser (2001) umgesetzt. Im Zuge einer Mitarbeiterbefragung wurden zahlreiche Aspekte der Arbeitssituation untersucht. Dies waren neben verschiedenen Arbeitsbedingungen (Arbeitszeit, Anforderungen, Belastungen, Ressourcen) auch die psycho-physische Gesundheit und die Einstellungen der Mitarbeiter zu Arbeit, Beruf und Klinik. Im Rahmen einer komplementären Patientenbefragung, die spezifisch für einen Einsatz bei Kindern und Jugendlichen anzupassen war, wurden Aspekte einer ganzheitlichen Behandlung und Versorgung, der Interaktion und Beziehung, Organisationsstrukturen und -abläufe, die Rolle des Patienten sowie Dienstleistungsqualität, Serviceangebot und -wünsche untersucht (ausführlich Büssing & Glaser, in diesem Band).

Klinik Hochried Murnau	**Verfahrensanleitung**
	Arztbrief

1 Zweck dieser Anleitung
Diese VA stellt sicher, dass die Arztberichte rechtzeitig und fachkompetent ausgestellt werden.

2 Geltungsbereich und Schnittstellen
Medizin, Sozialpädagogik, Schule, Verwaltung

3 Begriffsklärung
Arztbericht = endgültiger Entlassbericht
Kurzarztbericht = Therapieempfehlungen in Kurzform und wichtige Befunde, die nach Entlassung dringend kontrolliert werden müssen.

4 Zuständigkeit und Durchführung
Für die Erstellung des Arztbriefes und des Kurzarztbriefes ist der jeweilige Stationsarzt zuständig.

4.1. Arztbrief:
Der in der EDV vorprogrammierte Arztbrief wird durch den Stationsarzt zusammengefügt und erfährt durch diesen in der Zusammenschau aller Befunde und Beurteilungen der verschiedenen Fachbereiche die endgültige Form. Die Eingabe der verschiedenen Fachbereiche in den vorprogrammierten Arztbrief ist im jeweiligen Fachbereich geregelt und durch eine Terminvorgabe festgelegt. In einer Arbeitsanleitung und einem Flussdiagramm sind die Abschnitte in der Erstellung und Fertigstellung des Arztbriefes dokumentiert. Nach Fertigstellung des Arztbriefes erfolgt die Korrektur und Unterschrift durch den Stationsarzt, Oberarzt und Chefarzt. Der Versand der Arztberichte ist in einer Verfahrensanleitung der Anmeldung gesondert beschrieben (**VAnm03**).

4.2. Kurzarztbrief:
Alle Patienten erhalten bei der Entlassung einen Kurzarztbrief, der die wichtigsten Therapieempfehlungen und kontrollbedürftigen Befunde mitteilt. Der Kurzarztbrief ist an den Hausarzt adressiert und wird dem Patienten bei der Entlassung direkt mitgegeben. Die Erstellung und Verteilung des Kurzarztbriefes ist in einer eigenen Arbeitsanleitung beschrieben (**AMed02**).

4.3. Rechtzeitige Fertigstellung des Arztbriefes:
In einer eigenen Verfahrensanleitung und einem Schlussdiagramm wird nochmals das Vorgehen für die rechtzeitige Fertigstellung des Arztbriefes festgelegt. Die dabei vorgegebenen Termine müssen von allen Fachbereichen eingehalten werden (**VMed08**).

4.4. Archivierung:
Die Archivierung der Arztbriefe und Kurzarztbriefe ist in einer Arbeitsanleitung der Anmeldung beschrieben (**VAnm04**).

5 Bemerkungen/Hinweise
Die rechtzeitige und fachkompetente Fertigstellung des Arztbriefes wird in der Klinik als besonderes Qualitätsmerkmal von allen Fachbereichen gesehen und anerkannt, die rechtzeitige Fertigstellung ist zum Teil in eigenen Arbeitsanleitungen der Fachbereiche geregelt.

6 Erstellung/Änderung
Diese VA wurde vom Oberarzt erstellt.

7 Verteilung
Medizin, Sozialpädagogik, Schule, Verwaltung

8 Anlagen
VAnm03 Versand Arztberichte
VAnm04 Ablage Arztberichte
AMed02 Erstellung des Kurzarztbriefes
VMed08 Arztbrief
FMed17 Kurzarztbrief
FMed36 Flussdiagramm Arztbrief

Abbildung 5: Beispiel für eine Verfahrensanleitung

4 Zertifizierung und Bewertung des Qualitätsmanagementsystems

Im Rahmen einer Zertifizierung wird der Aufbau und der Einsatz eines QM-Systems durch eine externe Überprüfung belegt. Die Zertifizierung füllt damit keine Dokumentation der Qualität im eigentlichen Sinne aus, sie beschreibt vielmehr, dass ein System, das als Voraussetzung zur Qualitätssicherung und Verbesserung angesehen werden kann, erfolgreich eingeführt ist. Es werden in Zukunft verschiedene Formen der Zertifizierung möglich sein. Die Klinik selbst hat eine Zertifizierung nach DIN EN ISO 9001 vorgenommen. Jedoch auch EFQM-Kriterien und KTQ-Kriterien können letztlich zu einer Zertifizierung herangezogen werden. Es bleibt vorerst abzuwarten, welche Instrumente zur Zertifizierung den Kliniken von Politik und Kostenträgern vorgeben werden.

In dem vorliegenden Beitrag wurde der komplexe Aufbau und Einsatz eines internen QM-Systems beschrieben, das sich an den Kriterien der DIN EN ISO orientiert. Es wurden wichtige Aspekte der Struktur-, Prozess- und Ergebnisqualität einer Klinik angesprochen. Die mittlerweile über zweijährigen Erfahrungen in dem System zeigen, dass es von nahezu allen Mitarbeitern der Klinik angenommen und umgesetzt wurde. Regelmäßige interne Audits sind zur Selbstverständlichkeit geworden, ebenso wie die wöchentlichen Sitzungen des interdisziplinären Qualitätszirkels. Dieser hat sich mittlerweile als Leitungsinstrument der Klinik etabliert und begleitet so den weiteren Aufbau des QM-Systems. Die zur Zeit fällige Neuorganisation des Systems nach DIN EN ISO 9000:2000 erfolgt in kontinuierlichen weiteren Schritten innerhalb der Übergangsregelung.

Die Vorteile des eingeführten internen QM-Systems liegen einerseits in dem von der DIN vorgegebenen strukturierten Vorgehen zur schriftlichen Beschreibung und Regelung der Arbeitsprozesse, anderseits in der damit verbundenen Transparenz dieser Prozesse für alle Mitarbeiter. Im Bewusstsein der Mitarbeiter hat sich seit Einführung des Systems ein deutlicher Wandel vollzogen, vor allem im Hinblick auf die Möglichkeiten, Verbesserungen in dem eingeführten System selbst in Gang zu bringen und zu realisieren. Die durch interne und externe Audits protokollierten Aufgaben zur Verbesserung führen zu einem klinikinternen Vorschlags- und Projektwesen, das dem Mitarbeiter deutlich macht, dass er an der Entwicklung der Klinik beteiligt wird. Dies hat wiederum positive Auswirkungen auf seine Motivation.

Die Nachteile des Systems liegen in dem nicht unerheblichen Aufwand, der zur Implementierung und Pflege des Systems notwendig ist. Dies setzt eine entsprechend hohe Zahl von geschulten Mitarbeitern voraus, die in einem klinikintern festgelegten Ablauf das System kontinuierlich pflegen und weiterentwickeln müssen.

Zusammenfassend kann gesagt werden, dass die Vorteile eindeutig überwiegen, da der bisher beschrittene Weg auch zukünftig alle Entscheidungen zulässt, die von außen an die Klinik herangetragen werden. Entscheidungen im Hinblick auf Klinikzertifizierungen werden in nächster Zeit sowohl Politik als auch die Selbstverwaltung der Kostenträger vorgeben.

Literatur

DIN Deutsches Institut für Normung (Hrsg.). (1998). *Qualitätsmanagement DIN EN ISO 9000.* Berlin: Beuth.

Büssing, A. & Glaser, J. (2001). Mitarbeiter- und Patientenorientierung in der Pflege als Teil des Qualitätsmanagements – Stand und Forschungsbedarf. *Pflege, 14,* 339-350.

Eckert, H. (1999). ISO 9001: Revision 2000. Ein Kommentar zu den Veränderungen und zur Handhabung der neuen Norm. *Gesundheitsökonomisches Qualitätsmanagement, 4,* 158-162.

Egner, U., Gerwinn, H., Müller-Fahrnow, W. & Schliehe, F. (1998). Das Qualitätssicherungsprogramm der gesetzlichen Rentenversicherung für den Bereich der medizinischen Rehabilitation: Konzept, Stand der Umsetzung und Perspektiven. *Die Rehabilitation, 37,* 2-7.

Mayer H. & Petermann F. (2000). Qualitätsmanagement. In F. Petermann & P. Warschburger (Hrsg.), *Kinderrehabilitation* (S. 53-70). Göttingen: Hogrefe.

Schmutte, A. (2000). Erratum: Die neue Normenreihe DIN EN ISO 9000:2000 – Was ist wirklich neu und welchen Nutzen bringt sie? *Qualitätsmanagment in Klinik und Praxis, 8,* 22-24.

VDR Verband Deutscher Rentenversicherungsträger. (1998). *Rahmenkonzept und indikationsspezifische Konzepte zur medizinischen Rehabilitation von Kindern und Jugendlichen in der gesetzlichen Rentenversicherung.* Frankfurt/M.: VDR.

Verzeichnis der Autoren

Böhle, Fritz, geb. 1945, Dipl.-Soziologe (1972, Universität München), Dr.rer.pol. (1975, Universität Bremen), langjährige Forschungstätigkeit (1969-1999, Institut für Sozialwissenschaftliche Forschung e.V. München ISF), Vorsitzender des Vorstands des ISF (seit 1998). Univ.-Professor für Sozioökonomie der Arbeits- und Berufswelt (seit 1999, Universität Augsburg). Arbeits- und Forschungsschwerpunkte: Entwicklungen von Arbeit im Bereich industrieller Produktion und Dienstleistung, gesellschaftliche Regulierung von Arbeit, Technikentwicklung, Berufliche Bildung, Kooperation und Kommunikation in Unternehmen sowie Erfahrungswissen und subjektivierendes Arbeitshandeln. *Extraordinariat für Sozioökonomie der Arbeits- und Berufswelt, Phil.-Soz.-Fakultät, Universität Augsburg, Universitätsstraße 2, 86135 Augsburg; fritz.boehle@wiso.uni-augsburg.de.*

Büssing, André, geb. 1950, Dipl.-Mathematiker, Dipl.-Psychologe (1974, 1978, RWTH Aachen), Dr.phil. (1982, Universität Kassel), Dr.rer.nat.habil./Privat-Dozent (1987, Universität Osnabrück). Assistent und Oberassistent an der RWTH Aachen (1974-1987), Leitender Angestellter in der Privatwirtschaft (1987-1988), Univ.-Professor für Arbeits- und Organisationspsychologie (1988-1993, Universität Konstanz), Univ.-Professor und Inhaber des Lehrstuhls für Psychologie (seit 1993, Technische Universität München). Visiting Researcher an europäischen und nordamerikanischen Universitäten. Mitherausgeber bzw. Editorial Board von Diagnostica, Journal of Organizational Behavior, Organisation & Medizin, Work & Stress, Zeitschrift für Arbeits- und Organisationspsychologie, Zeitschrift für Arbeitswissenschaft. Arbeits- und Forschungsschwerpunkte: Arbeits- und Organisationsanalyse; Arbeitszeitgestaltung; Arbeitszufriedenheit; Arbeit, Familie und Freizeit; Interaktionsarbeit; Krankenhaus und Pflege; Telearbeit und Telekooperation; Wissen und Handeln in Organisationen. *Lehrstuhl für Psychologie, Technische Universität München, Lothstr. 17, 80335 München; buessing@wi.tum.de*

Dunkel, Wolfgang, geb. 1959, Dipl.-Soziologe (1986, LMU München), Dr.phil. (1993, LMU München), wiss. Mitarbeiter am SFB 333, Projekt „Alltägliche Lebensführung" (1987-1993, Universität München), wiss. Mitarbeiter am Münchner Forschungsverbund Public Health (1994-1996), Qualitätsbeauftragter der Arbeiterwohlfahrt, Bezirksverband Oberbayern (1998-2001), wiss. Mitarbeiter am ISF München (seit Oktober 2001), Leitung des DFG-Forschungsprojektes „Dienstleistung als Interaktion" (seit Mai 2000). Forschungsschwerpunkte: Personenbezogene Dienstleistungsarbeit, Emotionssoziologie, Medizinsoziologie, Qualitative Methoden. *ISF München, Institut für Sozialwissenschaftliche Forschung e.V., Jakob-Klar-Str. 9, 80796 München; wolfgang.dunkel@isf-muenchen.de.*

Glaser, Jürgen, geb. 1965, Dipl.-Psychologe (1990, Universität Konstanz), Dr.phil. (1997, Technische Universität München), Arbeit mit Suchtkranken im PLK Reichenau (1990-1991), wiss. Mitarbeiter (1991-1993, Universität Konstanz), wiss. Assistent (1993-1998, Technische Universität München), Akad. Rat (seit 1999, Technische Universität München). Arbeits- und Forschungsschwerpunkte: Arbeits- und Organisationsanalyse, Arbeitszeitgestaltung, Interaktionsarbeit, Krankenhaus und Pflege, Stress und Burnout. *Lehrstuhl für Psychologie, Technische Universität München, Lothstr. 17, 80335 München; glaser@wi.tum.de.*

Güntert, Bernhard J., geb. 1954, Studium der Betriebswirtschaftslehre mit Vertiefung Risikomanagement und Sozialversicherung, Abschlüsse in Ökonomie (lic.oec., 1979, Universität St. Gallen) und Health Administration (MHA, 1989, Loma Linda University, USA), Dr.oec. (1989, Universität St. Gallen), berufliche Tätigkeit im Bereich Gesundheitssystemplanung und -entwicklung in einem Schweizer Kanton (1989-1992), Leiter des Forschungsinstituts für Management im Gesundheitswesen (1992-1996, Universität St. Gallen), Professor für Management im Gesundheitswesen (seit 1995, Universität Bielefeld, School of Public Health, WHO Collaborating Center), Dekan der Fakultät für Gesundheitswissenschaften (1998-2002, Universität Bielefeld). Gutachterliche Tätigkeiten in Deutschland, Österreich und der Schweiz. Forschungsschwerpunkte: Prioritätensetzung und Rationierung im Gesundheitswesen, Marktstrukturen, Organisationsentwicklung und Managementrollen von Health-Professionals. *Arbeitsgruppe Management im Gesundheitswesen, Fakultät für Gesundheitswissenschaften, Universität Bielefeld, Postfach 100131, 33501 Bielefeld; bernhard.guentert @uni-bielefeld.de.*

Kühn, Hagen, geb. 1943, Dipl.-Volkswirt, Dr.rer.pol. (Universität Bremen), Habil. (Soziologie, FU Berlin), Wiss. Assistent (1971-1973, FU Berlin; 1973-1977, Philipps-Universität Marburg), Mitarbeiter am Wissenschaftszentrum Berlin für Sozialforschung (WZB, seit 1977), Gastprofessur (1991, University of California, Los Angeles, School of Public Health), derzeit Leiter der AG Public Health (WZB). Arbeits- und Forschungsschwerpunkte: Ökonomie und Soziologie der Gesundheit und des Gesundheitswesens, internationaler Vergleich (besonders USA), Sozialstaat, Soziologie der Ethik. *Wissenschaftszentrum Berlin für Sozialforschung GmbH, Reichpietschufer 50, 10785 Berlin; kuehn@wz-berlin.de.*

Landenberger, Margarete, Prof. Dr.phil.habil., Vertretungsprofessorin (seit 1995), Aufbau eines grundständigen Diplomstudienganges Pflegewissenschaft (Beginn WS 1996/97), stellvertretende Direktorin des Instituts für Gesundheits- und Pflegewissenschaft an der Medizinischen Fakultät der Martin-Luther-Universität Halle-Wittenberg in Halle (seit 1999). Abgeschlossene und laufende Forschungsprojekte (DFG, BMBF und andere öffentliche Forschungsförderung), zahlreiche Veröffentlichungen zu Pflege- und Gesundheitswissenschaft, Pflege und Gesundheitsförderung in der Hämatologie-Onkologie, Berufe des Gesundheitswesens, interdisziplinäre Versorgungskonzepte und Gesundheitswesen, Mitgliedschaft in Expertengruppen und Kommissionen. *Institut für Gesundheits- und Pflegewissenschaft der Martin-Luther-Universität Halle-Wittenberg, Magdeburger Str. 27, 06112 Halle (Saale); margarete.landenberger@medizin.uni-halle.de.*

Mayer, Hermann, geb. 1946, Approbation Humanmedizin (1975, LMU München), Facharzt für Kinderheilkunde und Jugendmedizin (1980, LMU München), Dr.med. (1980, LMU München), Chefarzt der Klinik Hochried (seit 1983), Entwicklung und Aufbau eines Klinikkonzeptes zur Rehabilitation in der Kinder- und Jugendmedizin (1986-1990), Facharzt für Physikalische und Rehabilitative Medizin (seit 1996), Qualitätsbeauftragter und Interner Auditor (1998), Zusatzbezeichnung „Qualitätsmanagement" (1999, Bayerische Landesärztekammer), EFQM-Assessor (1999), Medizincontroller (2002), Mitbegründer der Fachgesellschaft „Rehabilitation in der Kinder- und Jugendmedizin" (2002). *Klinik Hochried, Fachklinik für Kinder- und Jugendmedizin, 82418 Murnau; mayer@klinikhochried.de.*

Nerdinger, Friedemann W., geb. 1950, Dipl.-Psychologe (1981, Universität München), Mitarbeit in verschiedenen DFG-geförderten Projekten (1982-1989), Dr.phil (1989, Universität München), Assistent am Lehrstuhl für Organisations- und Wirtschaftspsychologie (1989-1995, Universität München), Dr.phil.habil. (1994, Universität München), Univ.-Professor für Wirtschafts- und Organisationspsychologie (seit 1995, Universität Rostock). Arbeits- und Forschungsschwerpunkte: Psychologie der Dienstleistung, Arbeitsmotivation und Arbeitszufriedenheit, Extra-Rollenverhalten in Organisationen, virtuelle Arbeitsgruppen und computervermittelte Kommunikation, Werbepsychologie. *Lehrstuhl für Wirtschafts- und Organisationspsychologie, Universität Rostock, Ulmenstraße 69, 18051 Rostock; nerding@wiwi.uni-rostock.de.*

Neubauer, Günter, geb. 1941, Dipl.-Volkswirt (1967, Universität Würzburg), Wiss. Mitarbeiter an der Universität Würzburg (1968-1969), Dr.rer.pol. (1971, Universität Würzburg), Dozent für Wirtschaftswissenschaften (1971-1976, OSLW und Universität der Bundeswehr München), Univ.-Professor für Volkswirtschaftslehre, insbesondere Sozial- und Gesundheitsökonomik (seit 1976, Universität der Bundeswehr München). Vorsitzender der Kommission zur Strukturreform der bayerischen Universitätsklinika (1996), Mitglied des Sachverständigenrates für die Konzertierte Aktion im Gesundheitswesen (1991-1998), Mitglied mehrerer Schiedsämter im Gesundheitswesen. Arbeits- und Forschungsschwerpunkte: Gesundheitsökonomie, insbesondere Vergütungssysteme. *Institut für Volkswirtschaftslehre, Universität der Bundeswehr, Werner-Heisenberg-Weg 39, 85577 Neubiberg;* guenter.neubauer@unibw-muenchen.de.

Nowy, Roland, geb. 1971, Dipl.-Kaufmann (1997, LMU München), Dr.rer.pol. (2002, Universität der Bundeswehr München), Wiss. Mitarbeiter am Institut für Gesundheitsökonomik München (1997-2001), Referatsleiter im Leistungs- und Gesundheitsmanagement (seit 2001, Vereinte Krankenversicherung AG München). Arbeits- und Forschungsschwerpunkte: Vergütungssysteme für stationäre Einrichtungen (DRGs, Rehabilitationsfallpauschalen), ergebnisorientierte Vergütung. *Vereinte Krankenversicherung AG, Fritz-Schäffer-Str. 9, 81737 München;* roland.nowy @vereinte.de.

Rieder, Kerstin, geb. 1965, Dipl.-Psychologin (1992, TU Berlin), Dr.phil. (1998, TU Berlin), freie Mitarbeiterin bei einem privaten Institut im Bereich Gesundheitliche Prävention (1992-1993), wiss. Mitarbeiterin am Institut für Humanwissenschaft in Arbeit und Ausbildung (1992-1995, TU Berlin), wiss. Mitarbeiterin am Fachgebiet Arbeitspsychologie und Arbeitspädagogik (1995-1999, TU Berlin), wiss. Mitarbeiterin an der Professur für Industrie- und Techniksoziologie (2000-2001, TU Chemnitz), Universitätsassistentin am Institut für Psychologie (seit 2001, Universität Innsbruck). Forschungsschwerpunkte: Personenbezogene Dienstleistungsarbeit, Frauen- und Geschlechterforschung, Arbeit und Gesundheit, *Universität Innsbruck, Institut für Psychologie, Innrain 52, A-6020 Innsbruck;* kerstin.rieder@uibk.ac.at.

Schaeffer, Doris, geb. 1953, Studium der Erziehungswissenschaft und Soziologie, wiss. Mitarbeiterin (1977-1979, Deutsches Zentralinstitut für Soziale Fragen Berlin), wiss. Mitarbeiterin (1979-1987, Institut für Soziale Medizin der FU Berlin), wiss. Mitarbeiterin (1987-1989, Institut für Soziologie der Erziehung der FU Berlin), wiss. Mitarbeiterin (1990-1997, Wissenschaftszentrum Berlin für Sozialforschung, Arbeitsgruppe Public Health), Univ.-Professorin an der Fakultät für Gesundheitswissenschaften und Leitung des Instituts für Pflegewissenschaft (seit 1997, Universität Bielefeld). Arbeits- und Forschungsschwerpunkte: Pflegeforschung und -wissenschaft, Gesundheitssystem- und Versorgungsforschung, Bewältigung chronischer Krankheit, Professionalisierungsprobleme im Gesundheitswesen. *Institut für Pflegewissenschaft, Fakultät für Gesundheitswissenschaften, Universität Bielefeld, Universitätsstr. 25, 33615 Bielefeld; doris.schaeffer@uni-bielefeld.de.*

Schulz-Nieswandt, Frank, geb. 1958, Studium der Sozialwissenschaft (1978-83 Universität Bochum), Dr.rer.soc. (1987, Universität Bochum), Habilitation für Sozialökonomik und Sozialpolitik (1991, Universität Bochum), (Ober)Assistent in Bochum, Köln und Regensburg, Vertretungs- und Gastprofessuren (Konstanz, Regensburg, Göttingen, Kassel, Bielefeld und Bochum), wiss. Mitarbeiter und zuletzt Wissenschaftlicher Institutsleiter (1996-1998, Deutsches Zentrum für Altersfragen in Berlin), Univ.-Prof. für Sozialpolitik (seit 1998, Seminar für Sozialpolitik der Wirtschafts- und Sozialwissenschaftlichen Fakultät, Universität zu Köln), lehrt dort außerdem Genossenschaftswesen und Sozialversicherungswesen innerhalb der Versicherungswissenschaft, Mitglied der Zweiten und Dritten Altenberichtskommission der Bundesregierung (1998-2000), Vorsitzender der Gesellschaft für Sozialen Fortschritt (seit 1999). Arbeits- und Forschungsschwerpunkte: Gesundheitswesen im Schnittbereich zur Alter(n)sforschung, Historische Anthropologie der Sozialpolitik, der Genossenschaft und der Versicherung. *Seminar für Sozialpolitik, Universität zu Köln, Albertus Magnus Platz, 50931 Köln; schulz-nieswandt@wiso.uni-koeln.de.*

Weishaupt, Sabine, geb. 1962, Dipl.-Soziologin (1992, Universität München), Wiss. Mitarbeiterin (1993-2000, Institut für Sozialwissenschaftliche Forschung e.V. München ISF), wissenschaftliche Angestellte (seit 2000, Universität Augsburg). Arbeits- und Forschungsschwerpunkte: Erfahrungsgeleitete Pflegearbeit, Arbeitshandeln und sinnliche Wahrnehmung, Vereinseitigung des Sehens in der Arbeitswelt, Prävention und Gesundheitsförderung in der Arbeitswelt, Verwissenschaftlichung der Medizin. *Extraordinariat für Sozioökonomie der Arbeits- und Berufswelt, Phil.-Soz.-Fakultät, Universität Augsburg, Universitätsstraße 2, 86135 Augsburg; sweishaupt@web.de.*

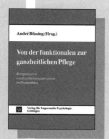

André Büssing (Hrsg.)
Von der funktionalen zur ganzheitlichen Pflege
Reorganisation von Dienstleistungsprozessen im Krankenhaus

(Organisation und Medizin, Band 5)
1997, 337 Seiten,
€ 39,95 / sFr. 69,–
ISBN 3-8017-1070-X

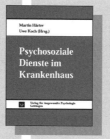

Martin Härter
Uwe Koch (Hrsg.)
Psychosoziale Dienste im Krankenhaus

(Organisation und Medizin, Band 9)
2000, VIII/282 Seiten,
€ 36,95 / sFr. 60,–
ISBN 3-8017-0849-7

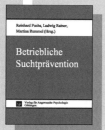

Reinhard Fuchs / Ludwig Rainer
Martina Rummel (Hrsg.)
Betriebliche Suchtprävention
Beiträge aus Forschung und Praxis

(Organisation und Medizin, Band 6)
1998, 316 Seiten,
€ 36,95 / sFr. 60,–
ISBN 3-8017-0887-X

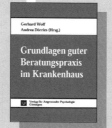

Gerhard Wolf
Andrea Dörries (Hrsg.)
Grundlagen guter Beratungspraxis im Krankenhaus

(Organisation und Medizin, Band 10)
2001, 216 Seiten,
€ 32,95 / sFr. 51,–
ISBN 3-8017-1414-4

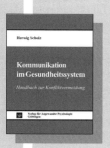

Herwig Scholz
Kommunikation im Gesundheitssystem
Handbuch zur Konfliktvermeidung

(Organisation und Medizin, Band 7)
1999, 259 Seiten,
€ 32,95 / sFr. 51,–
ISBN 3-8017-1111-0

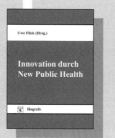

Uwe Flick (Hrsg.)
Innovation durch New Public Health

(Organisation und Medizin, Band 11)
2002, VIII/323 Seiten,
€ 39,95 / sFr. 68,–
ISBN 3-8017-1356-3

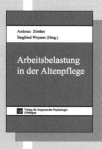

Andreas Zimber
Siegfried Weyerer (Hrsg.)
Arbeitsbelastung in der Altenpflege

(Organisation und Medizin, Band 8)
1999, XVI/315 Seiten,
€ 36,95 / sFr. 60,–
ISBN 3-8017-1210-9

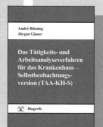

André Büssing / Jürgen Glaser
Das Tätigkeits- und Arbeitsanalyseverfahren für das Krankenhaus – Selbstbeobachtungsversion (TAA-KH-S)

(Organisation und Medizin, Band 12)
2002, 276 Seiten,
€ 39,95 / sFr. 67,–
ISBN 3-8017-0885-3

Besuchen Sie uns im Internet:
http://www.hogrefe.de

Hogrefe-Verlag

Hogrefe

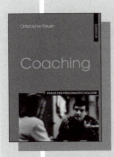

Christopher Rauen

Coaching

(Reihe: Praxis der Personalpsychologie, Band 2)
2003, VI/101 Seiten,
€ 19,95 / sFr. 33,90
(Im Reihenabonnement
€ 15,95 / sFr. 27,80)
ISBN 3-8017-1478-0

Der Band bietet einen fundierten Einstieg in die Praxis des Coachings. Er beschreibt übersichtlich und praxisorientiert den »state of the art« des Coachings. Das Buch dient als Leitfaden für Praktiker, ohne vereinfachende Patentrezepte zu bemühen. Die dargestellten Modelle und Vorgehensweisen geben praktische und nachvollziehbare Vorgaben, um in individuellen Anforderungssituationen effizient und erfolgreich zu handeln.

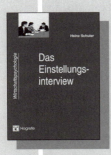

Heinz Schuler

Das Einstellungsinterview

(Reihe: Wirtschaftspsychologie),
2002, X/328 Seiten, geb.,
€ 34,95 / sFr. 59,–
ISBN 3-8017-0883-7

Der Band zeigt Möglichkeiten auf, Auswahlgespräche zu verbessern. Er stellt ein Interviewsystem vor, das in seiner Treffsicherheit den aufwändigsten multiplen Auswahlverfahren ebenbürtig ist. Das Buch ist deshalb für HR-Spezialisten und Führungskräfte wie für Trainer und Stellenbewerber ein wertvoller Ratgeber. Studierenden und Fachkollegen bietet es Informationen über den Stand der Forschung zum Einstellungsgespräch.

Hogrefe

Hogrefe-Verlag
Rohnsweg 25 • 37085 Göttingen
Tel.: 05 51 - 4 96 09-0 • Fax: -88
E-Mail: verlag@hogrefe.de

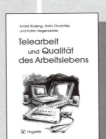

André Büssing / Anita Drodofsky
Katrin Hegendörfer

Telearbeit und Qualität des Arbeitslebens

Ein Leitfaden zur Analyse, Bewertung und Gestaltung

2003, 275 Seiten,
€ 29,95 / sFr. 40,80
ISBN 3-8017-0994-9

Das Buch vermittelt eine umfassende Darstellung des Zusammenhangs zwischen Telearbeit und der Qualität des Arbeitslebens. Der Leitfadencharakter des Buches, zahlreiche Hinweise auf Literatur und Methoden sowie Praxisbeispiele aus Unternehmen erleichtern die praktische Umsetzung der dargestellten Vorgehensweisen zur Analyse, Bewertung und Gestaltung von Telearbeit.

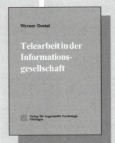

Werner Dostal

Telearbeit in der Informationsgesellschaft

Zur Realisierung offener Arbeitsstrukturen in Betrieb und Gesellschaft

(Reihe: Psychologie für das Personalmanagement)
1999, 203 Seiten,
€ 32,95 / sFr. 51,–
ISBN 3-8017-1192-7

Wie verändert die Telearbeit die Arbeitswelt? Das Buch analysiert, welche Entwicklungen und Veränderungen durch Telearbeit in der Arbeitswelt bereits eingetreten sind und welche für die nächsten Jahre zu erwarten sind.

Besuchen Sie uns im Internet:
http://www.hogrefe.de

Hogrefe

Hogrefe-Verlag
Rohnsweg 25 • 37085 Göttingen
Tel.: 05 51 - 4 96 09-0 • Fax: -88
E-Mail: verlag@hogrefe.de